Kardiale Rhythmusstörungen

Diagnose Prognose Therapie

Bericht 1. Internationaler
Rytmonorm-Kongreß

Herausgegeben von
M. Schlepper und B. Olsson

Mit 91 Abbildungen und 67 Tabellen

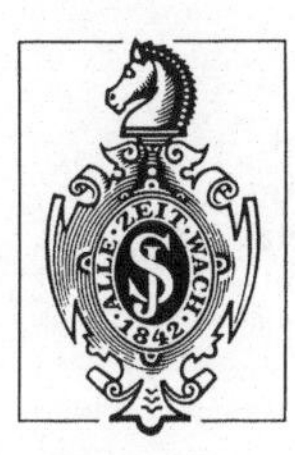

Springer-Verlag
Berlin Heidelberg New York 1983

Professor Dr. M. Schlepper
Kerckhoff-Klinik der Max-Planck-Gesellschaft
Benekestraße 4–6
D-6350 Bad Nauheim

Dr. B. Olsson
Departement of Cardiology
Sahlgrenska University Hospital
S-413 45 Göteborg

ISBN-13:978-3-642-81987-2   e-ISBN-13:978-3-642-81986-5
DOI: 10.1007/978-3-642-81986-5

CIP-Kurztitelaufnahme der Deutschen Bibliothek
Kardiale Rhythmusstörungen: Diagnose, Prognose, Therapie; Bericht 1. Internat.
Rytmonorm-Kongress / hrsg. von M. Schlepper u. B. Olsson. – Berlin; Heidelberg; New York:
Springer, 1983.
Engl. Ausg. u. d. T.: Cardiac arrhythmias
ISBN-13:978-3-642-81987-2

NE: Schlepper, Martin [Hrsg.]; International Rytmonorm Congress (01, 1982, München)

Vorwort

Als wir gefragt wurden, ein Symposion über Propafenon (Rytmonorm) auszurichten, galt es zu entscheiden, ob wir im Falle der Annahme uns dieser Aufgabe lediglich als interessierte Ärzte oder in unserer Eigenschaft als Chairmen der Studiengruppe für Arrhythmien und intrakardiale Elektrografie der europäischen Gesellschaft für Kardiologie unterziehen sollten. Beim Abwägen der Vor- und Nachteile blieb uns bewußt, leicht als „Produkt-Manager" angesehen werden zu können. Wir haben uns dennoch entschlossen, den Kongreß in Verbindung mit der Studiengruppe zu organisieren und meinen, daß diese Entscheidung aus vielen Gründen gerechtfertigt ist. Arrhythmien selbst und ihre Behandlung gehören ebenso in das Arbeitsgebiet der Studiengruppe wie die Methoden, die ersteren zu diagnostizieren und die letzteren zu kontrollieren.

Ein internationales Symposion gibt darüber hinaus die Möglichkeit, den gegenwärtigen Stand der Forschung und Erfahrung mit anerkannten Experten zu diskutieren und damit auch der Fortbildung zu dienen.

Eines der Hauptziele des Symposions war, den gegenwärtigen Stand des Wissens über Propafenon kritisch zu besprechen, aber ebenso kritisch zu beleuchten, was bisher fehlt, aber bekannt sein sollte.

Alle Beiträge, insbesondere aber die der klinischen Prüfungen sollten unter diesem Gesichtspunkt beurteilt werden.

Um für Inhalt und Durchführung des Symposions verantwortlich zeichnen zu können, ist unabdingbare Voraussetzung für die Organisatoren, vom Sponsor völlig unabhängig zu sein. Wir müssen dankbar anerkennen, daß die Knoll AG bezüglich des wissenschaftlichen Programms nicht nur ein großzügiger Sponsor war, sondern auch niemals versuchte, über Beratung hinaus Einfluß zu nehmen.

Wir hoffen, daß dieser Verhandlungsbericht dazu dient, Interesse an Arrhythmien und ihrer Behandlung anzuregen, mehr Informationen über ein noch neues Pharmakon, seine Wirksamkeit und die Gefahren, die mit einer antiarrhythmischen Therapie verbunden sind, zu vermitteln und dem Arzt so zu helfen, die richtige Indikation für eine rationale und möglicherweise auch lebensrettende Therapie zu finden.

Martin Schlepper
Kerckhoff-Klinik der
Max-Planck-Gesellschaft
Bad Nauheim, BRD

Bertil Olsson
Sahlgrenska University Hospital
Göteborg/Schweden

Inhaltsverzeichnis

Mitarbeiterverzeichnis

V. Aza
Servicio de Cardiol., Hôspital de la Santa Cruz y San Pablo, Av.
San Antonia Ma Claret 167, Barcelona 13, Spain

A. Bayés de Luna
Servicio de Cardiol., Hospital de la Santa Cruz y San Pablo, Av.
San Antonia Ma Claret 167, Barcelona 13, Spain

L. Belanger
Institut de Recherches Cliniques de Montréal, 110 avenue des
Pins ouest, Montréal, QC, H2W 1R7, Canada

P. Besse
Hôpital Cardiologique, 208, avenue de Magellan, 33604 Pessac,
France

P. Bjerregaard
University Department of Cardiology, Aarhus Kommunehospi-
tal, 8000 Aarhus C, Denmark

M. Borggrefe
Medizinische Klinik B, Universität Düsseldorf, Moorenstr. 5,
4000 Düsseldorf, W. Germany

G. Breithardt
Medizinische Klinik B, Universität Düsseldorf, Moorenstr. 5,
4000 Düsseldorf, W. Germany

H. Bricaud
Clinique Médicale Cardiologique, Hôpital Cardiologique de
Bordeaux, 33604 Pessac, France

E. Brode
Knoll AG, Knollstraße 50, 6700 Ludwigshafen, W. Germany

V. Bühler
Knoll AG, Knollstraße 50, 6700 Ludwigshafen, W. Germany

R. W. F. Campbell
University Department of Cardiology, Freeman Hospital, Newcastle upon Tyne, England, NE 7 7DN

Chang Jang-thi
Beijing Friendship Hospital, Beijing, Peoples Republic of China

J. Clementy
Clinique Médicale Cardiologique, Hôpital Cardiologique de Bordeaux, 33604 Pessac, France

J. P. Colle
Hôpital Cardiologique, 208, avenue de Magellan, 33604 Pessac, France

P. Coumel
Hôpital Lariboisiere, 2 rue Ambroise-Pare, 75010 Paris, France

M. Dallocchio
Clinique Médicale Cardiologique, Hôpital Cardiologique de Bordeaux, 33604 Pessac, France

N. de Soyza
1238 Taransay Dr. Henderson, KY 42420, USA

G. Eigster
Kinderklinik und Poliklinik, Waldweg 33, 3400 Göttingen, W. Germany

M. Fiol
Servicio de Cardiol, Hospital de la Santa Cruz y San Pablo, Av. San Antonia Ma Claret 167, Barcelona 13, Spain

G. Fontaine
Hôpital Jean Rostand, 39 rue le Galleu, 94200 Ivry, France

R. Frank
Hôpital Jean Rostand, 39 rue le Galleu, 94200 Ivry, France

K. Frohner
III. Medizinische Abteilung (Kardiologie und Nephrologie), Montlearstr. 37, 1160 Wien, Austria

Y. Grosgogeat
Hôpital Jean Rostand, 39 rue le Galleu, 94200 Ivry, France

K. Haerten
Medizinische Klinik B, Universität Düsseldorf, Moorenstr. 5,
4000 Düsseldorf, W. Germany

H. G. Hege
Knoll AG, Knollstr. 50, 6700 Ludwigshafen, W. Germany

J. J. Heger
Krannert Institute of Cardiology, Indiana University School of
Medicine, 1100 West Michigan Street, Indianapolis, Indiana
46223, U.S.A.

M. Hollmann
Knoll AG, Knollstraße 50, 6700 Ludwigshafen, W. Germany

D. Hotz
Knoll AG, Knollstraße 50, 6700 Ludwigshafen, W. Germany

R. Huot
Institut de Recherches Cliniques de Montréal, 110 avenue des
Pins ouest, Montréal, QC, H2W 1R7, Canada

H. Jahrmärker
Medizinische Klinik, Innenstadt der Universität München,
Ziemssenstr. 1, 8000 München 20, W. Germany

U. Karbenn
Medizinische Klinik B, Universität Düsseldorf, Moorenstr. 5,
4000 Düsseldorf, W. Germany

S. Kaumeier
Knoll AG, Knollstr. 50, 6700 Ludwigshafen, W. Germany

O. H. Kehrhahn
Knoll AG, Knollstr. 50, 6700 Ludwigshafen, W. Germany

Ku Fu-sheng
Beijing Friendship Hospital, Beijing, Peoples Republik of China

H. Kulbertus
University of Liège Medical School, Institute of Medicine, Cardiology Division, Laboratory of Cardiac Clinical Electrophysiology and Pharmacology, Hôpital de Bavière, 4020 Liège, Belgium

H.-W. Klempt
Klinik Martinusquelle, An der Martinusquelle 10, 4792 Bad Lippspringe, W. Germany

M. Kohlhardt
Physiologisches Institut, Universität Freiburg, 7800 Freiburg, W. Germany

D. Krikler
Cardiovascular Division, Royal Postgraduate Medical School, Hammersmith Hospital, London W12 0H2, Great Britain

P. Larochelle
Institut de Recherches Cliniques de Montréal, 110 avenue des Pins ouest, Montréal, QC, H2W 1R7, Canada

J.-F. Leclercq
Hôpital Lariboisière, 2 rue Ambroise-Pare, 75010 Paris, France

L. Ledain
Hôpital Cardiologique, 208 avenue de Magellan, 33604 Pessac, France

F. Lemire
Institut de Recherches Cliniques de Montréal, 110 avenue des Pins ouest, Montréal, QC, H2W 1R7, Canada

H. Lietz
Knoll AG, Knollstr. 50, 6700 Ludwigshafen, W. Germany

Lin Jui-Chin
Beijing Friendship Hospital, Beijing, Peoples Rebublic of China

Li Qing-lang
Beijing Friendship Hospital, Beijing, Peoples Republic of China

Liu Pei-Tsun
Beijing Friendship Hospital, Beijing, Peoples Republic of China

B. Lüderitz
Medizinische Klinik I der Universität München, Klinikum Grosshadern, Marchioninistr. 15, 8000 München 70, W. Germany

M. Manz
Medizinische Klinik I der Universität, Klinikum Grosshadern, Marchioninistr. 15, 8000 München 70, W. Germany

F. Meisl
III. Medizinische Abteilung (Kardiologie und Nephrologie), Montlearstr. 37, 1160 Wien, Austria

J. Morganroth
Hahnemann University, Likoff Cardiovascular Institute, Philadelphia, PA 19102, U.S.A.

M. Murphy
Veterans Administration Medical Center, 300 E. Roosevelt Rd., Little Rock, Arkansas 72206, U.S.A.

G. V. Naccarelli
Indiana University School of Medicine, Krannert Institute of Cardiology, 1100 West Michigan Street, Indianapolis, Indiana 46223, U.S.A.

A. Nayebagha
Klinik Martinusquelle, An der Martinusquelle 10, 4792 Bad Lippspringe, W. Germany

H. Neuss
Kerckhoff-Klinik, Benekestr. 4–6, 6350 Bad Nauheim, W. Germany

J. Ohayon
Hôpital Cardiologique, 208 avenue de Magellan, 33604 Pessac, France

J. Ostermeyer
Chirurgische Klinik B, Universität Düsseldorf, Moorenstr. 5, 4000 Düsseldorf, W. Germany

J. L. Palma
Servicio de Cardiol., Hospital de la Santa Cruz y San Pablo, Av. San Antonia Ma Claret 167, Barcelona 13, Spain

D. Phaneuf
Institut de Recherches Cliniques de Montréal, 110 avenue des Pins ouest, Montréal, QC, H2W 1R7, Canada

M. Pierfitte
Hôpital Jean Rostand, 39 rue le Galleu, 94200 Ivry, France

E. N. Prystowsky
Indiana University School of Medicine, Krannert Institute of
Cardiology, 1100 West Michigan Street, Indianapolis, Indiana
46223, U.S.A.

N. Rehnqvist
Department of Medicine, Danderyd's Hospital, 18288 Danderyd, Sweden

J. Sadurni
Servicio de Cardiol., Hospital de la Santa Cruz y San Pablo, Av.
San Antonia Ma Claret 167, Barcelona 13, Spain

M. Sakhaii
1962 W. Alex Bell Rd. Dayton, OH 45459

H. San Pablo
Servicio de Cardiol., Hospital de la Santa Cruz y San Pablo, Av.
San Antonia Ma Claret, 167, Barcelona 13, Spain

M. Schlepper
Kerckhoff-Klinik der Max-Planck-Gesellschaft, Benekestr. 4–6,
6350 Bad Nauheim, W. Germany

H. Scholz
Abteilung Allgemeine Pharmakologie, Universitäts-Kranken-
haus Eppendorf, 2000 Hamburg 20, W. Germany

J. A. Schwarz
Knoll AG, Knollstr. 50, 6700 Ludwigshafen, W. Germany

L. Seipel
Medizinische Universitätsklinik III, Ottfried-Müller Straße, 7400
Tübingen, W. Germany

F. Sesto
Knoll AG, Knollstr. 50, 6700 Ludwigshafen, W. Germany

Shen Lu-hua
Beijing Friendship Hospital, Beijing, Peoples Republic of China

R. Son Dureta
Servicio de Cardiol., Hospital de la Santa Cruz y San Pablo, Av.
San Antonia Ma Claret 167, Barcelona 13, Spain

N. Sourdille
Hôpital Cardiologique, 208 avenue de Magellan, 33604 Pessac,
France

H.-F. Spies
Knoll AG, Knollstr. 50, 6700 Ludwigshafen, W. Germany

K. Steinbach
III. Medizinische Abteilung (Kardiologie und Nephrologie),
Montlearstr. 37, 1160 Wien, Austria

G. Steinbeck
Medizinische Klinik I der Universität München, Klinikum Grosshadern, Marchioninistr. 15, 8000 München 70, W. Germany

B. Stieren
Knoll AG, Knollstr. 50, 6700 Ludwigshafen, W. Germany

F. Theisen
Medizinische Klinik, Innenstadt der Universität München,
Ziemssenstr. 1, 8000 München 20, W. Germany

K. Theisen
Medizinische Klinik, Innenstadt der Universität München,
Ziemssenstr. 1, 8000 München 20, W. Germany

L. Treat
Veterans Administration Medical Center, 300 E. Roosevelt Rd.,
Little Rock, Arkansas, 72206, U. S. A.

G. Unger
III. Medizinische Abteilung (Kardiologie und Nephrologie),
Montlearstr. 37, 1160 Wien, Austria

A. Waleffe
University of Liège Medical School, Institute of Medicine, Cardiology Division, Laboratory of Cardiac Clinical Electrophysiology and Pharmacology, Hôpital de Bavière, 4020 Liège, Belgium

H. Weber
Kinderklinik und Poliklinik, Waldweg 33, 3400 Göttingen,
W. Germany

H. J. Wellens
Head Department of Cardiology, Hospital Maastricht, Nether-
lands

H. Wesselhoeft
Kinderklinik und Poliklinik, Waldweg 33, 3400 Göttingen,
W. Germany

J. Weymann
Knoll AG, Knollstr. 50, 6700 Ludwigshafen, W. Germany

C. E. R. y Cajal
Servicio de Cardiol., Hospital de la Santa Cruz y San Pablo, Av.
San Antonia Ma Claret 167, Barcelona 13, Spain

Yang Shi Hau
Beijing Friendship Hospital, Beijing, Peoples Republic of China

P. Yuste
Servicio de Cardiol., Hospital de la Santa Cruz y San Pablo,
Av. San Antonia Ma Claret 167, Barcelona 13, Spain

D. P. Zipes
Indiana University School of Medicine, Krannert Institute of
Cardiology, 1100 West Michigan Street, Indianapolis, Indiana
46223, U. S. A.

Einleitung

Dieses Symposion, das in Verbindung mit der Studiengruppe für Arrhythmien der Europäischen Gesellschaft für Kardiologie organisiert wurde, hat uns 1½ Tage fruchtbaren wissenschaftlichen Austausches zwischen Interessenten aus verschiedenen europäischen Ländern, aus den USA und Kanada und sogar aus der Volksrepublik China erlaubt.

Eine wichtige Voraussetzung für eine rationale Behandlung von Arrhythmien ist die sorgfältige Beachtung der zugrundeliegenden Mechanismen, des Vorkommens und der speziellen Eigenschaften und Auswirkungen der Rhythmusstörungen. Dieser Thematik war der erste Vormittag gewidmet. Es ist wichtig, das Vorkommen von Arrhythmien in der anscheinend gesunden Bevölkerung in Betracht zu ziehen und ihre Art und Häufigkeit zu vergleichen mit der, die wir beim Patienten finden. Über die konventionellen elektrokardiographischen Untersuchungen hinaus liegen inzwischen von vielen Zentren genügend Informationen über Langzeit-EKG-Beobachtungen vor, aus denen wir die Zusammenhänge der biologischen Varianz von Arrhythmien und den Einfluß des autonomen Nervensystems auf diese Varianz besser verstehen. Verzögerte Leitung ist häufig ein wichtiger prämonitorischer Hinweis auf Arrhythmien, und die Fähigkeit, nun auch Spätpotentiale von der Oberfläche aufnehmen zu können, macht das Verständnis der Arrhythmien leichter, ohne daß immer die Ergebnisse invasiver Untersuchungsmethoden vorliegen müssen. Die präzise Erkennung einer Reihe von Arrhythmien und die Kontrolle eines möglichen therapeutischen Effektes beruhen jedoch immer noch auf den Methoden der programmierten elektrischen Stimulation des Herzens mit entsprechend ausgewählten intrakardialen Ableitungen. Es ist nützlich, daran erinnert zu werden, daß die Ergebnisse auch vom Myokardgebiet abhängig sind, in dem die programmierte Stimulation durchgeführt wird. Wir erwarten eine antiarrhythmische Therapie zugeschnitten auf den Typ der Rhythmusstörung. Dies kann aber bis jetzt nicht mit dem Grad der Zuverlässigkeit erfolgen, der bereits bei anderen klinisch-pharmakologischen Vorgehen erreicht wird, z. B. bei der antibakteriellen Therapie. Immer noch müssen wir uns einig werden über die Definition eines Patienten mit hohem Risiko, gefährliche Arrhythmien zu entwickeln, die wahrscheinlich für einen plötzlichen Herztod verantwortlich sind, gleichgültig ob in Verbindung mit einer ischämischen oder einer anderen Herzerkrankung.

Allgemein gesehen fällt Propafenon in die Klasse I der antiarrhythmischen Pharmaka, wie sie von Vaughan-Williams beschrieben wurden. Zu einem nicht erheblichen Ausmaß könnten seine antiarrhythmischen Eigenschaften auf der Fähigkeit beruhen, die schnellen Kanäle der myokardialen Zellmembran negativ zu beeinflussen. Es gibt viele solcher Pharmaka, bisher aber kein ideales. Über Propafenon haben wir wichtige Informationen, die es uns ermöglichen, seine potentielle Wirksamkeit mit eingeführten Medikamenten mit ähnlicher Wirkung zu vergleichen. In den üblichen klinisch verwendeten Mengen scheint die negativ-inotrope Wirkung von Propafenon zufriedenstellend gering zu sein, aber es muß auch daran erinnert werden, daß mit höherer Dosierung, wie z. B. in Tierversuchen (und möglicherweise an erheblich vorerkrankten Herzen), eine kardio-depressive Wirkung nachgewiesen werden kann.

Die Sitzung mit freien Vorträgen bot eine Vielfalt von Beweisen über die Wirksamkeit von Propafenon unter einer Reihe unterschiedlicher Kontroll- und Untersuchungsbedingungen. Wie andere Medikamente hat es die Fähigkeit, die Anzahl ventrikulärer Extrasystolen zu vermindern, und es kann deswegen für diese und andere ventrikulären Arrhythmien sowohl intravenös als auch oral eingesetzt werden. Man sollte vor allem seinen möglichen Nutzen bei supraventrikulären Arrhythmien nicht vergessen, ganz besonders bei jenen mit einem atrioventrikulären Reentry, z. B. bei Präexzitationssyndromen.

Das Symposion selbst und dieser Band, der die Verhandlungen des Kongresses wiedergibt, informiert nicht nur über Propafenon, sondern ebenso über den derzeitigen Stand des Wissens um die Arrhythmien und über zukünftige Entwicklungen in Forschung und Behandlung. Es wird klar, daß Propafenon eine nicht zu vernachlässigende Rolle in der Behandlung von Arrhythmien zukommt. Seine weitere und breitere klinische Anwendung wird somit unter besseren Bedingungen begonnen als bei anderen Medikamenten. Es liegen schon jetzt über eine gründliche Charakterisierung seiner Wirksamkeit hinaus auch Befunde über mögliche Interaktionen und Nebenwirkungen vor. Unsere eigenen begrenzten Untersuchungen in den letzten Jahren stimmen voll mit den günstigen Befunden überein, die hier vorgetragen wurden. Wir sehen Propafenon als ein durchaus nützliches Medikament an, das sich über eine unzweifelhafte Wirksamkeit hinaus auch noch durch eine gute Toleranz auszeichnet.

Dennis Krikler, MD FRCP
Consultant Cardiologist
Hammersmith Hospital
London W12 OHS

Unterscheidung zwischen „normal" und „anormal" beim Dauer-EKG

P. Bjerregaard

Die Einführung von Normalbereichen für EKG-Bilder beruht auf einer statistischen Beschreibung einer Populationsauswahl Gesunder, wobei aber weder der Begriff normal noch der Begriff anormal zweifelsfrei definiert wurden. Während der 10. Bethesda-Konferenz über Optimale Elektrokardiographie 1977 (Abildskov et al. 1978) wurde eine Populationsauswahl Gesunder definiert als eine Gruppe von ambulanten, nichthospitalisierten Personen ohne medizinische Beschwerden bzw. ohne durch Anamnese oder Untersuchung gefundene Krankheiten oder Fehlfunktionen, die die Gesundheit verschlechtern oder das EKG beeinflussen könnten. Keine der Studien über Dauer-EKG bei gesunden Probanden wurde an einer repräsentativen Populationsauswahl Gesunder durchgeführt; dafür gibt es eine Reihe von guten Gründen. Gesunde Probanden sind nicht immer unmittelbar erreichbar, sondern sie müssen aus einer allgemeinen Population ausgewählt werden. Das bedeutet, daß man eine ganze Reihe von Probanden untersuchen und aus der Studie ausschließen müßte, da sie nicht den Anforderungen an einen Gesunden entsprechen. Gerade in den höheren Altersgruppen nehmen die „Nichtgesunden" in sehr starkem Maße zu (Hinkle et al. 1969; Camm et al. 1978). Ein weiteres Problem stellt die hohe Zahl der Ablehnungen dar, da fast jede dritte Person die Teilnahme ablehnt (Raftery u. Cashman 1976; Camm et al. 1978; Goulding 1978), was die Forderung nach einer repräsentativen Auswahl illusorisch macht. Viele Arbeiten in der Literatur, die gesunde Probanden betreffen, berichten daher von Personen, die aus selektierten Gruppen mit niedrigem Krankenstand und einer niedrigen Verweigerungsrate (Medizinstudenten, Krankenhauspersonal, Firmenangestellte usw.) ausgewählt worden sind. Bei Untersuchungen von EKG-Mustern, die dem Probanden selbst nicht bekannt sind, mag diese Art des Vorgehens in den meisten Fällen angehen, aber sie schließt das Risiko ein, nicht hinreichend repräsentativ zu sein.

Ein Problem bei der Zusammenstellung einer vergleichbaren Populationsauswahl Gesunder stellen die in Zahl und Ausführung unterschiedlichen Untersuchungsmethoden der verschiedenen Studien dar, wie hierbei Gesunde definiert werden, und diesbezügliche Unterschiede können für die unterschiedlichen Resultate von einiger Tragweite sein. In allen Untersuchungen, bei denen die Kriterien für eine Einbeziehung erwähnt wurden, wurde strikt eine fehlende Vorgeschichte kardiovaskulärer Erkrankungen oder Symptome sowie eine körperliche Untersuchung und ein normales Ruhe-EKG vorausgesetzt. Unglücklicherweise ist die Definition des normalen EKG z. B. bei Extrasystolen nicht eindeutig. In der Studie von Sobotka et al. (1981) mit 50 jungen Frauen wurden 2 Probandinnen mit ventrikulären Extrasystolen im 12-Kanal-Ruhe-EKG sowie eine Probandin mit einer einzigen Vorhofextrasystole ausgeschlossen. Da diese Personen mit großer Wahrscheinlichkeit in einer 24stündigen Periode eine ganze Anzahl von Extrasystolen gehabt hätten, könnte ihr Ausschluß die berichteten Ergebnisse signifikant beeinflussen. In der Studie von Bjerregaard (1982b) wurden sowohl Personen mit Extrasystolen im Ruhe-EKG einbezogen als auch diejenigen, die in der darauffolgenden 24stündigen Registrierungsperiode die meisten Extrasystolen aufwiesen. In einer Untersuchung über EKG-Muster einer gesunden Population sollte das EKG nur zum Ausschluß von Personen mit wohldefinierten pathologischen EKG-Mustern wie z. B. Myokardinfarkt (Simonson 1961) benutzt werden. Wenn Probanden mit Arrhythmien, die nicht im Zusammenhang mit einem bestimmten Krankheitsbild stehen, von einer Studie ausgeschlossen werden, ist diese Untersuchung ernstlich verstümmelt und für die Abschätzung des Auftretens von Arrhythmien wenig relevant. In vier Untersuchungen (Engel u. Burckhardt 1975; Kostis et al. 1979; Leitner et al. 1979; Möller u. Thayssen 1980) war ein normaler Belastungstoleranztest die Voraussetzung für die Aufnahme in eine Studie, und bei vier anderen (Brodsky et al. 1977; Djiane et al. 1977; Kostis et al. 1979; Sobotka et al. 1981) wurde ein normales Echokardiogramm verlangt. Nur in einer Studie (Kostis et al. 1979) wurden die Probanden invasiven Untersuchungen (Rechts- und Linksherzkatheterisierung und Koronarangiographie) unterworfen. Es bleibt jedoch offen, wie weit man bei einer diagnostischen Untersuchung gehen soll, um „nichtgesunde" Probanden auszuschließen. Man könnte behaupten, daß gesunde Personen nur zu wenig genau untersucht sind und daß man bei Anwendung sehr genauer diagnostischer Untersuchungsverfahren schließlich niemanden mehr übrigbehält. Trotz aller Vorsichtsmaßnahmen ist es wahrscheinlich, daß jede größere gesunde Population einige Personen mit latenter Krankheit enthält.

Diese Probleme bei der Auswahl gesunder Gruppen muß man berücksichtigen, wenn im folgenden die Ergebnisse von 17 Studien mit insgesamt 1 427 gesunden Probanden (Tabelle 1) für eine Unterscheidung zwischen „normalen" und „anormalen" Befunden im Dauer-EKG verwendet werden.

Minimale Herzfrequenz

Die Herzfrequenz zeigt bei gesunden Personen ein typisches Tag- und Nachtmuster, wobei die höchsten Werte am Tag und die niedrigsten nachts vorkommen. Das bedeutet, daß bei einem 24-h-Dauer-EKG die niedrigste Herzfrequenz im allgemeinen während des Schlafes außerhalb der Kontrolle des einzelnen Probanden auftaucht und daß die Höhe sehr wahrscheinlich eine wichtige diagnostische Information enthält. Die Benennung klar definierter Grenzwerte für die minimale Herzfrequenz beim Menschen während einer 24-h-Periode war jedoch bisher schwierig, was z. T. auf das Fehlen allgemein akzeptierter Methoden zur Bestimmung der minimalen Herzfrequenz beruht. In der Untersuchung von Bjerregaard (1982a) werden diese methodischen Schwierigkeiten durch den Vergleich der Zahlenwerte von minimalen Herzfrequenzen demonstriert, die in einer Untergruppe von Probanden – charakterisiert durch ein R-R-Intervall von mehr als 1,5 s – auf vier verschiedene Weisen erhalten wurden. Verwendete man nur drei aufeinanderfolgende Schläge zur Bestimmung der Herzfrequenz, so ergab sich eine Rate von 41 Schlägen pro Minute, verglichen mit dem Wert von 49 Schlägen pro Minute, die man bei der tatsächlichen Zahl von Schlägen im Zeitraum von 1 min erhielt. Es konnte gezeigt werden, daß der niedrigste Wert einer Herzfrequenzverlaufskurve mit einer Zeitkonstante von 1 min Realzeit, wie in einer Reihe von europäischen kardiologischen Zentren durchgeführt, eine akzeptable Schätzung der minimalen Schläge pro Minute er-

Tabelle 1. Untersuchungen von Dauer-EKG-Aufzeichnungen bei gesunden erwachsenen Probanden

Autor und Jahr der Publikation	Beschreibung der untersuchten Personen	Dauer der Aufzeichnung (h)	Beobachtete Arrhythmie		
			SA	A	AV
Kleiger u. Senior (1974)	51 nichtrauchende Normalpersonen von 35–65 Jahren (Kontrollgruppe)	10		×	
Engel u. Burckhardt (1975)	35 Freiwillige (13 weiblich, 22 männlich), Durchschnittsalter 24 ± 4 Jahre	7,5	×	×	
Clarke et al. (1976)	86 Firmenangestellte (45 weiblich, 41 männlich) von 16–65 Jahren	48	(×)	(×)	×
Raftery u. Cashman (1976)	53 gesunde Freiwillige (24 Frauen, 29 Männer) von 20–79 Jahren	24	(×)	×	
Brodsky et al. (1977)	50 Medizinstudenten von 23–27 Jahren	24	×	×	×
Djiane et al. (1977)	50 gesunde Freiwillige (13 Frauen, 37 Männer) von 22–57 Jahren	24	×	×	×
Kennedy et al. (1977)	23 gesunde Freiwillige (1 Frau, 22 Männer) von 35–66 Jahren (Kontrollgruppe)	24			
Federman et al. (1978)	21 Klinikangestellte oder ihre Verwandten (4 Frauen, 17 Männer) von 40–66 Jahren (Kontrollgruppe)	24			
Goulding (1978)	100 Freiwillige (50 Frauen, 50 Männer) von 25–74 Jahren	24	(×)	×	
Verbaan et al. (1978)	74 Freiwillige (39 Frauen, 35 Männer) von 20–80 Jahren	24	(×)	×	
Kostis et al. (1979)	100 Freiwillige (45 Frauen, 55 Männer) von 16–68 Jahren	24	(×)		×
Leitner et al. (1979)	100 Freiwillige von 40–69 Jahren	24	×	×	×
Möller u. Thayssen (1980)	24 Freiwillige, Durchschnittsalter 53 ± 10 (Kontrollgruppe)	24			
Orth-Gomer (1980)	50 gesunde Männer von 40–65 Jahren (Kontrollgruppe)	24			
Cats et al. (1981)	300 im Berufsleben stehende Männer von 40–59 Jahren ohne symptomatische koronare Herzerkrankung	24			
Sobotka et al. (1981)	50 weibliche Freiwillige von 22–28 Jahren	24	×	×	×
Bjerregaard (1982a)	260 Freiwillige (90 Frauen, 170 Männer) von 40–70 Jahren	24	×	×	×

SA = sinuatrial; A = atrial; AV = atrioventrikulär.
Im Zusammenhang mit sinuatrialen Arrhytmien bezeichnet × lediglich, daß die mittlere Herzfrequenz (als Ausdruck der Sinusknotenfunktion) bestimmt wurde.
Im Zusammenhang mit atrialen Arrhythmien bezeichnet ×, daß nur das Auftauchen von supraventrikulären Tachykardien (und nicht von atrialen Extrasystolen) beobachtet wurde.

laubt. Die erhältlichen Daten für minimale Herzfrequenzen bei gesunden erwachsenen Probanden sind in Tabelle 2 gezeigt. Es ist wichtig, darauf hinzuweisen, daß die Ergebnisse der Studien von Brodsky et al. (1977) und Sobotka et al. (1981) auf einer Periode von sechs aufeinanderfolgenden Schlägen beruhen, während die drei anderen Studien einminütige Meßperioden benutzten. Junge Männer haben eine deutlich geringere Herzfrequenz als junge Frauen, und ein ähnlicher Geschlechtsunterschied wurde von Bjerregaard (1982a) bei 40- bis 79jährigen Probanden gefunden. Die vorhandenen Er-

Tabelle 2. Minimale Herzfrequenz während Dauer-EKG bei gesunden erwachsenen Personen

Autor und Jahr der Publikation	Alter (in Jahren)	Minimale Herzfrequenz		Personen mit Herzfrequenzen < 40/min
		Mittel ± Standardabweichung Schläge pro Minute	Bereich Schläge pro Minute	
Brodsky et al. (1977)	23–27	43 ± 5	33–55	24
Sobotka et al. (1981)	22–28	48 ± 6	37–59	8
Djiane et al. (1977)	32 ± 9	56 ± 7	45–74	keine
Leitner et al. (1979)	40–65		44–	keine
Bjerregaard (1982 a)	40–79	56 ± 8	36–78	1

gebnisse zeigen, daß eine minimale Herzfrequenz von weniger als 40 Schlägen pro Minute, während einminütiger Dauer bestimmt, bei einem erwachsenen, über 40 Jahre alten Probanden einen außerordentlich seltenen Befund darstellt. Es fehlen Zahlen über minimale Herzfrequenzen jüngerer Probanden, die in 1minütigen Perioden gemessen wurden, aber die Daten von Brodsky et al. (1977) weisen darauf hin, daß sogar bei Probanden unter 40 Jahren eine geringere Herzfrequenz als 40 Schläge pro Minute, die während 1 min gemessen wurde, einen seltenen Befund darstellt.

Pausen

Solange es keine allgemein anerkannte Definition einer Pause im EKG gibt, ist jede derartige Definition willkürlich und jedes Intervall zwischen zwei aufeinanderfolgenden ventrikulären Depolarisierungen (R-R-Intervall oder ventrikuläre Lücke) tatsächlich eine Pause. Einige Autoren (Djiane et al. 1977; Bjerregaard 1982 a) betrachten nur R-R-Intervalle, die größer oder gleich 1500 ms sind, als Pause, und die meisten Autoren schließen den AV-Block aus.

In Tabelle 3 werden die vorhandenen Ergebnisse über die Dauer der längsten Pause beim Dauer-EKG bei erwachsenen Probanden gezeigt. Bei etwa der Hälfte der Personen (30–68%) sieht man Pausen von ≥ 1500 ms, wobei ein reziprokes Verhältnis zwischen Alter und Verteilung der Pausen vorliegt. Die längste Pause während eines 24stündigen Dauer-EKG tritt gewöhnlich während des Schlafes auf (Brodsky et al. 1977; Sobotka et al. 1981), und bei der Studie von Bjerregaard (1982 a) zeigten sich 96% zwischen 22 Uhr und 8 Uhr morgens. In den meisten Studien wurde kein Versuch unternommen, diese Pausen aus elektrokardiographischer Sicht zu interpretieren (Brodsky et al. 1977; Leitner et al. 1979; Sobotka et al. 1981). Diese Pausen wurden meist als Sinusarrhythmien diagnostiziert (Brodsky et al. 1977; Leitner et al. 1977; Sobotka et al. 1981), und bei 50% der jungen Männer (Brodsky et al. 1977) sowie bei 34% der jungen Frauen (Sobotka et al. 1981) fanden sich ausgeprägte Sinusarrhythmien mit begleitenden R-R-Intervallen, die zu mehr als 100% variierten. In einem vorläufigen Bericht einer Studie, die später ausführlicher publiziert wurde (Bjerregaard 1982 a), führte Bjerregaard 1980 für 60% der Pausen den umschreibenden Begriff „post-accelleration pause" ein. Nach einer Periode

Tabelle 3. Die längsten Pausen im Dauer-EKG bei gesunden erwachsenen Personen

Autor und Jahreszahl	Geschlecht	Altersgruppe (Jahren)	längste Pausen			Dauer der längsten Pause	
			$\geqslant 1500$ ms	$\geqslant 1750$ ms	$\geqslant 2000$ ms	Mittelwert ± Standardabweichung	Bereich
			Anzahl und (Prozent) der Personen				
Brodsky et al. (1977)	männl.	23–27	34 (68)	14 (28)	2 (4)	1,62 ± 0,20	1,20–2,06
Sobotka et al. (1981)	weibl.	22–28			0	1,47 ± 0,20	1,08–1,92
Djiane et al. (1977)	männl. u. weibl.	22–57	24 (48)	8 (16)	2 (4)		–2,52
Bjerregaard (1982a)	männl. u. weibl.	40–49	36 (37)	3 (3)	1 (1)		–2,04
Bjerregaard (1982a)	männl. u. weibl.	50–59	27 (31)	4 (5)	1 (1)		–2,02
Bjerregaard (1982a)	männl. u. weibl.	60–79	14 (18)	5 (7)	0		–1,92

mit nur geringen Änderungen der R-R-Intervalle tritt nach einer für einige Schläge (im allgemeinen fünf bis zehn) beschleunigten Herzfrequenz eine plötzliche Verlangsamung für zwei Schläge ein, die eine Pause bildet, bevor die Frequenz allmählich zu dem Niveau vor der Pause zurückkehrt. In der gleichen Studie wurde in 16% der Sinuspausen eine Sinusasystolie („sinus arrest") diagnostiziert, wobei diese aber nur bei 5% der insgesamt untersuchten Probanden auftrat.

Solange man nicht genauere Informationen über Pausen in gesunden Personen und in Personen mit Sinusknotenkrankheit hat, scheint es vernünftig, Pausen von $\geqslant 1750$ ms im Dauer-EKG – die nur in 5% der gesunden Probanden zwischen 40 und 79 Jahren beobachtet werden – in dieser Altersgruppe als „anormal" zu bezeichnen. Für jüngere Personen liegt der korrespondierende Wert irgendwo zwischen 1750 und 2000 ms. Bei allen Altersgruppen stellt eine länger als 2000 ms dauernde Pause einen extrem seltenen Befund dar.

Atrioventrikulärer Block

Da eine ganze Reihe von Faktoren, von denen bekannt ist, daß sie die AV-Überleitung beeinflussen können, in gesunden Personen während einer 24stündigen Dauer vorkommen, sollten Änderungen des R-R-Intervalls im Dauer-EKG zu erwarten sein. In einer Studie von Bjerregaard (unveröffentlichte Ergebnisse) wurden von Dauer-EKG-Aufzeichnungen von 28 gesunden Personen alle 4 h Abschnitte von 10 s Dauer verwendet und die R-R-, P-R- sowie Q-T-Intervalle gemessen (Tabelle 4). Die Verlangsamung der Herzfrequenz während des Schlafes wurde von einem leichten Anstieg des P-R-Intervalls begleitet. Bei Personen mit Verlängerung des Grundwerts des P-R-Intervalls ist dieser Anstieg möglicherweise ausgeprägter.

Tabelle 4. EKG-Änderungen während des Schlafes bei gesunden erwachsenen Personen

Tageszeit	Herzfrequenz Mittelwert ± Standardabweichung (Schläge/min)	P-R-Intervall Mittelwert ± Standard- abweichung (s)	Q-T-Intervall Mittelwert ± Standardabweichung (s)
8 Uhr morgens bis 8 Uhr abends	76 ± 15	$0{,}16 \pm 0{,}02$	$0{,}37 \pm 0{,}03$
0 Uhr	65 ± 15	$0{,}17 \pm 0{,}02$	$0{,}40 \pm 0{,}02$
4 Uhr morgens	60 ± 15	$0{,}18 \pm 0{,}02$	$0{,}41 \pm 0{,}03$

Bei den Untersuchungen gesunder Personen, die in Tabelle 1 aufgeführt werden, wurde in 7 Studien mit insgesamt 696 Personen nach AV-Überleitungsstörungen geforscht und in 12 Fällen (1,7%) ein AV-Block ersten Grades sowie in 9 Fällen (1,3%) ein AV-Block zweiten Grades beobachtet. Alle Fälle von AV-Block zweiten Grades gehörtem dem Wenckebach-Typ an, und sie traten alle während des Schlafes auf. 2 Personen hatten auch untertags einen AV-Block zweiten Grades.

Vorhofextrasystolen

Diese Klasse der ektopen Depolarisierung beinhaltet sowohl atriale als auch atrioventrikuläre oder junktionale Extrasystolen. Über genaue Werte von Vorhofextrasystolen in 24stündigen Dauer-EKGs gesunder Erwachsener wird nur in wenigen Untersuchungen berichtet (Tabelle 5). Aus diesen Untersuchungen ist jedoch ersichtlich, daß Vorhofextrasystolen bei den meisten gesunden Erwachsenen vorkommen, wobei die Anzahl pro 24 h innerhalb verschiedener Altersgruppen sehr stark schwankt. Dabei zeigt sich mit zunehmendem Alter ein statistisch sigifikanter Anstieg der Anzahl von sowohl Vorhofextrasystolen pro 1000 QRS als auch Vorhofextrasystolen pro Stunde, wie bei der Gruppe der 40- bis 79jährigen gezeigt werden konnte (Bjerregaard 1982b). Alle sieben Personen mit mehr als zehn Vorhofextrasystolen pro 24 h der Studie von Goulding (1978) waren über 45 Jahre und fünf waren 65 Jahre und älter. Ähnlich waren auch in der Studie von Raftery u. Cashman (1976) alle Personen, die mehr als 100 Vorhofextrasystolen pro 24 h hatten, 50 Jahre und älter. Das relativ häufige Auftreten von Vorhofextrasystolen in der Studie von Verbaan et al. (1978) kann in gleicher Weise damit erklärt werden, daß Zweidrittel der Untersuchten über 40 Jahre alt waren. Komplexe Formen von Vorhofextrasystolen, wie z.B. Couplets oder Bigeminus, wurden nur vereinzelt beobachtet (Brodsky et al. 1977; Djianne et al. 1977; Sobotka et al. 1981; Bjerregaard 1982b), wogegen Vorhofextrasystolen mit ausgeprägten Schwankungen der P-Wellen, die auf multifokalen Ursprung schließen lassen, in 52% der von Bjerregaard (1982b) untersuchten 40- bis 79jährigen Personen zu sehen waren.

Man kann daraus folgern, daß eine Vorhofextrasystole in einem 24stündigen Dauer-EKG eines gesunden Erwachsenen ein normaler Befund ist. Wenn man davon ausgeht, daß Ereignisse, die bei etwa 5% einer Populationsauswahl Gesunder auftreten, als „normal" zu bezeichnen sind, so würde – basierend auf den Ergebnissen von Tabelle 5 – eine

Tabelle 5. Vorhofextrasystolen in einem 24stündigen Dauer-EKG bei erwachsenen gesunden Personen

Autor und Jahr der Publikation	Altersgruppe in Jahren	Vorhof-Extrasystolen			
		Anwesend Untersuchte Personen	> 10/24 h	> 100/24 h	> 1 000/24 h
Brodsky et al. (1977)	23–27	56	8	2	0
Sobotka et al. (1981)	22–28	64	4		
Djiane et al. (1977)	22–57	22	4	2	0
Goulding (1978)	25–74	12	7	7	5
Raftery u. Cashman (1976)	20–79	17	15	11	0
Verbaan et al. (1978)	20–80	73			
Bjerregaard (1982b)	40–49	78	41	2	1
Leitner et al. (1979)	40–65	61	38	5	1
Bjerregaard (1982b)	50–59	80	58	9	2
Bjerregaard (1982b)	60–79	97	76	21	5

Tabelle 6. Atriale Tachykardien im Dauer-EKG bei gesunden erwachsenen Personen

Autor und Jahr der Publikation	Altersgruppe in Jahren	Vorhoftachykardien Anzahl (%) der Personen	Höchste Anzahl von Schlägen pro Ereignis
Brodsky et al. (1977)	23–27	1 (2)	12
Sobotka et al. (1981)	22–28	1 (2)	6
Djiane et al. (1977)	22–57	1 (2)	3
Clarke et al. (1976)	16–65	4 (5)	
Goulding (1978)	25–74	0	
Raftery u. Cashman (1976)	20–79	2 (4)	34
Verbaan et al. (1978)	20–80	7 (9)	
Bjerregaard (1982b)	40–49	5 (5)	7
Bjerregaard (1982b)	50–59	17 (20)	23
Bjerregaard (1982b)	60–79	35 (46)	18

grobe Abschätzung der Obergrenze für „Normalität" die Zahl der Vorhofextrasystolen bei 20- bis 40jährigen um 10 pro 24 h, bei 40- bis 60jährigen bei 100 pro 24 h und bei über 60jährigen bei 1 000 pro 24 h liegen.

Atriale Tachykardien

Bis jetzt wurde das Auftreten von mehr als zwei Vorhofextrasystolen mit einer gleichzeitigen Herzfrequenz von mehr als 100 Schlägen pro Minute (atriale Tachykardie) genau wie andere komplexe Formen der Vorhofextrasystolen als seltener Befund bei gesunden Erwachsenen betrachtet. Jüngste Ergebnisse haben jedoch gezeigt, daß sie ab 60 Jahren in etwa der Hälfte der untersuchten Fälle zu sehen sind (Tabelle 6). Man muß sich jedoch die Tatsache einprägen, daß auch bei älteren Personen Tachykardien im allgemeinen als Einzelereignisse auftreten und daß die bisher höchste Anzahl von Ereignissen bei einem Fall mit vier angegeben wurde. In der Studie von Bjerregaard (1982b) wurden insgesamt 92 Ereignisse von Vorhoftachykardien bei 57 Fällen registriert, wobei mehr als zwei Ereignisse nur in 13 Fällen (5%) auftreten, von denen wiederum lediglich 6 Fälle mehr als 10 Schläge pro Ereignis hatten.

Wenngleich die Menge der Ergebnisse bezüglich Vorhoftachykardien – besonders bei der älteren Gruppe – noch spärlich ist, so kann man aus den gesamten derzeit verfügbaren Daten darauf schließen, daß atriale Tachykardien als einzelne, kurzdauernde Ereignisse bei Erwachsenen als „normal" zu betrachten sind. Jedoch wurden bei symptomlosen Personen keine wiederholten Ereignisse und schon gar nicht in länger anhaltenden Formen beobachtet.

Ventrikuläre Extrasystolen

Von allen Rhythmus- und Überleitungsstörungen hat während der Aufzeichnung von Dauer-EKGs keine soviel Interesse erweckt wie die ventrikulären Extrasystolen (Tabelle 7). Zwar wurde ein leichter altersabhängiger Anstieg der Verteilung der Fälle mit ventrikulären Extrasystolen registriert, aber sogar unter 28 Jahren hatte mindestens die Hälfte der Fälle eine ventrikuläre Extrasystole während einer 24stündigen Periode. Bjerregaard (1982b) konnte einen statistisch signifikanten Anstieg von sowohl Anzahl der ventrikulären Extrasystolen pro Stunde als auch pro 1000 QRS mit zunehmendem Alter zeigen, aber dabei wurden mehr als 200 ventrikuläre Extrasystolen pro 24 h nur in 5% der 260 Fälle der 40- bis 79jährigen beobachtet. Unter 50 Jahren ist es ungewöhnlich, wenn mehr als 100 ventrikuläre Extrasystolen pro 24 h auftreten; dieser Wert wurde von Kostis et al. (1979) als obere Grenze des „Normalen" bei gesunden Erwachsenen vorge-

Tabelle 7. Ventrikuläre Extrasystolen im 24-h-Dauer-EKG bei gesunden erwachsenen Personen

Autor und Jahr der Publikation	Altersgruppe in Jahren	Ventrikuläre Extrasystolen			
		< 10/24 h Untersuchte Personen	> 10/24 h	> 100/24 h	> 1000/24 h
Brodsky et al. (1977)	23–27	50	12	0	0
Sobotka et al. (1981)	22–28	54	10	4	2
Djiane et al. (1977)	22–57	22	2	0	0
Kostis et al. (1979)	16–68	46	20	5	
Clarke et al. (1976)	16–65	73		8	2
Raftery u. Cashman (1976)	20–79	15	10	2	
Verbaan et al. (1978)	20–80	76	13	4	2
Bjerregaard (1982b)	40–49	57	13	4	2
Cats et al. (1981)	40–49	71		7	
Leitner et al. (1979)	40–65	63	34	7	
Bjerregaard (1982b)	50–59	73	22	10	2
Cats et al. (1981)	50–59	81		19	
Bjerregaard (1982b)	60–79	79	27	12	1

Tabelle 8. Komplexe ventrikuläre Extrasystolen im 24-h-Dauer-EKG bei gesunden erwachsenen Personen

Autor und Jahr der Publikation	Altersgruppe in Jahren	Komplexe ventrikuläre Extrasystolen				
		Multiform	Couplets	Gekoppelt	R-über-T	Ventrikuläre Tachykardie
		Untersuchte Personen				
Brodsky et al. (1977)	23–27	12	0	2	6	2
Sobotka et al. (1981)	22–28	10	0		4	2
Djiane et al. (1977)	22–57	8	6			2
Clarke et al. (1976)	16–65	15		3	5	2
Verbaan et al. (1978)	20–80	38	9	3	5	1
Bjerregaard (1982)	40–49	12	3	2	1	3
Cats et al. (1981)	40–49	26	7	2		1
Leitner et al. (1979)	40–65	22	2	4		3
Orth-Gomer (1980)	40–65	22	14		2	0
Bjerregaard (1982)	50–59	28	10	3	1	1
Cats et al. (1981)	50–59	39	17	9		2
Bjerregaard (1982)	60–79	32	11	1	0	1

schlagen. Die verfügbaren Daten scheinen jedoch für die Gruppe der über 50jährigen auf einen etwas höheren Grenzwert hinzuweisen.

Alle komplexen Formen der ventrikulären Extrasystolen, die man beim herzkranken Patienten feststellt, können bei einem Gesunden als zufälliges Ereignis in einem 24stündigen Dauer-EKG auftreten, wobei aber das Auftreten der verschiedenen Formen der ventrikulären Extrasystolen großen Schwankungen unterliegt (Tabelle 8). Ungefähr die Hälfte der Fälle mit mehr als einer ventrikulären Extrasystole haben variable Formen (multiform); aber ventrikuläre Extrasystolen mit mehr als zwei verschiedenen Konfigurationen sind „anormal". Ventrikuläre Extrasystolen, die als Couplets, Bigeminus oder R- auf T-Phänomene auftreten, werden bei weniger als 5% der Fälle gesehen, außer bei mehr als 50jährigen, wo in 10–17% ventrikuläre Extrasystolen als Couplets beobachtet wurden. Ventrikuläre Tachykardien werden in gesunden Personen selten gefunden und immer als vereinzelte Ereignisse dargestellt.

Schlußbemerkung

Ausgenommen andauernde Formen der Tachyarrhythmien können alle Formen von Arrhythmien, die bei herzkranken Patienten beobachtet werden, bei gesunden Untersuchten auftreten, allerdings für gewöhnlich in geringerer Anzahl. Um in bestimmten Fällen eine saubere Trennung der Arrhythmien bezüglich „normal" und „anormal" durchführen zu können, ist es daher wichtig, die verschiedenen Formen einzeln zu quantifizieren. Aus diesem Grunde sollte die Anwendung des von Lown u. Wolf (1971) vorgeschlagenen Einteilungssystems aufgegeben werden, da sie nicht in ausreichendem Maße die verschiedenen Arrhythmien quantifizieren.

Tabelle 9. Unterscheidung zwischen „normal" und „anormal" im Dauer-EKG

„Normal"	„Anormal"
Minimale Herzfrequenz < 50 Schläge/min Pause > 1 500 ms „post-accelleration pause"	Minimale Herzfrequenz < 40 Schläge/min Pause > 1 750 ms (> 2 000 ms) Sinusasystolie AV-Block
Atriale Extrasystolen	20–40 Jahre: > 10 Vorhofextrasystolen/24 h 40–60 Jahre: > 100 Vorhofextrasystolen/24 h 60–80 Jahre: > 1 000 Vorhofextrasystolen/24 h
Multiforme Extrasystolen	> 2 verschiedene Formen von Vorhofextrasystolen
> 50 Jahre: Paroxysmale atriale Tachykardie	< 50 Jahren paroxysmale Tachykardien > 2 Episoden paroxysmale atrialer Tachykardien/24 h Paroxysmale atriale Tachykardien mit > 10 Schläge/Ereignis
Ventrikuläre Extrasystolen	< 50 Jahre: 100 ventrikuläre Extrasystolen/24 h > 50 Jahre: 200 ventrikuläre Extrasystolen/24 h
Multiforme ventrikuläre Extrasystolen	> 2 unterschiedliche Formen ventrikulärer Extrasystolen
> 50 Jahre: Einzelne Ereignisse von ventri- kulären Extrasystolen in Form von Couplets	< 50 Jahre: Ventrikuläre Extrasystolen in Form von Couplets Ventrikuläre Extrasystole als Bigeminus R-auf-T-Phänomen bei ventrikulären Extrasystolen Ventrikuläre Tachykardie

Die verfügbaren Daten über Auftreten und Variabilität von kardialen Arrhythmien bei gesunden Erwachsenen, die hier mitgeteilt wurden, erlauben noch keine statistisch abgesicherte Festlegung von Normalitätsgrenzen im Dauer-EKG, aber für eine grobe Unterscheidung zwischen „normal" und „anormal" sind genügend Daten vorhanden. Eine derartige Unterscheidung wird in Tabelle 9 gegeben.

Als nächster Schritt muß die prognostische Signifikanz eines „anormalen" Befundes bei gesunden Personen festgelegt werden, um zu einer rationaleren Basis für die therapeutische Behandlung zu kommen.

Literatur

Abildskov JA (1978) Tenth Bethesda conference on optimal electrocardiography. Am J Cardiol 41: 130–132

Bjerregaard P (1980) The longest pauses observed during ambulatory electrocardiography in healthy subjects. Proceedings of the VIIIth European Congress of Cardiology, Paris, Abstr 1041

Bjerregaard P (1982a) Mean 24 hour heart rate, minimal heart rate and pauses in healthy subjects 40–79 years of age. Eur Heart J (Accepted for publication).

Bjerregaard P (1982b) Premature beats in healthy subjects 40–79 years of age. Eur Heart J (Accepted for publication)

Brodsky M, Wu D, Denes P, Kanakis C, Rosen KM (1977) Arrhythmias documented by 24 hour continuous electrocardiographic monitoring in 50 male medical students without apparent heart disease. Am J Cardiol 39: 390–395

Camm AJ, Martin A, Evans KE, Arnold S, Spurrell RAJ (1978) 24-hour ambulatory monitoring. A survey of active, elderly people. ISAM 1977. Proceedings Second International Symposium on Ambulatory Monitoring, London, pp 7–12

Cats VM, Darmanata J, Durrer D (1981) Complex ventricular premature beats in healthy middle aged men during 24-hour Holter tape recording. Eur Heart J 2: 13

Clarke JM, Hamer J, Shelton JR, Taylor S, Venning GR (1976) The rhythm of the normal human heart. Lancet 2: 508–512

Djiane P, Egre A, Bory M, Savin B, Serradimigni A (1977) L'enregistrement électrocardiographique continu chez 50 sujets normaux. Proceedings Troubles du rythme et électrostimulation, Toulouse, Septembre 1977, pp 161–168

Engel UR, Burckhardt D (1975) Häufigkeit und Art von Herzrhythmusstörungen sowie EKG-Veränderungen bei jugendlichen herzgesunden Probanden. Schweiz Med Wochenschr 105: 1467–1469

Federman J, Whitford JA, Anderson ST, Pitt A (1978) Incidence of ventricular arrhythmias in first year after myocardial infarction. Br Heart J 40: 1243–1250

Goulding L (1978) Twenty-four hour ambulatory electrocardiography from normal urban and rural populations. ISAM 1977. Proceedings Second International Symposium on Ambulatory Monitoring, London, pp 13–22

Hinkle LE, Carver ST, Stevens M (1969) The frequency of asymptomatic disturbances of cardiac rhythm and conduction in middle-aged men. Am J Cardiol 24: 629–650

Kennedy HL, Caralis DG, Khan MA, Poblete PF, Pescarmona JE (1977) Ventricular arrhythmias 24 hours before and after treadmill testing. Am Heart J 94: 718–724

Kleiger RE, Senior RM (1974) Longterm electrocardiographic monitoring of ambulatory patients with chronic airway obstruction. Chest 65: 483–487

Kostis JB, Moreyra AE, Natarajan N, Gotzoyannis S, Hosler M, McCrone K, Kuo PT (1979) Ambulatory electrocardiography: What is normal? Am J Cardiol 43: 420

Leitner E-R, Andresen D, Reinhardt M, Tietze U, Schröder R (1979) Langzeit-EKG-Untersuchungen von herzgesunden Normalpersonen mit rechnercompatiblem Analysesystem. Intensivmedizin 16: 184–188

Lown B, Wolf M (1971) Approaches to sudden death from coronary heart disease. Circulation 44: 130–142

Møller M, Thayssen P (1980) Ventricular arrhythmias during exercise testing and 24 hour ecg tape recording in patients with ischaemic heart disease and in normal individuals. Acta Med Scand 208: 65–68

Orth-Gomér K (1980) Ventricular arrhythmias and risk indicators of ischemic heart disease. Acta Med Scand 207: 283–289

Raftery EB, Cashman PMM (1976) Long-term recording of the electrocardiogram in a normal population. Postgrad Med J [Suppl 7] 52: 32–38

Simonson E (ed) (1961) Differentiation between normal and abnormal in electrocardiography. Mosby, St Louis

Sobotka PA, Mayer JH, Bauernfeind RA, Kanakis C, Rosen KM (1981) Arrhythmias documented by 24-hour continuous ambulatory electrocardiographic monitoring in young women without apparent heart disease. Am Heart J 101: 753–759

Verbaan CJ, Pool J, Wanrooy JV (1978) Incidence of cardiac arrhythmias in a presumed healthy population. ISAM 1977. Proceedings Second International Symposium on Ambulatory Monitoring, London, pp 1–5

Identifizierung von Patienten mit großem Risiko, einen plötzlichen Herztod zu sterben

J. Morganroth

Einführung

Die Erkrankung der Koronararterien, die immer noch die häufigste Ursache für Tod und Erkrankungen in der westlichen Welt darstellt, hat eine große Streubreite im klinischen Erscheinungsbild. Günstig sieht es für einen Patienten noch aus, wenn er sich mit dem Symptom einer Linksinsuffizienz (kongestives Herzversagen) oder einer Ischämie (Angina pectoris) vorstellt. Ein akuter Myokardinfarkt führt zu einem unmittelbaren Verlust myokardialen Gewebes sowie in unmittelbarer Begleitung hiermit zu einer hohen Sterblichkeit. Unglücklicherweise ist das häufigste Erscheinungsbild in der industrialisierten Welt der plötzliche Herztod, von dem in den USA mindestens ein Mensch pro Minute betroffen ist (Lown 1979).

Der plötzliche Herztod tritt oft verfrüht, ohne auslösenden Grund und unerwartet auf. Nur 20% dieser Personen weisen einen akuten Myokardinfarkt auf, obwohl drei Viertel von ihnen an einer Erkrankung der Koronararterien leiden. Grund für den plötzlichen Herztod ist gewöhnlich eine ventrikuläre Arrhythmie, die zu Kammerflimmern führt. Eine derartige Arrhythmie führt im allgemeinen unmittelbar oder innerhalb einer Stunde zum Tode, und aus diesem Grunde ergibt sich klar die Bedeutung einer Identifizierung von Patienten mit hohem Risiko für diese Krankheit. Das einzig logische Mittel gegen dieses epidemische Problem liegt in der Verhinderung des plötzlichen Herztodes, da die Therapie beim Ausbruch keine allgemein praktikable oder zufriedenstellende Lösung darstellt.

Die ventrikuläre Ektopie:
Ein Hinweis auf nachfolgende ventrikuläre Tachyarrhythmie

In den 60er Jahren kam durch die weltweite Einführung von Herzzentren die häufige Vergesellschaftung von ventrikulären Ektopien mit den fatalen ventrikulären Arrhythmien ans Licht. Der durch Arrhythmie hervorgerufene Tod konnte in diesem Stadium meist durch die Anwendung einer intravenösen antiarrhythmischen Therapie verhindert werden (Bigger et al. 1977). Daher galt schon vor über 20 Jahren das Auftauchen von ventrikulären Extrasystolen auf dem Monitor als wichtiger Hinweis für den Zusammenhang mit tödlichen ventrikulären Arrhythmien. Leider ist der Grad der ventrikulären Ektopie während des Aufenthalts im Herzzentrum nach einem akuten Myokardinfarkt ein unzuverlässiger Prophet für die Frage, welche Patienten nach der Entlassung aus dem Krankenhaus ventrikuläre Ektopien haben werden (Moss et al. 1971). Epidemiologische Studien, die in den 70er Jahren durchgeführt wurden, zeigten klar, daß ventrikuläre Extrasystolen einen wichtigen Hinweis für den plötzlichen Herztod darstellen. Das epidemiologische Programm, das durch das National Heart Institute gefördert wurde und als Coronary Drug Project (Coronary Project Research Group 1973) bekannt wurde, deckte die Tatsache auf, daß sogar eine einzige ventrikuläre Extrasystole im EKG ein hohes Risiko des plötzlichen Herztodes innerhalb der folgenden 2–5 Jahresperioden barg. Mehrere Studien, die in der Mitte der 70er Jahre ausgeführt wurden (wobei Holter-Monitoring bei Patienten mit durchgemachtem Myokardinfarkt durchgeführt wurde) zeigten, daß 50–70% derartiger Patienten während oder nach der Entlassung ventrikuläre Ektopien haben und daß wenigstens 25% dieser Patienten komplexe ventrikuläre Ektopien aufweisen. Patienten mit komplexen ventrikulären Ektopien unterliegen einem um etwa 3- bis 4fach höheren Risiko, während der folgenden 1–3 Jahre an einem plötzlichen Herztod zu sterben (Kotler et al. 1973; Vismara et al. 1975; Rehnqvist u. Siogren 1977; Moss et al. 1979). In diesen Studien wurden ventrikuläre Ektopien als ein Hauptfaktor eingeschätzt.

1977 zeigten Schulz et al., daß die Anwesenheit von ventrikulären Ektopien zusammen mit einer Linksinsuffizienz (die durch Messung der Auswurffraktion mit Radionukliden bestimmt wurde) 100%ig Patienten kennzeichnete, die in der darauffolgenden Sechsmonatsperiode plötzlich starben. Dieselbe Gruppe (Schulz et al. 1977 b) fand auch heraus, daß jemand um so eher einem plötzlichen Herztod erliegt, je ausgeprägter die Erkrankung der Koronararterien und je größer die Linksherzinsuffizienz bei der Herzkatheterisierung war, insbesondere wenn ventrikuläre Ektopien vorlagen.

Davis et al. (1979) berichteten über die prospektive Abschätzung von 940 Patienten, die einen akuten Myokardinfarkt 12–60 Monate lang überlebt hatten, und sie zeigen auf, daß die Einjahressterberate in dieser Gruppe ohne Komplikationen 2% betrug, während die Patienten mit elektrischen, ischämischen oder mechanischen Abnormalitäten ein mehr als 5fach erhöhtes Risiko für einen plötzlichen Herztod aufwiesen. Diese Studie zeigte, daß die Kombination eines Vorderwandinfarkts mit Linksinsuffizienz bei der Anwesenheit von insbesondere komplexen ventrikulären Ektopien (ventrikuläre Couplets oder ventrikuläre Tachykardien) eine Untergruppe mit hohem Risiko für den plötzlichen Herztod darstellt, die etwa 15% der Myokardinfarktpopulation repräsentiert und bei der nach 6 Monaten 15% sowie nach 3 Jahren 30% sterben. In dieser Studie wurde auch eine Untergruppe mit niedrigem Risiko ohne diese Faktoren entdeckt, und diese machte 24% der Population aus, wobei nach 3 Jahren lediglich 6% starben. So hat diese Studie mit Multiregressionsanalyse gezeigt, daß Patienten mit komplexen und sogar mit einfachen ventrikulären Extrasystolen einem erhöhten Risiko für einen plötzlichen Herztod ausgesetzt sind.

Untersuchungen von Ruberman et al. (1981) bei 1739 männlichen Überlebenden eines Myokardinfarkts zeigten klar, daß ventrikuläre Arrhythmien unabhängig auftreten und möglicherweise ein einzigartiger Hinweis auf den plötzlichen Herztod in der Population mit durchgemachtem Myokardinfarkt sind. Die Studie zeigte außerdem, daß das gleichzeitige Vorkommen einer zugrundeliegenden morphologischen Erkrankung des Herzens mit einem manifesten kongestiven Herzversagen einen wichtigen, unabhängigen Einflußfaktor auf das Mortalitätsrisiko darstellt. In dieser Studie hatten einzelne ventrikuläre Extrasystolen, wie man sie während einer einstündigen Beobachtungszeit sehen konnte, nicht die gleiche Aussagekraft wie in anderen Studien, bei denen längere Beobachtungszeiten zugrunde lagen (Davis et al. 1979). Studien, die vor kurzem durch

Bigger u. Weld (1981) durchgeführt wurden, bewiesen, daß unter einem quantitativen Gesichtspunkt mehr als mit dem von Lown benutzten Klassifikationsschema die prognostische Signifikanz von ventrikulären Arrhythmien beurteilt werden kann und daß das Limit des Mortalitätsrisikos bei 10 ventrikulären Extrasystolen pro Stunde im Tagesmittel angenommen werden kann. Bei einer Serie von 500 Patienten, die 1 Jahr lang beobachtet wurden, lag eine Sterblichkeitsrate von 25% vor. Bigger et al. (1981) zeigten, daß bei 11,6% von 430 Patienten nach einem Myokardinfarkt ventrikuläre Tachykardien (Triplets oder höhergradige) vorkamen. Nur bei der Hälfte dieser Personen waren die ventrikulären Tachykardien Einzelereignisse und bei einem Drittel dauerten sie nur für drei Schläge an. Selten wurde das R-auf-T-Phänomen beobachtet, und am meisten kamen ventrikuläre Tachykardien bei Patienten mit vorangegangenem Myokardinfarkt, Linksherzinsuffizienz und Vorhofflimmern vor. Von den Patienten mit ventrikulären Tachykardien starben 38% nach einem Jahr, während von denjenigen ohne diesen Befund nur 11,6% starben. Nach 36 Monaten betrugen die Sterblichkeitsraten 54% bzw. 19%.

Wenn man die Kombination von sowohl ventrikulärer Ektopie als auch der zugrundeliegenden morphologischen Herzerkrankung, die sich als Linksherzinsuffizienz manifestiert, betrachtet, so stellt das Vorkommen von kongestiven Herzversagen mit komplexen Arrhythmien ein Risikoverhältnis von 6,1 dar verglichen zu 1,9 wenn kongestives Herzversagen allein vorliegt und 3,3 wenn lediglich komplexe ventrikuläre Extrasystolen vorhanden sind (Ruberman et al. 1981).

Es ist offensichtlich, daß Patienten mit zugrundeliegender morphologischer Herzerkrankung, mit Linksinsuffizienz, die nicht auf durch Koronarerkrankung induziertem Mykardinfarkt beruht, bei der Anwesenheit von ventrikulären Ektopien ebenfalls einem hohen Risiko für einen plötzlichen Herztod unterliegen. Wir konnten zeigen, daß bei Patienten mit zugrundeliegender idiopathischer kongestiver Kardiomyopathie bei 47% der Patienten mit zusätzlichen komplexen ventrikulären Arrhythmien plötzlicher Herztod vorkam, während dies bei denjenigen ohne ventrikulären Arrhythmien nur in 6% der Fälle vorkam (Follansbee et al. 1980). Das Vorliegen eines ähnlichen Risikos für einen plötzlichen Herztod wurde für Patienten mit zugrundeliegender hypertropher Kardiomyopathie mit gleichzeitiger Anwesenheit von Ventrikelirritabilität angenommen (Savage et al. 1979).

Profil des Patienten mit dem höchsten Risiko, einen plötzlichen Herztod zu sterben

Wenn man Patienten wiederbelebt, die einen Herzstillstand außerhalb der Klinik durchgemacht hatten, so kann man ein Profil des Patienten mit plötzlichem Herztod aufstellen (Myerburg et al. 1980; Goldstein et al. 1981). Diese beiden Studien definieren eine Gruppe, in der drei Viertel der Patienten eine koronare Herzkrankheit haben und die restlichen Kardiomyopathien, schwere Klappenfehler und außergewöhnliche Phänomene wie langes QT-Syndrom, schwere Hypokaliämie sowie Präexzitationssyndrom. Überlebende mit anscheinend normalen Herzen sind eine Rarität und stellen weniger als 2% dieser Population. 80% dieser Gruppe sind männlichen Geschlechts, und der pri-

Tabelle 1. Höchstrisikopatienten für einen plötzlichen Herztod

1. Überlebende nach Herzstillstand
2. Instabile Koronarerkrankungen und ventrikuläre Ektopien
3. Postmyokardinfarkt mit Ventrikelinsuffizienz und ventrikulären Ektopien (besonders komplexen)
4. Strukturelle Herzerkrankung (z. B. Kardiomyopathie, Herzklappenfehler) und ventrikuläre Ektopien
5. QT-Verlängerung und ventrikuläre Ektopien

märe Auslöser des plötzlichen Herztodes ist eine ventrikuläre Tachyarrhythmie. Zwei Drittel dieser Personen haben anormale Funktionsindizes des linken Ventrikels und nehmen häufig Digitalisverbindungen ein. Darüber hinaus scheinen Patienten, die während ihres Myokardinfarkts einen Anstieg des Blutharnstoffs oder eine Stauungslunge zu verzeichnen hatten, eine besonders risikoreiche Gruppe für den plötzlichen Herztod darzustellen.

Messung der antiarrhythmischen Wirksamkeit

Es hat sich klar herausgestellt, daß Holter-Monitoring als empfindlichste und hochspezifische Methode zur Entdeckung ventrikulärer Ektopien anderen nichtinvasiven Methoden – wie Belastungsmessung – überlegen ist (Winkle 1980). Die Belastungsmessung kann jedoch Arrhythmien aufzeigen, die durch diesen physiologischen Streß hervorgerufen werden, der oft ausgeprägter ist als der, dem der Patient gewöhnlich während des Dauermonitorings ausgesetzt ist. Daher sind diese beiden Testverfahren als einander ergänzend anzusehen.

Die Definition der antiarrhythmischen Wirksamkeit muß den Zustand mit einbeziehen, in dem ventrikuläre Extrasystolen auftauchen. Solche ventrikulären Ektopien manifestieren sich in zweifacher Weise. Zum einen gibt es Patienten, bei denen die Extrasystolen keine signifikanten hämodynamischen Störungen hervorrufen. Der Patient kann Symptome wie gelegentliches Herzklopfen oder gelegentlichen Schwindel aufweisen, aber er hat keine Synkopen und zeigt keine fortgeschrittenen Anzeichen von Auswirkungen der gestörten Hämodynamik. Die eigentliche Definition der Wirksamkeit des antiarrhythmischen Arzneimittels liegt bei derartigen Patienten in der Vermeidung des plötzlichen Herztodes, da man, wie oben bereits erwähnt, annimmt, daß Personen mit einer morphologischen Herzerkrankung und zusätzlichen Ektopien einem hohen Mortalitätsrisiko ausgesetzt sind. Daher erscheint die antiarrhythmische Therapie berechtigt, wenn man belegen kann, daß diese Therapie den plötzlichen Herztod verhindert. Leider waren die früheren antiarrhythmischen Studien, die darauf abzielten (z. B. beim Patienten mit durchgemachtem Myokardinfarkt) die Fälle von plötzlichem Herztod zu reduzieren, nicht in der Lage, eine statistisch signifikante Reduktion zu belegen, was wahrscheinlich zum größten Teil auf unrichtige Arzneimittelauswahl, inadäquate Gruppengrößen und ungenügende Patientenauswahl zurückzuführen ist.

Natürlich ist es möglich, daß antiarrhythmische Therapie gar keinen Einfluß auf die Mortalität hat; aber bevor man hier sicher sein kann, muß eine saubere prospektive kontrollierte Studie durchgeführt werden. Daher kann man bei Patienten mit ventrikulären Ektopien ohne signifikante hämodynamische Auswirkungen, bei denen man neue Antiarrhythmika testet, die antiarrhythmische Wirksamkeit nur als Arzneimitteleffekt definieren. Bei diesen Patienten kann man Perioden mit Placebo einführen, die Patienten können auch zuhause lange in der Studie mitlaufen und am besten wird Holter-Monitoring zum Testen eingesetzt.

Ventrikuläre Ektopien treten in einer zweiten klinischen Form auf, und zwar bei ventrikulärer Arrhythmie mit signifikanter Auswirkung auf die Hämodynamik. Im allgemeinen handelt es sich hierbei um paroxysmale ventrikuläre Tachykardien und/oder Flimmern, und die dabei unmittelbar hervorgerufenen schweren Symptome verlangen ohne Einschränkung eine Therapie. Bei dieser Form kann man oft keine Placebos anwenden, die Patienten müssen für die Studie im allgemeinen in der Klinik sein, und invasive elektrophysiologische Untersuchungen sind indiziert. Die Definition der antiarrhythmischen Wirksamkeit bei dieser Form kann schlicht durch das Fehlen vorausgehender Symptome gegeben werden, die dann natürlich mit der Unterdrückung der häufigen ventrikulären Tachykardie einhergeht. Ob dies lebensverlängernd ist oder nicht, bleibt einer anderen Methode zur Messung der Wirksamkeit vorbehalten.

Definition eines antiarrhythmischen Arzneimitteleffekts, der auf statistischen Annahmen beruht

Die Feststellung einer antiarrhythmischen Arzneiwirkung beruht auf dem Vergleich des Vorkommens ventrikulärer Arrhythmien etwa gleichen Schweregrades bei zwei Kollektiven: Einer Kontrollgruppe unter Placebo und einer Vergleichsgruppe, die unter gleichen Versuchsbedingungen in einem identischen Zeitraum ein aktives Antiarrhthmikum verordnet bekommt. Die quantitative Bestimmung eines derartigen Effekts darf nicht wie in der Vergangenheit auf einer sporadischen Beurteilung beruhen, sondern muß sich auf die quantitativen Daten stützen die man beim Langzeit-Holter-Monitoring erhält und muß sie sauber statistisch auswerten.

Unserer Meinung nach ist es wichtig, daß man bei der Analyse dieser Meßwerte und ihrer Darstellung nicht Behandlung gegen kontrollierte ventrikuläre Ektopien insgesamt aufträgt, da bei diesem Vorgehen sowohl der Prozentsatz der Patienten mit gegenteiliger Reaktion (Frequenzanstieg der Tachykardie) als auch die ausgeprägten individuellen Unterschiede bei Einzelpersonen nicht deutlich werden. Deshalb sollten die Arznei- und Placebodaten einzelner Personen für die Abschätzung des Prozentsatzes von Patienten, die Arzneiwirksamkeit aufweisen, verwendet werden. Daher ist die Prozentzahl der Einzelpatienten, die in einem separaten Protokoll erfaßt sind und die bei ventrikulären Ektopien auf eine Arznei hin entweder mit Frequenzminderung oder -anstieg reagieren, der beste Index für die Nützlichkeit eines Antiarrhythmikums (Morganroth et al. 1981).

Erst kürzlich wurde anhand klinisch unauffälliger Patienten die hohe Rate spontaner Änderungen in der Anzahl von ventrikulären Extrasystolen gezeigt (Morganroth et al. 1978). In einer jüngsten Studie (Morganroth et al. 1981) wurde sehr klar festgestellt, wieviele 24stündige Holter-Monitorings notwendig sind, um antiarrhythmische Wirksamkeit zu bestimmen und um das Potential der spontanen ventrikulären Ektopien, die

Tabelle 2. Erforderliche prozentuale Reduzierung von Ereignissen, die ein Medikament aufweisen muß, um antiarrhythmische Wirksamkeit zu beweisen (verglichen mit Kontrollwerten vor Medikamenteneinnahme)

Anzahl der Holter-Monitor-Aufzeichnungen		Erforderliche Reduktion (%)		
Vor Einnahme	Nach Medikamenten-einnahme	Ventrikuläre Extrasystolen	Komplexe ventrikuläre Rythmusstörungen	Ventrikuläre Tachykardien
1	1	80	75	65
2	2	75	65	55
3	3	65	55	45

Tabelle 3. Indikationen für die Therapie ventrikulärer Ektopien

Absolute Indikation
Ventrikuläre Arrhythmien mit hämodynamischen Auswirkungen

Mögliche Indikation (mit der Hoffnung, plötzlichen Herztod zu verhindern)
Vorliegen einer organischen Herzerkrankung und
1. ventrikuläre Extrasystolen 10–30/h/24 h
2. komplexe ventrikuläre Extrasystolen (komplexe ventrikuläre Rhythmusstörungen und/oder ventrikuläre Tachykardien)

Keine klare Indikationsstellung
Fehlen einer organischen Herzerkrankung und ventrikulärer Ektopien, wenn sie nicht als anhaltende ventrikuläre Tachykardien vorliegen

ganz offensichtlich eine Veränderung bewirken können, auszuschließen. Nach dieser Studie müssen mindestens zwei oder mehr 24stündige Holter-Monitor-Aufzeichnungen angefertigt werden, um bei den einbezogenen Einzelpersonen während der initialen Placebophase den Grad der Spontanveränderung festlegen zu können. Dieser Grundwert kann dann als Referenz bei der graduellen Bestimmung der Unterdrückung der ventrikulären Arrhythmie durch Antiarrhythmika verwendet werden. Je nach Pharmakokinetik und unter Berücksichtigung der Kostenfrage sollten während jeder Behandlungsphase vorzugsweise zwei Holter-Monitoring-Perioden durchgezogen werden. Für die Beurteilung der Wirksamkeit sollen die Untersuchungen in relativ kurzer Zeit (Tage bis Wochen) ausgeführt werden, während für die Untersuchung der Arzneimittelsicherheit Langzeitstudien über Monate und Jahre hinweg notwendig sind. Neue Antiarrhythmika sollten zunächst gegen Placebos und dann – um die Wirksamkeit vergleichen zu können – gegen Standardtherapeutika getestet werden.

Grundsätzlich wird ein Arzneimittel als wirksam bei einem einzelnen Patienten definiert, wenn es von den ventrikulären Ektopien etwa 75% verglichen mit einem Placebowert unterdrücken kann (Tabelle 2). Eine alternative Definition würde darin bestehen, daß bezogen auf die anfänglichen Einschlußkriterien die komplexen Arrhythmien zu 100% verschwinden und die monozentrischen Ektopien zumindest zu 75–90% unterdrückt werden. Bezieht man Patienten mit ein, die im Mittel mindestens 30 ventrikuläre Ektopien pro Stunde pro Tag haben, wäre eine 75%ige Reduktion ausreichend. Patienten mit 10 oder mehr ventrikulären Extrasystolen pro Stunde pro Tag müssen mindestens 90–100%ige Reduktion erfahren, damit ein Arzneimitteleffekt statistisch abgesichert ist.

Vor dem Abschluß eines erfolgreichen kontrollierten Protokolls, das festlegt, ob die Unterdrückung ventrikulärer Ektopien tatsächlich vor plötzlichem Herztod schützt, sollte man stets daran denken, gegenüber der Frage der tatsächlichen Definition antiarrhythmischer Wirksamkeit flexibel zu bleiben. So wurde z.B. vorgeschlagen (Myerburg et al. 1979), daß es gar nicht die Unterdrückung von ventrikulären Ektopien sei, über die Antiarrhythmika vor plötzlichem Herztod schützen, sondern daß sie durch eine Änderung der zugrundeliegenden elektrophysiologischen Parameter funktionieren und daß sie durch Messung der aktuellen Blutspiegel hinsichtlich ihrer Wirksamkeit gemessen werden können.

Die Tabelle 3 gibt unsere z. Zt. empfohlenen Kriterien an, wer mit ventrikulären Ektopien behandelt werden soll, bis diese wichtigen Fragen durch kontrollierte klinische Studien geklärt sind.

Literatur

Bigger JT, Weld FM (1981) Analysis of prognostic significance of ventricular arrhythmias after myocardial infarction: shortcomings of Lown grading system. Br Heart J 45: 717

Bigger JT, Dresdale RJ, Heissenbuttel RH, et al. (1977) Ventricular arrhythmias in ischemic heart disease: mechanism, prevalence, significance and management. Prog Cardiovasc Dis 19: 255

Bigger JT, Weld FM, Rolnitzky LM (1981) Prevalent characteristics and significance of ventricular tachycardia detected with ambulatory electrocardiographic recording in the late hospital phase of acute myocardial infarction. Am J Cardiol 48: 815

Coronary Drug Project Research Group (1973) Prognostic importance of premature beats following myocardial infarction. JAMA 223: 116

Davis HT, DeCamilla J, Bayer LW, et al. (1979) Survivorship patterns in the posthospital phase of myocardial infarction. Circulation 60: 1252

Follansbee WP, Michelson EL, Morganroth J (1980) Nonsustained ventricular tachycardia in ambulatory patients: characteristics and association with sudden cardiac death. Ann Intern Med 92: 741

Goldstein S, Landis JR, Leighton R (1981) Characteristics of the resuscitated out-of-hospital cardiac arrest victim with coronary heart disease. Circulation 64: 977

Kotler M, Tabaygnik B, Mower M, et al. (1973) Prognostic significance of ventricular ectopic beats with respect to sudden death in the late post-infarction period. Circulation 47: 959

Lown B (1979) Sudden cardiac death: The major challenge confronting contemporary cardiology. Am J Cardiol 43: 313

May GS, Eberlein KA, Furburg CD (1982) Second degree prevalence after myocardial infarction: a review of long-term trials. Prog Cardiovasc Dis 24: 331

Morganroth J (1981) Long-term ambulatory ECG recording in the determination of efficacy of new antiarrhythmic agents. In: Morganroth J, et al. (eds) The evaluation of new antiarrhythmic drugs. Nijhoff, The Hague

Morganroth J, Horowitz LN, Josephson ME, et al. (1978) Limitations of infrequent Holter monitoring in assessing antiarrhythmic efficacy. Circulation 58: 408

Moss AJ, Schnitzler R, Green R, et al. (1971) Ventricular arrhythmia three weeks after acute myocardial infarction. Ann Intern Med 75: 837

Moss AJ, Davis HT, DeCamilla J (1979) Ventricular ectopic beats and their relation to sudden and non-sudden cardiac death after myocardial infarction. Circulation 60: 998

Myerburg RJ, Conde CA, Sheps DS, et al. (1979) Antiarrhythmic drug therapy in survivors of pre-hospial cardiac arrest: comparison of effects on chronic ventricular arrhythmias and recurrent cardiac arrest. Circulation 59: 855

Myerburg RJ, Conde CA, Sung RJ, et al. (1980) Clinical electrophysiologic and hemodynamic profile of patients resuscitated from prehospital cardiac arrest. Am J Med 68: 568

Rehnqvist N, Siogren A (1977) Ventricular arrhythmias prior to discharge and one year after acute myocardial infarction. Am J Cardiol 5: 425

Ruberman W, Weinblatt E, Goldberg JD, et al. (1981) Ventricular premature complexes and sudden death after myocardial infarction. Circulation 64: 297

Savage DD, Seides SF, Maron BJ (1979) Prevalence of arrhythmias during 24-hour ECG monitoring and exercise testing in patients with obstructive and non-obstructive hypertrophic cardiomyopathy. Circulation 59: 866

Schulze RA, Humphries JO, Griffith LS (1977 a) Left ventricular and coronary angiographic anatomy. Relationship to ventricular irritability in the late phase of acute myocardial infarction. N Engl J Med 55: 839

Schulze RA, Strauss HW, Pitt B (1977 b) Sudden death in the year following myocardial infarction. Relation to ventricular premature contractions in the late phase and left ventricular ejection fraction. Am J Med 61: 192

Vismara LA, Anderson EA, Mason DT (1975) Relation of ventricular arrhythmias in the late hospital phase of acute myocardial infarction to sudden death after hospital discharge. Am J Med 59: 6

Winkle RA (1980) Ambulatory ECG and the diagnosis, evaluation and treatment of chronic ventricular arrhythmias. Prog Cardiovasc Dis 23: 99

Wirksamkeit von oral verabreichtem Propafenon bei supraventrikulären und ventrikulären Arrhythmien – Erfahrungsbericht über 47 Fälle

P. Coumel und J.-F. Leclercq

Unsere Erfahrungen mit Propafenon reichen über 2½ Jahre, und ursprünglich war dies als Doppelblindstudie mit Crossover gedacht, wobei Propafenon mit Chinidin verglichen werden sollte. Es zeigte sich dann sehr schnell, daß Propafenon ein so interessantes und potentes Medikament ist, daß es gar nicht mehr darum ging, seine Wirksamkeit zu beweisen, sondern sein Wirkungsspektrum und schließlich seine Indikation bei den verschiedenen Arrhythmien, die gegenüber konventioneller Therapie resistent waren, zu präzisieren. Aus diesem Grunde wurde das übliche Untersuchungsschema aufgegeben. Ersatzweise wurde dafür eine offene Studie mit symptomatischen Patienten durchgeführt, die oft schwere, das Wohlbefinden stark beeinträchtigende Arrhythmien durchmachten und die man nicht in die Strategien streng randomisierter Behandlung inklusive Placebophasen mit einbeziehen konnte. Grundsätzlich kann man sagen, daß man einer derartigen Situation jedesmal gegenübersteht, wenn eine neue Verbindung wirklich originär ist und einen tatsächlichen Fortschritt in der antiarrhythmischen Therapie darstellt.

Methodik

Wir untersuchten 47 Patienten (28 männliche, 19 weibliche), die insgesamt 50 Formen von Tachyarrhythmie aufwiesen (21 supraventrikuläre und 29 ventrikuläre). Das Durchschnittsalter lag bei 52,4 Jahren, wobei die Grenzwerte bei 7 und 78 Jahren lagen. Die Gesamtdauer der Behandlung betrug 237 Monate (Mittel: 5 Monate): bei 21 Fällen betrug sie weniger als 1 Monat, in 10 Fällen 1–3 Monate, in 5 Fällen 3–12 Monate und in 11 Fällen mehr als 12 und vereinzelt bis 20 Monate. Die Dosierungen waren je nach Schweregrad der Arrhythmie relativ hoch: 450 mg bei einem Kind, 600 mg bei 12 Fällen, wobei auch in dieser Gruppe ein Kind war, 900 mg in 29 Fällen und 1 200 mg in 5 Fällen.

Da die meisten Patienten symptomatisch waren, wurden die klinischen Daten mitberücksichtigt, außer von denjenigen, die zu Anfang der Untersuchung mit eingeschlossen waren. Ergänzend zu den normalen EKG-Befunden wurde insgesamt 241mal Holter-Monitoring durchgeführt, wobei 134 Untersuchungen als Kontrolle dienten und 104 bei Patienten durchgeführt wurden, die mit Propafenon behandelt worden waren. In Wirklichkeit geben diese Zahlen bei weitem nicht die Gesamtmenge der berücksichtigten Daten wieder, da viele Patienten über Jahre hinweg beobachtet sowie vorher anderen Therapien unterzogen worden waren und routinemäßig durch Langzeit-EKG kontrolliert wurden.

Um die Auswertung der großen Vielfalt von Arrhythmieformen zu standardisieren und einen Vergleich zu ermöglichen, verwendeten wir eine Graduierung von eins (kein

Effekt) bis fünf (Rhythmusstörung supprimiert). Es ist klar, daß die berücksichtigten Parameter von Patient zu Patient schwanken oder genauer gesagt von Arrhythmie zu Arrhythmie. Ein einmal wöchentlich auftretender Anfall von symptomatischem, vagalem Vorhofflimmern kann nicht so betrachtet werden wie asymptomatische ventrikuläre Extrasystolen. Ein je nach Fall geeigneterer und zuverlässigerer Weg der Einschätzung bestand darin, den Trend der Herzfrequenz oder das R-R-Intervallmuster von Kontroll- und Behandlungsperioden zu berücksichtigen. Man muß sich immer vergegenwärtigen, daß es sehr irreführend sein kann, wenn man anscheinend identische Parameter nur aufgrund ihres zahlenmäßigen Vorkommens beurteilt (Coumel et al. 1981).

Ergebnisse

Tabelle 1 und Tabelle 2 enthalten die detaillierten diagnostischen Daten und die unterschiedlichen Therapieformen von supraventrikulären und ventrikulären Arrhythmien.

Tabelle 1. Resultate von Monotherapien und Kombinationstherapien bei supraventrikulären Arrhythmien

| Diagnose | Fall Nr. | Name | Geschlecht | Alter | Monotherapien | | | | Kombinationstherapien | | | |
| | | | | | | | | | Amiod + | | BBL + | |
					Pro	MSt	BBL	Am.	Pro	MSt	Pro	MSt
Sinus T.	1	Gar	W	54	3	2	3	–	–	–	–	–
A.P.B.	2	Alm	M	57	3	3	–	–	–	–	–	–
A.P.B.	3	Bou	M	74	1	1	–	–	–	–	–	–
Atr. T.	4	Car	M	74	5	2	1	3	–	–	–	–
Atr. T.	5	Des	M	42	4	2	3	–	–	–	–	–
Atr. T.	6	Ber	M	56	1	1	1	2	–	–	–	–
Junct. T.	7	Dom	W	47	3	1	2	4	–	–	–	–
V.A.A.	8	Gon	M	62	3	4	1	1	5	–	–	–
V.A.A.	9	Del	M	56	1	3	2	3	–	5	–	–
V.A.A.	10	Kov	M	57	2	1	1	3	–	5	–	–
V.A.A.	11	Pet	M	37	1	2	1	2	–	–	–	–
V.A.A.	12	Tch	M	64	1	2	1	2	–	–	–	–
V.A.A.	13	Dum	M	56	1	2	1	3	–	4	–	–
V.A.A.	14	Lec	M	57	1	1	1	2	–	2	–	–
A.A.A.	15	Elh	M	36	5	1	–	3	–	–	–	–
A.A.A.	16	Gau	W	69	1	1	3	5	–	–	–	–
A.A.A.	17	Buv	M	67	5	2	2	2	–	3	–	–
A.A.A.	18	Car	W	58	4	1	3	3	–	–	5	–
A.A.A.	19	Sch	M	66	5	5	5	–	–	–	–	–
A.A.A.	20	Pel	W	55	3	1	3	–	–	–	5	4
A.A.A.	21	Rob	W	60	5	1	3	5	–	–	–	4

M, männlich; W, weiblich; Pro, Propafenon; MSt, Membranstabilisatoren; BBL, Betablocker; Am., Amiodarone; Sinus T., Sinustachykardie; A.P.B., Vorhofextrasystole; Atr. T., atriale Tachykardie; Junct. T., junktionale Tachykardie; V.A.A., vagale atriale Arrhythmie; A.A.A., adrenerge atriale Arrhythmie

Tabelle 2. Resultate von Monotherapien und Kombinationstherapien bei ventrikulären Arrhythmien

Diagnose	Fall Nr.	Name	Ge-schlecht	Alter	Monotherapien				Kombinationstherapien			
									Amiod +		BBL +	
					Pro	MSt	BBL	Am.	Pro	MSt	Pro	MSt
Id. Ben. VPB	19	Sch	M	66	5	5	–	–	–	–	–	–
Id. Ben. VPB	22	Dem	W	65	4	4	–	–	–	–	–	–
Id. Ben. VPB	23	Rob	M	45	5	4	1	5	–	–	–	–
Id. Ben. VPB	24	Tau	M	78	4	3	–	–	–	–	–	–
Id. Ben. VBP	25	Pet	W	33	5	3	2	5	–	–	–	–
Id. Ben. VPB	26	Cau	M	50	4	3	–	–	–	–	–	–
Id. Ben. VT	27	Nor	W	18	4	2	2	–	–	–	4	–
Id. Ben. VT	28	Leb	W	35	4	3	2	5	–	–	–	4
Id. Ben. VT	29	Des	M	43	4	3	2	5	–	–	–	5
Id. Ben. VT	30	Gar	M	26	4	3	3	5	–	–	5	4
Id. Ben. VT	31	Flo	M	23	5	2	2	5	–	–	–	3
Id. Ben. VT	32	God	W	52	4	2	2	3	–	4	–	3
Cardiom. VT	4	Car	M	74	5	3	1	3	–	–	–	–
Cardiom. VT	33	Rou	M	58	4	3	–	5	–	–	–	–
Cardiom. VT	34	Gia	W	57	5	5	–	–	–	–	–	–
M. V. P. VT	35	Glo	W	60	4	1	2	2	–	–	–	2
M. V. P. VT	36	Lec	M	57	4	1	1	3	5	3	–	–
M. V. P. VT	37	Fou	W	62	4	2	2	3	4	2	–	2
M. V. P. VT	38	Mac	W	32	3	2	3	4	–	–	4	3
Id. Sev. VT	13	Dum	M	56	1	2	1	3	–	4	–	–
Id. Sev. VT	39	Gue	M	7	5	2	2	5	–	–	–	2
Id. Sev. VT	40	Leb	W	9	4	2	2	4	–	–	–	3
Id. Sev. VT	41	Sei	W	68	3	2	2	4	5	5	–	–
Post-MI VT	42	Gai	M	57	2	1	–	5	–	–	–	–
Post-MI VT	43	Bra	W	69	4	2	–	3	3	4	–	–
Post-MI VT	44	Deb	M	57	5	3	3	–	–	4	–	–
Post-MI VT	45	Fra	M	61	5	3	–	3	–	4	–	–
Post-MI VT	46	Pet	M	64	1	1	–	1	–	1	–	–
T. de P.	47	Sai	W	72	5	1	–	–	–	–	–	–

Abkürz. im Tabellenkopf s. Tabelle 1. – Id. Ben. VPE, idiopathische benigne ventrikuläre Extrasystolen; Id. Ben. VT, idiopathische benigne ventrikuläre Tachykardie, Cardiom. VT, ventrikuläre Tachykardie bei Kardiomyopathie; M. V. P. VT, ventrikuläre Tachykardie bei Mitralklappenprolaps; Id. Sev. VT, idiopathische schwere ventrikuläre Tachykardie; Post-MI VT, postmyokardiale ventrikuläre Tachykardie; T. de P., Torsades de Pointes

Supraventrikuläre Tachykardien

Wir haben unsere 21 Fälle nach der Arrhythmieform eingeteilt und ganz besonders nach der Beteiligung des autonomen Nervensystems, da Propafenon ähnlich wirkt.

Verschiedene supraventrikuläre Arrhythmien

Diese Gruppe besteht aus 7 Patienten mit Sinustachykardie (1 Fall), Vorhofextrasystolen
(2 Fälle), ektopischen atrialen Tachykardien (3 Fälle) und paroxysmaler junktionaler
Tachykardie (1 Fall). Die durchschnittlich erzielten Effekte bei Behandlung mit Membranstabilisatoren (in Praxis immer Chinidin zuzüglich anderer in zahlreichen Fällen)
zeigen, daß diese Arrhythmien ziemlich resistent sind (1,7), wohingegen der Vergleich
mit Propafenon (2,9) zeigt, daß dieses befriedigend, wenn auch nicht perfekt wirkt.

Vagale Vorhofarrhythmien

7 Patienten wiesen eine besonders resistente Form von vagusinduziertem Vorhofflattern
oder -flimmern auf, ein Syndrom, das bevorzugt bei Männern (alle 7 Fälle) beobachtet
wurde und durch häufige anfallsweise Attacken gekennzeichnet ist, die vorwiegend
nachts oder in Ruhephasen nach Mittag- oder Abendessen auftreten (Coumel et al.
1978). Dem Beginn der Arrhythmie geht normalerweise eine progressive, relative Bradykardie mit 55–60 Schlägen pro Minute voraus, die die gesteigerte vagotonische Regula-
tion zeigt. Sie kann mit Vagusreizen reproduziert werden, und der Mechanismus ist offensichtlich der gleiche wie bei experimentell induziertem Vorhofflimmern durch Ace-
tylcholin.

Unsere große therapeutische Erfahrung mit diesem Syndrom ist einheitlich. Gegenüber β-Blockern sind diese Patienten resistent, und für gewöhnlich verschlimmern diese
den Zustand (Mittelwert: 1,1). Chinidin ist nur teilweise wirksam, und die vorliegenden
7 Fälle wurden wegen ihrer Resistenz gegen Membranstabilisatoren ausgewählt, deren
Wirksamkeit 2,1 betrug. Amiodarone ist gewöhnlich bei der Hälfte der Fälle wirksam,
was hier durch eine mittlere Wirksamkeit von 2,4 zum Ausdruck gebracht wird. Die
Kombination von Amiodarone und Chinidin ergibt im allgemeinen bessere Ergebnisse:
4,0 bei den 4 Fällen, in denen sie verwendet wurde.

Bei diesem Syndrom war Propafenon ineffektiv (1,4). Dies muß dahingehend präzisiert werden, daß bei den meisten nicht nur keine Verbesserung eintrat, sondern daß ihre
Arrhythmien sogar öfters auftraten (z. B. von wöchentlichen Attacken zu täglichen mit
längerer Dauer). Tatsächlich ist dieses Ergebnis nicht verwunderlich, wenn man den
β-inhibitorischen Effekt von Propafenon in Betracht zieht. Die Auswirkung des Mittels
auf die Sinusfrequenz bestätigt dies.

Adrenerge Vorhofarrhythmien

Bei den folgenden 7 Patienten, deren Arrhythmie hauptsächlich durch das Auftreten
tagsüber und den deutlichen Auslösungseffekt durch Anstrengung oder Emotion gekennzeichnet ist (Coumel et al. 1982), ist die Situation gerade umgekehrt. Diese Patienten wurden wegen des charakteristischen Musters ihrer Arrhythmie ausgewählt und wegen der Schwierigkeit oder sogar Unmöglichkeit einer Behandlung. Tatsächlich ist die
Therapie mit β-Blockern in dieser Situation wirksam, vorausgesetzt man verwendet
hohe Dosierungen starker Mittel wie z. B. Nadolol und mit der Einschränkung eines Es-
cape-Phänomens, das oft nach 1–2 Monaten beobachtet wird (Abb. 1). Bei unseren 7 Patienten betrug die durchschnittliche Wirkung von β-Blockern 2,7, ein Ergebnis, das dasjenige der oben genannten Gruppe 1 (verschiedene Arrhythmien) übertrifft und das um-

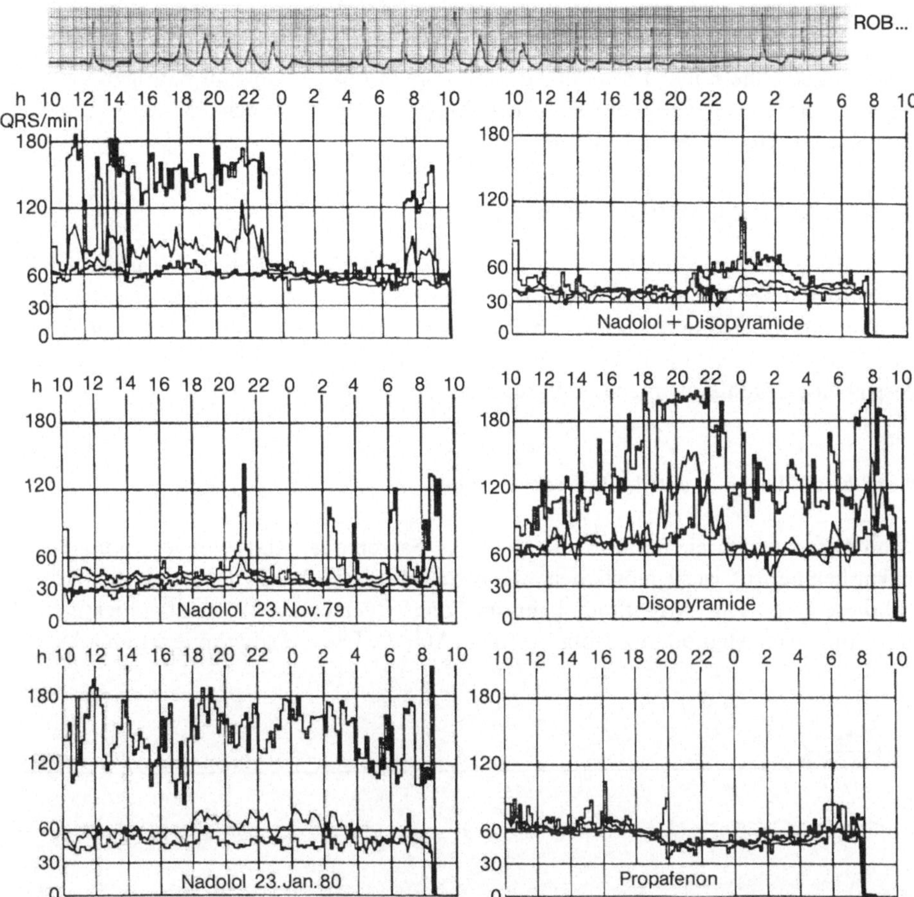

Abb. 1. Adrenerge atriale Arrhythmien (Fall Nr. 21). Häufige Ausbrüche ektopischer atrialer Tachy-kardien (*obere Aufzeichnung*) stellen die Ursache für Auftreten von Tachykardien mit intermittie-renden maximalen Präexzitationsmuster dar. Das besondere an dieser schwierig zu handhabenden Tachyarrhythmie ist das ausschließliche Auftreten untertags. Die Computeranalyse der 24stündi-gen Dauerregistrierung (*links oben*) zeigt dies ganz klar durch die großen Unterschiede der Kurve von Minimal- und Maximalfrequenzen, die die Kurve der mittleren Herzfrequenz umgeben. Mit Nadolol allein konnte die Arrhythmie beherrscht werden (*Mitte links*), aber nach 2 Monaten trat Therapieresistenz auf (*links unten*). Die anschließende Kombination von Nadolol und Disopyr-amid brachte die Arrhythmie wieder unter Kontrolle (*rechts oben*), und wie durch das Wiederauf-tauchen der Arrhythmie bei alleiniger Gabe von Disopyramid gezeigt wird (*Mitte rechts*), ist Nado-lol tatsächlich unerläßlich. Das gute Langzeitergebnis, das man mit Propafenon erhält (*rechts un-ten*), weist darauf hin, daß es möglicherweise sowohl auf den membranstabilisierenden als auch auf den β-inhibitorischen Effekt des Medikaments zurückzuführen ist

gekehrt ist wie bei den vagalen Arrhythmien. Klasse-I-Antiarrhythmika waren ineffektiv (1,7), während Amiodarone (3,6) ebenso wie die Kombination von Chinidin und β-Blockern wirksam war.

Die Wirkung von Propafenon übertraf bei weitem die der vorangegangenen Mittel: Das Durchschnittsergebnis lag bei 4,0, und bei 2 Patienten gelang mit einer Kombina-tion von Propafenon und β-Blocker eine vollständige Supprimierung.

Ventrikuläre Arrhythmien

Insgesamt 29 Fälle reichen über das gesamte Spektrum von sowohl häufigen als auch
seltenen Formen ventrikulärer Tachyarrhythmien, und wir können sie in zwei verschiedene Kategorien einteilen (s. Tabelle 2).

Idiopathische benigne ventrikuläre Extrasystolen

Das ist das gebräuchlichste Modell, um neue Antiarrhythmika zu testen. Tatsächlich haben wir bei diesen Patienten mit einem definierten Protokoll angefangen. Wie bereits in
der Einführung erwähnt, erwies sich Propafenon sehr schnell als wirksam (4,5), aber
auch Chinidin (3,7), so daß dies nicht das beste Modell ist, um Unterschiede zwischen
diesen beiden Medikamenten herauszuarbeiten.

Idiopathische benigne ventrikuläre Tachykardien

Wenn diese Arrhythmie in Form von Doublets, Salven oder Runs von ventrikulären Tachykardien auftritt, ist sie möglicherweise nicht schwerer, aber sicher sehr lästig (Abb. 2),
und diese chronische Arrhythmie kann im Langzeitversuch sowohl mit subjektiven als
auch objektiven Methoden verfolgt werden (Abb. 3). Diese Arrhythmie ist im allgemei-

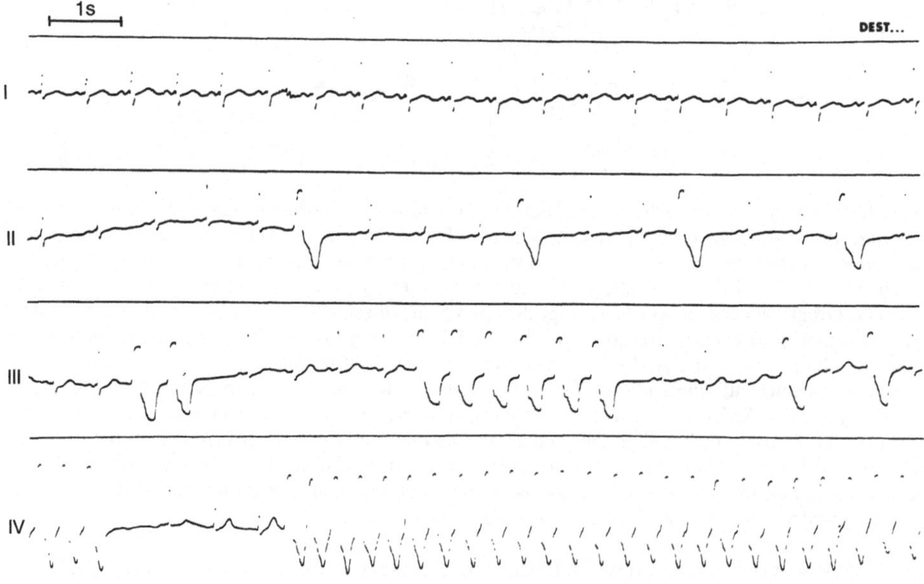

Abb. 2. Idiopathische benigne ventrikuläre Tachykardie (Fall Nr. 29). Bei diesem Patienten wurden
Sinusfrequenz, vereinzelte Extrasystolen, Salven oder Runs von ventrikuläre Tachykardien beobachtet. Da er in perfekter Weise in der Lage war, diese verschiedenen Stadien zu definieren und sie
in vier Kategorien (*I–IV*) des Erlebens einordnen konnte, war seine Fallgeschichte eine große Hilfe
bei der Überwachung der Therapieeffekte bei der Langzeittherapie (s. Abb. 3)

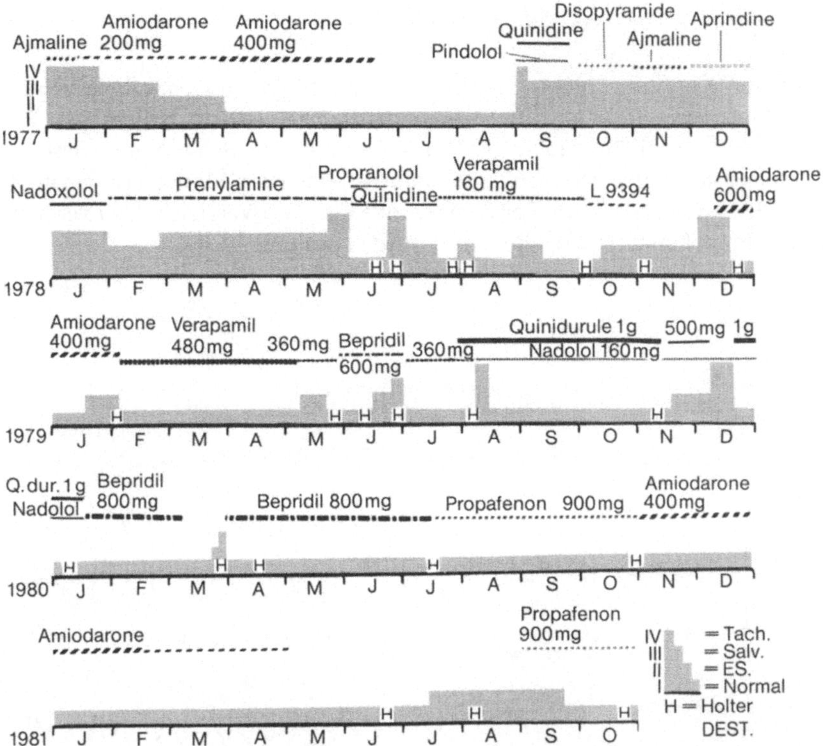

Abb. 3. 5-Jahres-Follow-up bei einer benignen ventrikulären Tachykardie (Fall Nr. 29). Da die
Wahrnehmung des Patienten bezüglich der unterschiedlichen Kategorien (*I* Sinusrhythmus, *II* vereinzelte Extrasystole, *III* Salven, *IV* anhaltende ventrikuläre Tachykardie) glaubhaft waren und
wiederholt durch Langzeitregistrierung verifiziert wurden (*H*), wurden mit diesem sehr kooperati-
ven Patienten eine ganze Anzahl offener therapeutischer Versuche durchgeführt. Zuerst wurde von
Januar bis Juni 1977 Amiodarone eingesetzt, und es blieb nach seinem Aussetzen noch 2½ Monate
wirksam. Im Zeitraum von September 1977 bis Mai 1978 erwiesen sich verschiedene Klasse-I-
Antiarrhythmika bei alleiniger Gabe als unwirksam, Chinidin dagegen (Juni 1978), wenn es zusammen mit Propranolol verabreicht wurde, war wirksam. Nach verschiedenen Versuchen mit Kalzi-
umantagonisten (Verapamil, Bepridil) und mit Amiodarone sowie seinem Äquivalent L 9394 während der Dauer eines Jahres (Juli 1978 bis Juli 1979) wurde die Notwendigkeit einer Kombination
von Chinidin mit β-Blockern (Nadolol) erneut während einer Sechsmonatsperiode belegt. Die
Wirksamkeit von Propafenon wurde 2mal getestet (Juli bis Oktober 1980 und seit September 1981)
und die Gleichwertigkeit dieses Medikaments mit der oben genannten Kombination belegt

nen etwas resistenter gegenüber Chinidin als es einzelne Extrasystolen sind (2,5 anstatt
3,7) und spricht nicht auf β-Blocker (2,2) an, wogegen die Kombination beider Medikamente nützlich ist (3,8 bei 5 Fällen). Natürlich ist Amiodarone in den meisten Fällen
wirksam (4,5), aber mit einem Durchschnittswert von 4,2 ist Propafenon davon nicht
weit entfernt.

Kardiomyopathien und Mitralklappenprolaps

3 Fälle von Kardiomyopathien und 4 Fälle von Mitralklappenprolaps wurden untersucht, die – hauptsächlich bei Belastung oder Streß – schwere, polymorphe Runs unregelmäßiger ventrikulärer Tachykardien aufwiesen. Der Schweregrad dieser Arrhythmien zeigte sich in den geringen Behandlungseffekten von Monotherapien mit Chinidin (2,4), β-Blockern (1,8) und sogar Amiodarone (3,3). Im Vergleich dazu verdient der Effekt von Propafenon hervorgehoben zu werden (4,1).

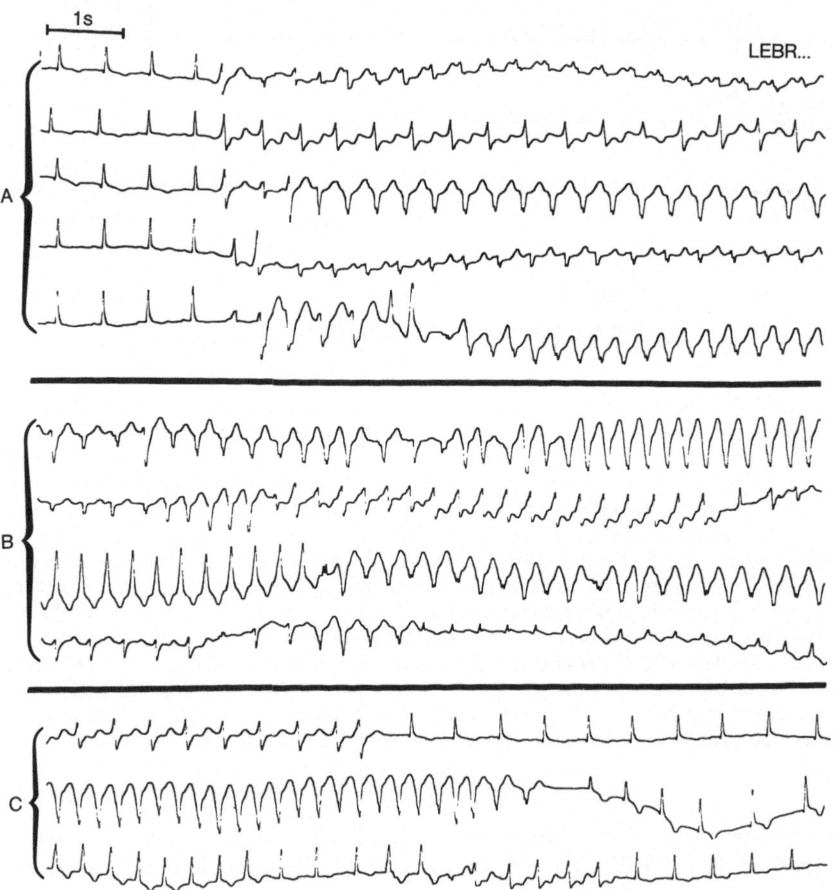

Abb. 4 A–C. Schwere polymorphe idiopathische ventrikuläre Tachykardie bei einem Kind (Fall Nr. 40). Die Aufzeichnungen zeigen die eindrucksvolle Variabilität der ventrikulären Aktivität bei diesem 9jährigen Kind, während einer einzigen Periode des Holter-Monitorings: **A** Start, **B** Änderung, **C** spontane Beendigung. Diese Arrhythmie zeigte sich gegen alle Klasse-I-Antiarrhythmika resistent, gleich, ob sie allein oder in Kombination mit β-Blockern gegeben wurden. Amiodarone, das sich als wirksam erwies, mußte nach 2 Jahren wegen einer bläulichen Hautverfärbung abgesetzt werden (s. auch Abb. 5)

Idiopathische schwere ventrikuläre Tachykardien

4 Fälle von schwerer therapieresistenter ventrikulärer Tachykardie, die in vieler Hinsicht den vorangegangenen ähneln, aber ohne Anhalt für irgendeine Herzerkrankung, wurden mit Propafenon behandelt. 2 der Patienten waren Kinder (Abb. 4 und 5), und wenn auch die Tachykardie mit Amiodarone beherrscht werden konnte, so stellt sich bei diesem Medikament für gewöhnlich das Problem der Langzeittherapie ein. Chinidin war – wie eine ganze Reihe anderer Klasse-I-Antiarrhythmika – bei weitem nicht ausreichend (2,0), und β-Blocker waren noch wirkungsloser. Das Resultat mit Propafenon hebt sich davon deutlich ab (3,3), wenn auch nicht so günstig wie das von Amiodarone.

Ventrikuläre Tachykardien nach Myokardinfarkt

Bei 5 Fällen von wiederholten paroxysmalen ventrikulären Tachykardien in der Zeit nach dem Myokardinfarkt wurde Propafenon verabreicht. In den meisten Fällen wurde es als Dauertherapeutikum verwendet, nachdem Chinidin (2,0) oder Amiodarone (3,0) nicht ausreichend waren oder zwecks besserer Wirksamkeit kombiniert werden mußten.

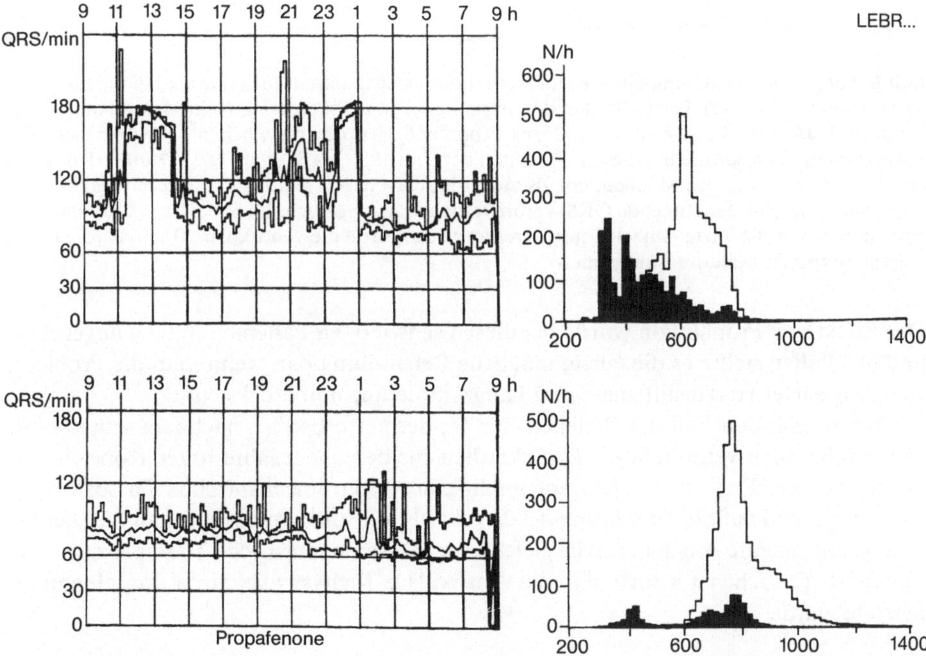

Abb. 5. Wirksamkeit von Propafenon bei einer schweren ventrikulären Tachykardie (Fall Nr. 40, s. Abb. 4). Die oberen Bilder zeigen die Computeranalyse einer 24stündigen Aufzeichnung von Herzfrequenzen (Maximal-, Minimal- und Durchschnittsfrequenz) und in Form eines R-R-Intervallhistogramms, das zwischen vergrößerten (*schwarz*) und verkleinerten (*weiß*) QRS-Breiten unterscheidet. Die unteren Bilder zeigen die Wirkung von Propafenon, die zwar gut, aber unvollständig ist: Die tägliche Dosis wurde bei diesem 9jährigen Kind wegen des Auftretens nächtlicher Bradykardien auf 450 mg begrenzt

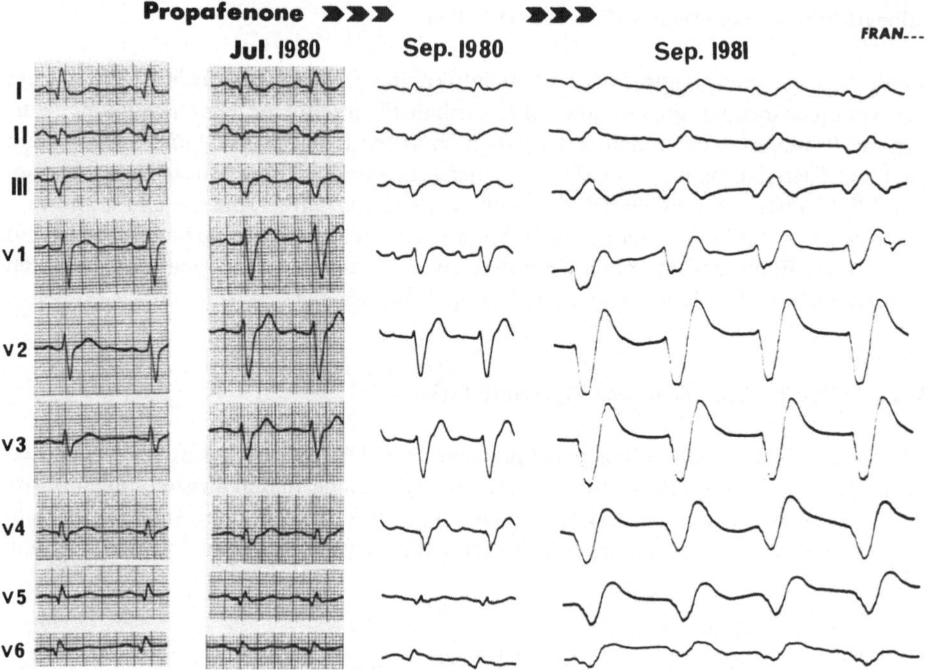

Abb. 6. Langzeitüberwachung einer wiederkehrenden ventrikulären Tachykardie bei einem Koronarkranken (Fall Nr. 45). Die Q-Wellen der ursprünglichen myokardialen Nekrose sind in den Ableitungen *I, II* sowie *V3–V6* zu sehen. Dank Propafenon wurden die wöchentlichen Attacken der ventrikulären Tachykardie bei diesem Patienten von Juli 1980 bis September 1981 unter Kontrolle gehalten, aber sowohl das Medikament als auch die schwere Koronarinsuffizienz mit Herzinsuffizienz waren für eine zunehmende QRS-Verbreiterung verantwortlich. Im September 1981 starb der Patient, und wie die letzte Aufzeichnung (*rechts*) zeigt, wurde die ventrikuläre Tachykardie bis zu diesem Zeitpunkt weiterhin supprimiert

Der Effekt von Propafenon wurde bei diesen schwierigen Patienten mit 3,4 angegeben, und in 3 Fällen stellte es die einzig mögliche Behandlung dar, wenn man die Probleme von kongestiver Herzinsuffizienz und Langzeittoleranz mitberücksichtigt.

Abb. 6 zeigt den Fall des Patienten Nr. 45, der gestorben ist, nachdem seine häufig wiederkehrenden ventrikulären Tachykardien für beinahe 2 Jahre unter Kontrolle gehalten wurden. Das letzte EKG entspricht einer elektromechanischen Dissoziierung, was weitgehend auf die Zerstörung des Myokards, die andauernde spontan und bei Belastung auftretende Angina und die gleichzeitige Ca-antagonistische Therapie zurückzuführen ist. Tatsache ist jedoch, daß die ventrikuläre Tachykardie durch Propafenon beherrscht wurde.

Torsades de Pointes

Schließlich hatten wir bei einer 72jährigen Frau (Nr. 47) einen Fall von Torsades de Pointes in Zusammenhang mit Störungen des Ionenhaushalts, Chinidintherapie und chronischem AV-Block. Als die Torsades de Pointes nach der Schrittmacherimplanta-

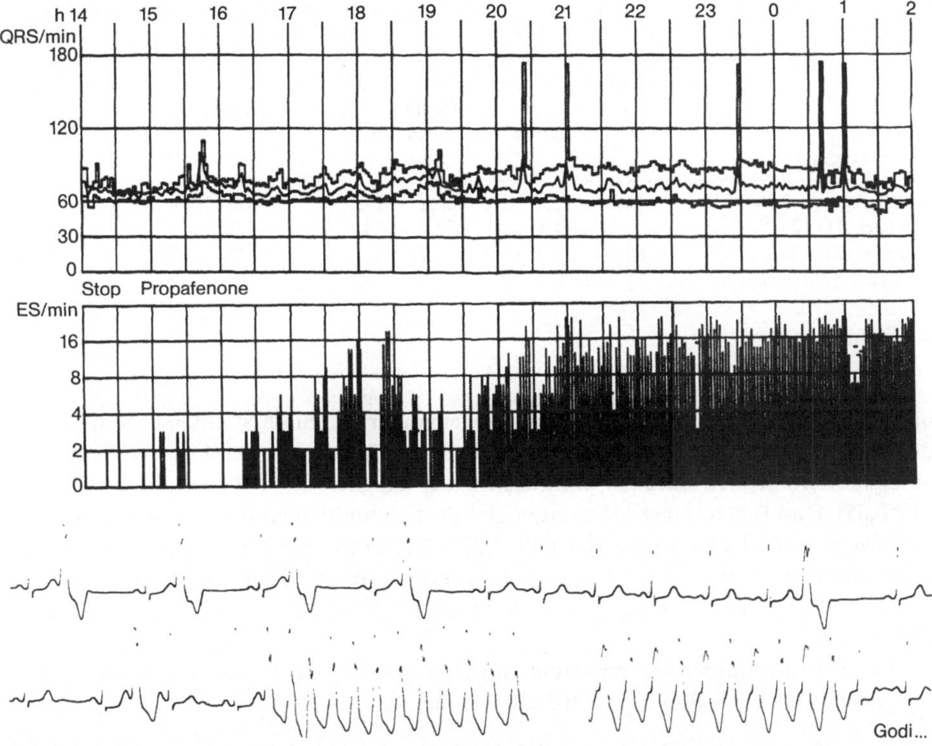

Abb. 7. Wirkungsdauer von Propafenon (Fall Nr. 32). Die letzte Aufnahme von 300 mg Propafenon fand bei dieser relativ resistenten Form der ventrikulären Tachykardie um 13 Uhr statt. Während der folgenden Stunden steigt die Anzahl der ventrikulären Extrasystolen zunehmend an, aber bis 20.30 Uhr *(obere Kurve)* treten sie vereinzelt auf. Zu dieser Zeit kann auf der Kurve der maximalen Herzfrequenz der erste Run *(untere Kurve)* einer ventrikulären Tachykardie entdeckt werden. Dies wurde nach einer 24stündigen Behandlungsdauer beobachtet. Nach einer längeren Behandlungsdauer über mehrere Wochen läßt die Wirksamkeit nicht mehr so rasch nach: erst 8 h nach der letzten Aufnahme kann man die ersten, vereinzelten Extrasystolen beobachten

tion andauerten, konnten sie mit Propafenon in den Griff bekommen werden. In einem anderen Fall (Nr. 34), wo Behandlung mit Chinidin tatsächlich wirksam war, aber durch Torsades de Pointes kompliziert wurde, konnte Propafenon verabreicht werden, ohne daß dieser toxische Effekt beobachtet wurde (Abb. 7).

Sinusfrequenz, PR-Intervall und QRS-Breite

Nur bei 10 Patienten (Nr. 2, 8, 19, 22, 23, 25, 26, 32, 33, 45) konnte die Sinusfrequenz über 24 Stunden mit und ohne Behandlung mit Propafenon untersucht werden. Bei den unbehandelten Patienten waren die Arrhythmien so häufig und schwer, daß eine exakte, statistische Auswertung der Sinusfrequenz im Holter-Monitoring nicht möglich war. Bei diesen Patienten (Tabelle 3) mit einem Durchschnittsalter von 54 Jahren lag der Grundwert der Herzfrequenz bei 74,7 Schlägen pro Minute, und Propafenon verlangsamte ihn

Tabelle 3. Veränderung der Sinusfrequenz unter Propafenon (10 Patienten, Durchschnittsalter: 54 Jahre)

	Grundwert (Schläge/min + Standardabweichung)	Propafenon (Schläge/min + Grundabweichung)	Senkung der Frequenz (%)	P-Wert
Sinusfrequenz/24 h	74,7 +12,2	66,2 +11,5	–13%	<0,01
Tagwert (11–19 Uhr)	81,3 +14,5	72,4 +13	–12%	<0,02
Nachtwert (1–5 Uhr)	63,7 + 8,5	57,9 +11,8	–10%	<0,05
Tag- zu Nachtverhältnis	1,27+ 0,1	1,27+ 0,2	0	NS

NS, nicht signifikant

um 13% (p < 0,1). Der Tageswert, der in 8 aufeinanderfolgenden Stunden bestimmt wurde, verlangsamte sich von 81,3 auf 72,4 (p < 0,02), während der nächtliche Wert, der in 4 aufeinanderfolgenden Stunden ermittelt wurde, lediglich um 10% verlangsamt wurde (p < 0,05). Das Tag-zu-Nacht-Verhältnis der durchschnittlichen Herzfrequenz, das eine wichtige biologische Konstante darstellt (1,27 ± 0,1) wurde durch Propafenon überhaupt nicht verändert, und das bestätigt, daß der β-inhibitorische Effekt des Mittels mit dem von Amiodarone vergleichbar ist, aber völlig anders als der von β-Blockern (Leclercq et al. 1980).

Das PR-Intervall wurde (im Mittel von 180 ms auf 194 ms) nahezu konstant verlängert, ebenso die QRS-Breite (von 103 auf 117 ms).

Zeitpunkt und Dauer der Wirkung

Propafenon ist oral sehr schnell wirksam und innerhalb 1 h nach Einnahme zeigt es seine erste Wirkung. Andererseits wird es schnell ausgeschieden, und viele Patienten mit Dauerarrhythmien beschreiben sehr präzise das Wiederauftreten ihrer Symptome 6–8 h nach der letzten Einahme. Das ist in Abb. 8 gut belegt, wo die einzelnen Extrasystolen vor den Salven wiedererscheinen. Das kann ein Hinweis auf einen Unterschied in den zwei Aspekten der Aktivität von Propafenon geben (membranstabilisierender und β-adrenerger inhibitorischer Effekt). Darüber hinaus hält die Wirkung des Pharmakons um so länger an, je sensibler die Arrhythmie darauf anspricht, was darauf hinweist, daß die Wirkdauer eine Frage der Schwellenwertaktivität ist. Schließlich dauert nach mehrwöchiger Behandlung die Wirksamkeit beim gleichen Patienten länger an als nach einer nur wenige Tage währenden Therapie: Beim Patienten der Abb. 8 tauchten die Arrhythmien nach längerer Behandlung erst nach 9 anstatt nach 5 h auf.

Unerwünschte Nebenwirkungen

Manchmal wurden Unverträglichkeiten bei der Einnahme beobachtet: 8 Patienten verspürten einen bitteren Geschmack im Mund, wobei bei 4 Übelkeit und bei 2 Erbrechen auftrat. In 8 Fällen wurde ein Schwindelgefühl und in 6 Fällen Müdigkeit registriert. Diese Probleme verschwanden beim Reduzieren der verwendeten Dosis, und nur bei

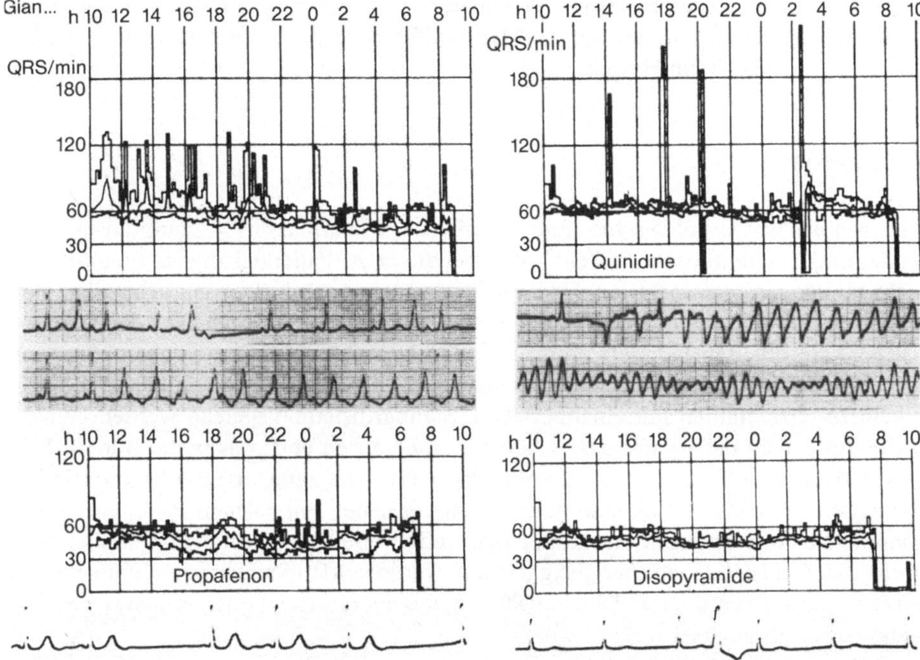

Abb. 8. Kardiale Toleranz gegenüber Chinidin, Propafenon und Disopyramid (Fall Nr. 34). Das linke obere Bild zeigt die Aufzeichnung von ventrikulären Tachykardien bei einem 57jährigen Patienten mit kongestiver Kardiomyopathie. Die Chinidinbehandlung (*rechts oben*) ist zwar wirksam bei der Unterdrückung der Arrhythmie, aber sie ruft vier Anfälle von Torsades de Pointes in der 24stündigen Periode hervor, von denen zwei zu einem Kammerflimmern führten, was den Einsatz eines Defibrillators erforderlich machte. Propafenon zeigt auf der ventrikulären Ebene nicht diese Toxizität, aber es induziert einen sinu-atrialen Block (*links unten*). Unter Disopyramid (*rechts unten*) hatte der Patient zwar weiterhin vereinzelte Extrasystolen, aber keine unerwünschten kardialen Nebenwirkungen

6 Patienten wurde die Behandlung abgebrochen, wobei präzisiert werden muß, daß bei 4 Patienten tatsächlich der Grund auch darin lag, daß Propafenon keine Wirkung auf die Arrhythmie hatte (Nr. 10, 11, 12 und 16). Bei 2 Patienten konnte es, obwohl wirksam, durch ein anderes Medikament ersetzt werden (22, 23). Die anderen Patienten ertrugen im Hinblick auf die Arrhythmiefreiheit diese Nebenwirkungen.

In 12 Fällen wurden kardiale Nebenwirkungen beobachtet. Bei den Patienten Nr. 11 und 44 trat ein Linksschenkelblock auf; beim letzteren wurde die Behandlung ohne das Auftreten weiterer Leitungsstörungen fortgesetzt. In 8 Fällen (Abb. 7) wurde eine ausgeprägte Sinusbradykardie oder ein eindeutiger sinuatrialer Block verzeichnet, und merkwürdigerweise betraf es immer Frauen. In 3 Fällen (Nr. 7, 34, 43) wurde aus diesem Grunde die Behandlung abgebrochen. In 4 Fällen (Nr. 21, 34, 37, 41) wurde die Bradykardie gut vertragen, und die Therapie mit Propafenon wurde ohne weitere Komplikation beibehalten. In einem Fall (Nr. 40) wurde sie unter dem Schutz eines implantierten Schrittmachers weitergeführt. Bei 2 Fällen (Nr. 23 und 29) von ventrikulären Arrhythmien wurde unter Behandlung ein typisches vagales Vorhofflimmern registriert, was wahrscheinlich auf Propafenon zurückzuführen ist, da es bei diesen Patienten mit einem langen Follow-up weder vorher noch nachher beobachtet wurde. Schließlich haben wir keinerlei suppressive Wirkung auf die Myokardfunktion beobachtet, auch nicht bei Patienten mit vergrößertem Herzen.

Diskussion

Die zwei elektrophysiologischen Eigenschaften des Pharmakons – membranstabilisierender und β-inhibitorischer Effekt – sind bei diesen 47 Patienten, die ein breites, wenn nicht gar das gesamte Spektrum der Rhythmusstörungen abdecken, gut belegt. Die Entscheidung, schon in sehr frühem Stadium der Studie den klassischen Weg der randomisierten, kontrollierten Doppelblindstudie zu verlassen, ermöglichte es uns, auf umfassende Weise Patienten mit schweren, schlecht ertragenen, supraventrikulären und ventrikulären Arrhythmien mit einzubeziehen. Standardisierte Versuche werden beinahe definitionsgemäß bei asymptomatischen Patienten ausgeführt; das betraf nur ein Dutzend Fälle der vorliegenden Serie, wobei die meisten benigne atriale oder ventrikuläre Extrasystolen hatten. Sicher sind ganz objektiv gesehen mit solchen Patienten präzise quantitative Auswertungen mit kompletten und zweifelsfreien Analysen möglich. Das Problem dabei ist, daß sie eher geeignet sind, wertlose Medikamente zu eliminieren als hervorragende zu entdecken. Diese allgemeinen Bemerkungen beziehen sich sowohl auf Amiodarone als auch auf Propafenon.

Betrachtet man die Gesamtergebnisse, so zeigt sich, daß der antiarrhythmische Klasse-I-Effekt von Propafenon sehr ausgeprägt ist und den von konventionellen Medikamenten, besonders Chinidin, weit übertrifft: Die durchschnittliche Wirksamkeit von Propafenon beträgt 2,8 bei supraventrikulären und 4,0 bei ventrikulären Arrhythmien, verglichen mit 1,9 und 2,7 für Chinidin. Natürlich muß man berücksichtigen, daß die Patienten gerade wegen ihrer relativen oder absoluten Resistenz Chinidin gegenüber ausgesucht wurden und daß diese Werte keinesfalls ein Ausdruck der Spezifität von Propafenon sind.

Propafenon bei supraventrikulären Arrhythmien

Wenn wir die Patienten mit den supraventrikulären Tachyarrhythmien betrachten, so ist die spezielle Indikation von Propafenon sehr gut in den zwei Gruppen von 7 Patienten belegt, deren Arrhythmie eng mit dem Gleichgewicht von Vagus und Sympathikus zusammenhängen. Propafenon ist nicht indiziert bei vagusinduziertem Vorhofflattern oder -flimmern, und das wird durch die 2 Fälle bestätigt, bei denen diese Arrhythmie als Komplikation bei der Behandlung auftrat. Das steht in Übereinstimmung mit dem β-adrenergen inhibitorischen Effekt, der auch durch die Modifikation der Sinusfrequenz belegt wird. Amiodarone hat den gleichen Effekt. Darüber hinaus ist es bei dieser Form der Arrhythmie wirksam, da seine hauptsächliche elektrophysiologische Eigenschaft, das Aktionspotential zu verlängern, die sonst deletäre Bradykardie z. T. kompensiert. Das trifft für Propafenon nicht zu. Andererseits ist jedesmal, wenn ein gesteigerter sympathischer Tonus am Zustandekommen der Arrhythmie beteiligt ist (wie es in der letzten Gruppe der 7 Patienten zutrifft), Propafenon genauso wirksam wie Amiodarone, und seine bessere Verträglichkeit gegenüber einer Langzeittherapie macht es sehr nützlich.

Propafenon bei ventrikulären Arrhythmien

Auf Ventrikelebene sind die beiden Effekte von Propafenon jedesmal sehr nützlich bei Anwesenheit eines adrenergen Faktors. Das trifft nicht für idiopathische ventrikuläre Extrasystolen zu, wenn sie vereinzelt auftreten, aber für Doublets, Salven und Runs von ventrikulären Tachykardien, die meistens tagsüber oder nach Belastung nachweisbar sind. Insgesamt trifft das für jede komplexe ventrikuläre Arrhythmie zu, die in Zusammenhang mit einer myokardialen Erkrankung auftritt oder jedesmal wenn die ventrikuläre Arrhythmie – ganz besonders beim Auftreten während Belastung – durch Extrasystolen des linken Ventrikels sowie irreguläre und polymorphe Tachykardien gekennzeichnet ist (Coumel et al. 1982). Aus diesem Grund ist es in einer Weise nicht fair, Propafenon mit Chinidin zu vergleichen, außer bei idiopathischen, vereinzelt auftretenden ventrikulären Extrasystolen.

Tatsächlich ist es sinnvoller, Propafenon mit Amiodarone oder mit einer Kombination von entweder Chinidin/β-Blocker oder Chinidin/Amiodarone zu vergleichen. Dies wurde bei zwei Gruppen unserer Patienten durchgeführt und ist in Abb. 9 dargestellt. Die erste Gruppe besteht aus 10 Patienten (Nr. 28–32, 35, 37–40), die Propafenon, Chinidin, β-Blocker und Amiodarone als Monotherapie erhielten sowie Chinidin und β-Blocker als Kombinationstherapie. Die zweite Gruppe bestand aus 9 Patienten (Nr. 32, 36, 37, 13, 41, 43–46), die eine Monotherapie sowie Chinidin und Amiodarone als Kombinationstherapie erhielten. Aus der Abbildung geht klar hervor, daß die beiden Gruppen hinsichtlich Schweregrad und Resistenz der ventrikulären Arrhythmien nicht übereinstimmen. Das ist nicht verwunderlich, da die Auswahl der Kombinationstherapie nicht zufällig erfolgte oder um ein vorher entworfenes Protokoll zu befolgen, sondern schlicht mit dem praktischen Ziel, die Arrhythmie unter Kontrolle zu bekommen. Die Patienten der zweiten Gruppe sind schwerer erkrankt: Der Unterschied ist nicht signifikant, wenn man die beiden Gruppen isoliert mit Propafenon, Chinidin oder β-Blocker als Monotherapie betrachtet. Die Unterschiede werden aber signifikant, wenn

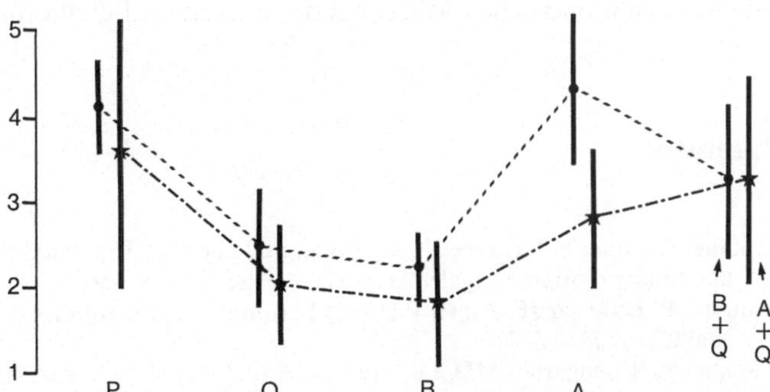

Abb. 9. Wirkung von Mono- und Kombinationstherapie bei ventrikulären Tachykardien. In zwei Gruppen von 10 bzw. 9 Patienten wurden zunächst Propafenon (*P*), Chinidin (*Q*), Betablocker (*B*) sowie Amiodarone (*A*) alleine gegeben. Anschließend wurde je nach Resistenz gegen die Monotherapie die Kombination Q + B oder A + Q verabreicht. Die Mittelwerte der Einzeldosen wurden hinsichtlich ihrer Wirksamkeit in Stufen von 1 (= kein Effekt) bis 5 (= vollständig supprimiert) eingeteilt. Es ist deutlich zu sehen, daß die Ergebnisse von Propafenon über die der anderen Behandlungen bei Patienten, die gerade wegen der Therapieresistenz ihrer Tachykardie ausgesucht wurden, hervorragen (s. auch Text)

man sie gemeinsam betrachtet und ganz besonders, wenn Amiodarone in die Überlegungen mit einbezogen wird.

Hauptsächlich sollte mit dem Vergleich folgendes gezeigt werden:
1. In der ersten Gruppe ist die Chinidin-β-Blocker-Therapie zwar weniger wirksam als Propafenon, aber statistisch zeigt sich kein Unterschied mehr.
2. Das gleiche gilt für die zweite Gruppe mit den schweren Arrhythmien, wenn man sie mit der Kombination Amiodarone und Chinidin behandelt.
3. Schließlich sind Propafenon und Amiodarone nicht inkompatibel und können daher zur Kombinationstherapie verwendet werden. Dies wurde mit Erfolg bei vier unserer allerschwersten Fälle praktiziert (Nr. 36, 37, 41, 43), und diese Patienten stehen nun unter Langzeitüberwachung.

Schlußfolgerung

Propafenon ist ein wichtiger Beitrag zum therapeutischen Spektrum bei schweren resistenten Tachykardien. Obwohl sie sich grundlegend unterscheiden, halten wir dieses Medikament für genauso wichtig wie Amiodarone. Im Gegensatz zu Amiodarone wird Propafenon sehr schnell metabolisiert, möglicherweise zu schnell, und das ist unbequem. Aber die besonders langsame Metabolisierung von Amiodarone kann natürlich auch unangenehm sein. Andererseits deckt Propafenon einen Teil der Indikation von Amiodarone ab, wobei die spezielle Kategorie der vagalen atrialen Arrhythmien ausgenommen ist. Das erlaubt in einigen Fällen, auf Amiodarone und damit auf seine unerwünschten Nebenwirkungen zu verzichten. Propafenon hat aber nicht wie Amiodarone den kardioprotektiven Effekt beim Koronarkranken. Kurz gesagt stellen diese Medikamente für den Kliniker eine Ergänzung in vielen schwierigen Situationen dar, und die relativ geringe Kardiotoxizität macht beide zusammen mit ihrer großen Wirksamkeit zu einem sehr nützlichen Mittel bei der modernen Behandlung von Tachyarrhythmien.

Literatur

Coumel P, Attuel P, Lavallee JP, Flammang D, Leclercq JF, Slama R (1978) Syndrome d'arythmie auriculaire d'origine vagale. Arch Mal Coeur 71: 645–656
Coumel P, Leclercq JF, Attuel P (1981) Les limites des méthodes d'évaluation quantitative. Arch Mal Coeur 74: 37–46
Coumel P, Rosengarten MD, Leclercq JF, Attuel P (1982) Role of the sympathetic nervous system in non-ischaemic ventricular arrhythmias. Br Heart J 137–147
Coumel P, Attuel P, Leclercq JF, Friocourt P (1982) Arythmies auriculaires d'origine vagale ou catecholergique. Effets comparés du traitement beta-bloquant et phénomène d'échappement. Arch Mal Coeur 75: 373–387
Leclercq JF, Rosengarten MD, Attuel P, Kural S, Milosevic D, Coumel P (1980) Les effets des antiarrythmiques sur le rythme sinusal. Appréciation gràce aux enregistrements électrocardiographiques de longue durée quantifiés par le systeme Atrec. Arch Mal Coeur 73: 903–912
WHO/ISFC Task Force (1978) Definition of terms related to cardiac rhythm. Eur T Cardiol 8: 127–144

Die mögliche Bedeutung von Spätpotentialen für die Identifizierung von Patienten, die einer antiarrhythmischen Therapie bedürfen*

G. Breithardt, M. Borggrefe, U. Karbenn, K. Haerten, J. Ostermeyer und L. Seipel

Der plötzliche Herztod gehört zu den Hauptursachen der Mortalität bei Patienten mit Koronarerkrankung [1]. Es konnte gezeigt werden, daß komplexe ventrikuläre Arrhythmien bei diesen Patienten ein Vorbote des plötzlichen Herztodes sind, besonders bei denjenigen, wo eine linksventrikuläre Funktionsstörung zugrundeliegt [2–9]. Die große Spontanvariabilität von ventrikulären Extrasystolen und vor allem von komplexen Formen wie Paaren, Salven und kurzen ventrikulären Tachykardien [10–13] verlangt ausgedehnte Langzeit-EKG-Registrierungen. Kürzlich jedoch wurde die Zuverlässigkeit des Langzeit-EKGs bei der korrekten Identifizierung dieser Risikopatienten in Frage gestellt [14]. Daher wären natürlich andere Parameter nützlich, die als Hinweis auf eine verstärkte ventrikuläre Vulnerabilität fungieren könnten. Als ideal wäre so ein Parameter anzusehen, wenn er leicht durch nichtinvasive Methoden aufgedeckt werden könnte, wenn er keine Spontanvariabilität aufweisen würde und wenn er so eng wie möglich mit dem zugrundeliegenden Mechanismus der ventrikulären Tachyarrhythmie verknüpft wäre.

Kürzlich sind ventrikuläre Spätpotentiale, die wahrscheinlich von regionalen langsamen ventrikulären Erregungen herrühren [15–21], als neue Möglichkeit von nichtinvasiven Parametern diskutiert worden [22–32]. Es ist noch nicht bestätigt, ob diese Spätpotentiale, die von der Körperoberfläche aus registriert werden, bei Koronarpatienten einen besseren Hinweis auf ein erhöhtes Risiko ventrikulärer Tachykardien oder von Kammerflimmern darstellen als das Langzeit-EKG. Daher ist es das Ziel dieser Arbeit, einen Überblick über die bisherige Erfahrung mit der Signalmittelungstechnik [25, 26, 33–42] für die nichtinvasive Erfassung von ventrikulären Spätpotentialen zu geben und ihre mögliche Bedeutung für die Identifizierung jener Patienten zu diskutieren, die einer antiarrhythmischen Therapie bedürfen.

Methodik

Folgende Patientengruppen (insgesamt 402 Patienten) wurden untersucht:
Gruppe I (n = 27):   anscheinend gesunde Kontrollpersonen
Gruppe II (n = 69):   Patienten, bei denen bereits ventrikuläre Tachykardien oder Kammerflimmern dokumentiert wurden, und die daher als Beispiel einer retrospektiven Betrachtung gelten.
Gruppe III (n = 160): Patienten, die prospektiv nach Myokardinfarkt oder
Gruppe IV (n = 146): mit manifester Koronarerkrankung untersucht wurden.

* Mit Unterstützung der A. Wülfing-Stiftung und des Sonderforschungsbereiches 30 (Kardiologie) der Deutschen Forschungsgemeinschaft/Bonn

Die Registrierung der Spätpotentiale an der Körperoberfläche mit Hochleistungsverstärker und digitaler Signal-averaging-Technik wurde wie kürzlich beschrieben [25, 26] durchgeführt. Die Digitalisierungsfrequenz betrug 10 000/s, und es wurden einpolige Analogfilter benutzt (6 db/Oktave). Die Schwankung des QRS-Triggerzeitpunktes betrug 1,5 ms. In allen Fällen wurde die Reproduzierbarkeit der Aufzeichnung geprüft, indem der Averaging-Prozeß mit derselben Plazierung der Elektrode wiederholt wurde. Dauer und Amplitude der Spätpotentiale wurden definiert wie kürzlich beschrieben [35].

Bei 179 Patienten (69 Patienten der Gruppe II sowie 110 Patienten der Gruppe IV) wurden elektrophysiologische Untersuchungen wie kürzlich beschrieben [43] durchgeführt. Alle Patienten waren nüchtern und nicht sediert. Alle Antiarrhythmika, falls überhaupt welche vorher gegeben worden waren, wurden für mindestens die 4- bis 5fache Halbwertszeit nicht mehr gegeben. Digitalis wurde 5 Tage vor der Untersuchung abgesetzt. Das Stimulationsprotokoll beinhaltete einzelne und doppelte vorzeitige ventrikuläre Stimuli während des Sinusrhythmus sowie eines ventrikulären Schrittmacherrhythmus mit Frequenzen von 120, 140, 160 und 180 Schlägen pro Minute. Nach jedem achten Schlag erfolgte eine vorzeitige Einzelreizung, die, in der späten diastolischen Phase beginnend, fortschreitend früher einsetzte, bis die ventrikuläre Refraktärphase erreicht war. Dann wurde das Kopplungsintervall des vorzeitigen Impulses (S 2) so lange wieder verlängert, bis der Ventrikel wieder effektiv stimuliert wurde. Dann wurde ein zweiter vorzeitiger Impuls (S 3), beginnend mit einem Kopplungsintervall, das 150 ms länger als S 1-S 2 war, eingeführt und in 10-ms-Schritten verkürzt. Sobald nach einer einzelnen oder doppelten vorzeitigen Stimulation eine oder mehrere nichtstimulierte vorzeitige ventrikuläre Aktionen zu sehen waren, wurde von einer „repetitiven Kammerantwort" gesprochen. Wenn eine Tachykardie mehr als 30 s dauerte oder aus Gründen hämodynamischer Beeinträchtigung vor dieser Zeit unterbrochen werden mußte, so wurde sie als anhaltende Tachykardie bezeichnet. Bei den Patienten, bei denen bisher keine ventrikulären Tachykardien verzeichnet worden waren (Gruppe IV), wurde die programmierte ventrikuläre Stimulation unterbrochen, sobald mehr als vier aufeinanderfolgende ventrikuläre Echoschläge bzw. eine ventrikuläre Tachykardie (definiert als zehn und mehr aufeinanderfolgende Echoschläge) ausgelöst wurden.

Ergebnisse

Auftreten von Spätpotentialen in verschiedenen Patientengruppen (Tabelle 1)

Bei 27 „Normalpersonen" (12 Medizinstudenten oder Ärzte der Klinik sowie 15 Patienten, die während der Herzkatheterisierung keinerlei Anzeichen von Koronarerkrankung oder einer Linksinsuffizienz aufwiesen) wurden keine Spätpotentiale gefunden. In allen Fällen war in der hochauflösenden Aufzeichnung ein glatter Übergang des QRS-Komplexes zum ST-Segment zu sehen (Abb. 1).

In der Gruppe II wurden 69 Patienten mit kürzlich dokumentierten ventrikulären Tachykardien und/oder Kammerflimmern untersucht, bei denen diese Arrhythmien durch programmierte ventrikuläre Stimulation reproduzierbar ausgelöst werden konnten. Ein Patient wies normale Koronararterien und eine Normalfunktion des linken

Tabelle 1. Auftreten von Spätpotentialen in verschiedenen Patientengruppen

Gruppe	[n]	Spätpotentiale [%]	Mittlere Dauer [ms]
Kontrollwerte	27	–	–
Patienten mit ventrikulären Tachykardien/Kammerflimmern	69	74%	$51 \pm 31{,}4$
Patienten nach einem kürzlich durchgemachten Myokardinfarkt	160	51%	$27 \pm 15{,}5$
Patienten ohne ventrikuläre Tachykardien/Kammerflimmern	146	34%	$31 \pm 15{,}3$
Gesamt	402		

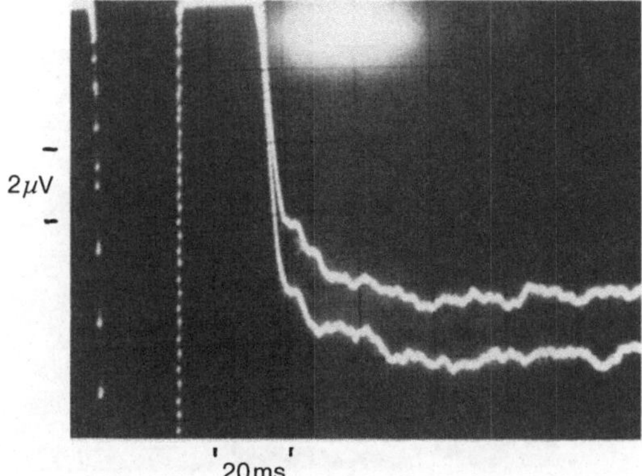

Abb. 1. Hochleistungsverstärkte und gefilterte (100–300 Hz, 6 db/Oktave) Aufzeichnung des letzten Teiles des QRS-Komplexes und des Beginns des ST-Segmentes bei einem Normalpatienten mit der Averaging-Technik. Es liegt ein glatter Übergang vom QRS-Komplex zum ST-Segment vor. Um die Reproduzierbarkeit zu demonstrieren, wurden zwei aufeinanderfolgende Aufzeichnungen durchgeführt

Ventrikels auf, 9 hatten eine dilatative Kardiomyopathie, bei 4 Patienten lagen sowohl Koronarkrankheit als auch Herzklappenfehler vor und bei 51 Patienten schließlich war eine Koronarerkrankung dokumentiert. Die restlichen Patienten waren angiographisch nicht untersucht worden.

Insgesamt traten Spätpotentiale bei 74% der Patienten mit ventrikulären Tachykardien/Kammerflimmern auf (51 von 69 Patienten). In Abb. 2 und 3 sind typische Beispiele gezeigt. Die durchschnittliche Dauer dieser Spätpotentiale reichte von 16–180 ms (Mittelwert $51 \pm 31{,}4$ ms). Die mittlere Amplitude betrug $9{,}0 \pm 9{,}6$ µV. Die Art und das Ausmaß der Beteiligung der Koronararterien hatte keinen Einfluß auf das Vorhandensein von Spätpotentialen. Es zeigte sich jedoch, daß Spätpotentiale mit Kontraktionsanomalien des linken Ventrikels in Zusammenhang gebracht werden konnten. 3 von 5 Patienten mit einem normalen Ventrikulogramm wiesen Spätpotentiale auf, 9 von 15 Patienten (60%) mit einer diffusen Hypokinesie und 35 von 41 Patienten (85%) mit Akinesie oder mit Aneurysmen zeigten ebenfalls Spätpotentiale. Keiner der beiden Patienten mit Dysplasie des rechten Ventrikels wies Spätpotentiale auf. Die restlichen Patienten waren angiographisch nicht untersucht worden. Bei Patienten mit ventrikulären Tachykardien (n = 57) traten in 77% der Fälle Spätpotentiale auf, verglichen mit 58,3% bei denjenigen, die einen einzigen Anfall von Kammerflimmern gehabt hatten (n = 12). Die durchschnittliche Dauer von Spätpotentialen bei Patienten mit einmaligem

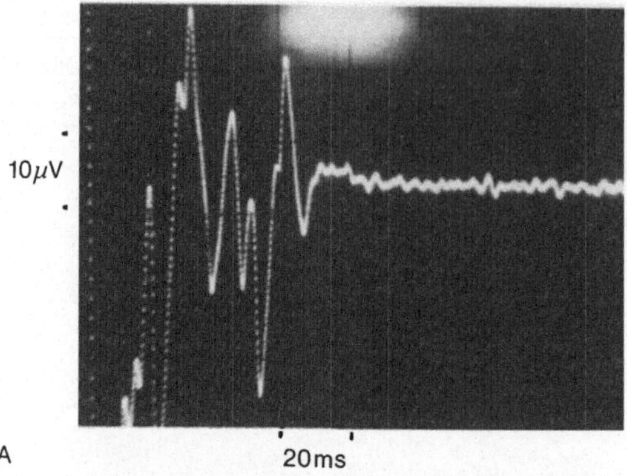

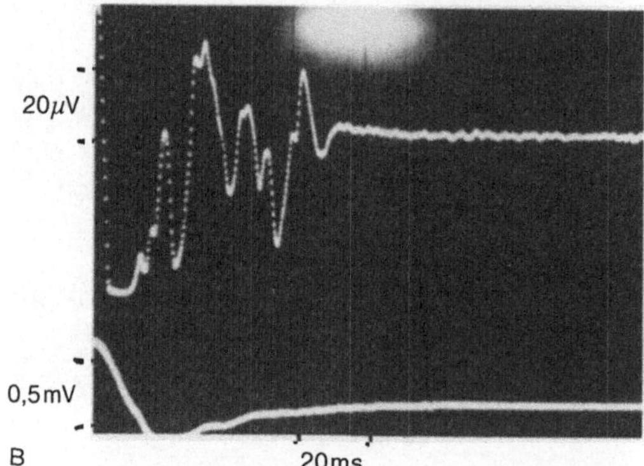

Abb. 2 A u. B. Averaging bei einem Patienten mit ventrikulärer Tachykardie. Ein mehrphasiges vom Ende des QRS-Komplexes bis zum ST-Segment reichendes Potential wird aufgezeichnet. Die oberen zwei Bilder zeigen hochverstärkte Auflösungen; im unteren Teil ist das Ende des QRS-Komplexes und das ST-Segment mit einer geringen Verstärkung aufgezeigt

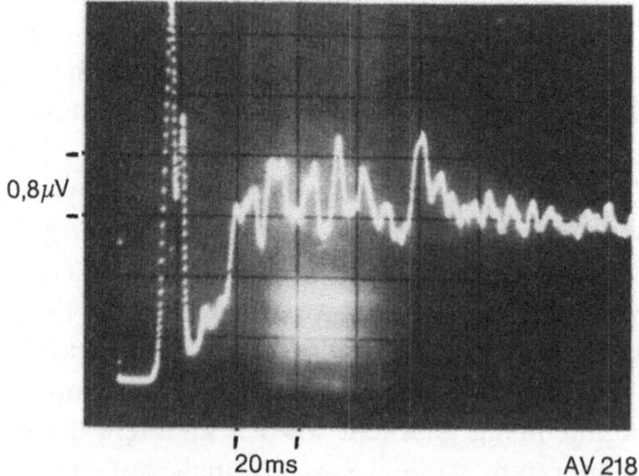

Abb. 3. Averaging bei einem Patienten mit ventrikulärer Tachykardie; es liegt ein Signal mit einer sehr geringen Amplitude von etwa 70 ms Dauer vor

Kammerflimmern betrug 16,5 ms (n = 12). Im Vergleich dazu lag sie bei Patienten mit wiederholten ventrikulären Tachykardien (p < 0,05; n = 37) bei 40 ms und bei Patienten mit einem Ereignis einer vorangegangenen ventrikulären Tachykardie bei 47,5 ms (p < 0,05; n = 20).

Das Vorkommen und die prognostische Bedeutung von ventrikulären Spätpotentialen wurde prospektiv bei 160 Patienten (Durchschnittsalter $56 \pm 8,3$ Jahre) mit einem

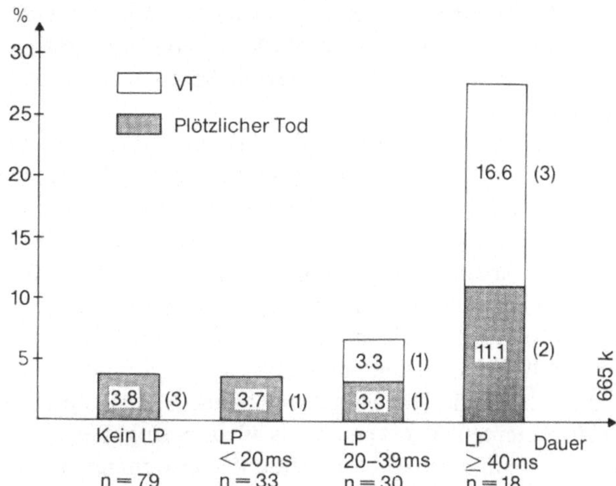

Abb. 4. Prognostische Signifikanz von Spätpotentialen bei 160 Patienten, die nach einem kürzlich durchgemachten Myokardinfarkt untersucht wurden. Die Häufigkeit von ventrikulären Tachykardien (*VT*) und plötzlichem Tod (< 1 h) ist in Abhängigkeit von der An- oder Abwesenheit von Spätpotentialen und ihrer jeweiligen Dauer aufgetreten

kürzlichen Myokardinfarkt ermittelt (Medianwert der Untersuchung: 25,5 Tage). Bei 81 von 160 Patienten (50,6%) wurden Spätpotentiale aufgezeichnet. Bei 33 Patienten (20,6%) dauerten sie weniger als 20 ms, und bei 48 Patienten (30%) betrug ihre Dauer mehr als 20 ms. Der Mittelwert lag bei $27 \pm 15,5$ ms. Es gab keinen signifikanten Zusammenhang mit der Frequenz und dem Typ der spontanen ventrikulären Arrhythmien während der 24stündigen Holter-Monitoringperiode.

Während einer Nachbeobachtungszeit von $7,5 \pm 3,2$ Monaten (Mittelwert $\pm$ Standardabweichung, Maximum 15,8 Monate) blieb der Verlauf nach der Entlassung bei 136 Patienten (85%) ereignislos. 7 Patienten (4,4%) starben nach $3,7 \pm 3,4$ Monaten (Bereich: 0,7–8,3 Monate) an einem plötzlichen Herztod. In vier Fällen wurden $2,9 \pm 1,3$ Monate nach dem Myokardinfarkt anhaltende ventrikuläre Tachykardien registriert, wobei alle vier Spätpotentiale aufwiesen (Abb. 4). Insgesamt traten bei 4 von 48 Patienten (8,3%) mit Spätpotentialen von 20 ms und mehr ventrikuläre Tachykardien auf. Dieser Wert stieg auf 16,6% (3 von 18 Patienten), wenn man lediglich Patienten mit Spätpotentialen von mehr als 40 ms Dauer berücksichtigte. 3 von 79 Patienten ohne Spätpotentiale starben einen plötzlichen Herztod. Bei Patienten mit Spätpotentialen unter 40 ms Dauer starben 2 von 63 Patienten einen plötzlichen Herztod (3,2%). Dieser Wert stieg aber auf 11,1% (2 von 18 Patienten) bei Spätpotentialen von mehr als 40 ms Dauer. Bei Patienten mit Spätpotentialen und Vorderwandinfarkt traten bei 21,7% ventrikuläre Tachykardien oder plötzlicher Herztod auf, verglichen mit 5,5% bei Patienten mit Spätpotentialen und Hinterwandinfarkt ($p < 0,05$). Nur 1 von 79 Patienten (1,3%) ohne Spätpotentiale starb aus kardialen Ursachen (Reinfarkt) verglichen mit 3 von 81 Patienten (3,7%) mit Spätpotentialen unabhängig von deren Dauer.

Bei einer Untergruppe von 21 Patienten (8 Vorderwand-, 13 Hinterwandinfarkte), die bei der ersten Untersuchung Spätpotentiale aufwiesen, wurde nach einer mittleren Nachbeobachtungszeit von 13 Monaten (Bereich: 4,8–21,3 Monate) eine zweite Untersuchung durchgeführt. Bei 6 von 8 Patienten mit Vorderwandinfarkt und bei 4 von 13 Patienten mit Hinterwandinfarkt waren keine Spätpotentiale mehr zu sehen. Bei den restlichen Patienten lagen weiterhin Spätpotentiale ohne signifikante Änderung ihrer Zeitdauer vor.

Bei 146 Patienten ohne vorher belegte ventrikuläre Tachykardie und/oder Kammerflimmern und ohne Synkopen (Gruppe IV) wurden Koronarangiographie und Ventrikulographie aus klinischer Indikation durchgeführt, um die Diagnose der Koronarkrankheit stellen oder ausschließen zu können. Von diesen 146 Patienten hatten 23 keine Koronarkrankheit, 34 eine Eingefäß-, 40 eine Zweigefäß- und 49 eine Dreigefäßerkrankung. 14 Patienten wiesen eine regionale Kontraktionsanomalie ohne signifikante (größer als 50%) Stenose wenigstens eines Gefäßes auf.

Bei 49 dieser Patienten (33,6%) konnten Spätpotentiale gezeigt werden, wobei die durchschnittliche Dauer bei 31 ± 15 ms (Medianwert 25 ms, Bereich 10–68 ms) lag und bei 16 Patienten (32,6%) mehr als 40 ms betrug. Bei 9 von 49 Patienten (18,4%), die Spätpotentiale aufwiesen, betrug deren Dauer weniger als 20 ms, während die verbleibenden 24 Patienten (49%) mit Spätpotentialen eine Dauer von 20–39 ms aufwiesen. Im Schnitt lag die Amplitude der Spätpotentiale bei $16,5 \pm 22,4$ µV.

Zwischen dem Nachweis von Spätpotentialen und der Funktion des linken Ventrikels lag ein enger Zusammenhang vor. Von 32 Fällen mit angiographisch normalem Kontraktionsmuster des linken Ventrikels (15 Normalpatienten und 17 Fälle mit koronarer Herzkrankheit) und ohne ventrikuläre Tachykardien zeigten nur 3 (9,4%) Patienten Spätpotentiale meist kurzer Dauer (18, 26 und 28 ms). Von 39 Patienten mit diffuser Hypokinesie hatten 6 Spätpotentiale. Bei Patienten mit regionalen Kontraktionsanomalien traten mehr Spätpotentiale in Fällen von Akinesie (14 von 26 Patienten: 53,8%) oder Aneurysmen des linken Ventrikels (18 von 43 Patienten: 41,9%) auf, als in Fällen von Hypokinesie (8 von 36 Patienten: 22,2%). Andererseits wurde das Auftreten von Spätpotentialen nicht durch die Art und den Grad der Beteiligung der Koronararterien beeinflußt. Daher war der Hauptfaktor, der mit dem Auftreten von Spätpotentialen verknüpft war, das Vorhandensein einer Bewegungsanomalie der Wand des linken Ventrikels.

Zusammenhang zwischen Spätpotentialen und spontanen ventrikulären Arrhythmien

Bei 73 Patienten ohne vorher nachgewiesene ventrikuläre Tachykardien oder Synkopen wurden die Ergebnisse von 24stündigen Holter-Monitorings (Reynolds Pathfinder) mit spontanen ventrikulären Arrhythmien verglichen. Bei 45 Patienten ohne Spätpotentiale betrug der Durchschnittswert ventrikulärer Ektopien $37 \pm 91,7$ pro Stunde (Mittelwert $\pm$ Standardabweichung); 14 von 45 Patienten (31,1%) hatten sporadische Couplets oder Triplets. Bei den verbleibenden 28 Patienten mit Spätpotentialen betrug die durchschnittliche Anzahl der ventrikulären Ektopien $41 \pm 97,6$ pro Stunde und 8 Patienten (28,6%) wiesen sporadische Couplets oder Triplets auf.

Zusammenhang zwischen Spätpotentialen und repetitiver Kammerantwort

Bei 70 Prozent, bei denen keine Spätpotentiale an der Körperoberfläche gefunden werden konnten, wurden weniger häufig vier oder mehr Echoschläge induziert als bei den 40 Patienten mit Spätpotentialen.

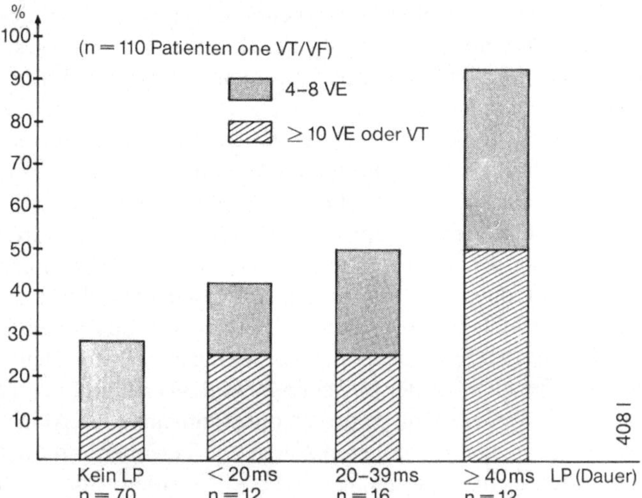

Abb. 5. Zusammenhang zwischen An- und Abwesenheit von Spätpotentialen und den Ergebnissen der programmierten ventrikulären Stimulation bei 110 Patienten. Mit zunehmender Dauer der Spätpotentiale nimmt der prozentuale Anteil der induzierbaren ventrikulären Arrhythmien (4–9 ventrikuläre Echoschläge oder ≥ 10 ventrikuläre Echoschläge oder ventrikuläre Tachykardie) bei Patienten mit Spätpotentialen ≥ 40 ms bis auf ein Maximum von 92% zu

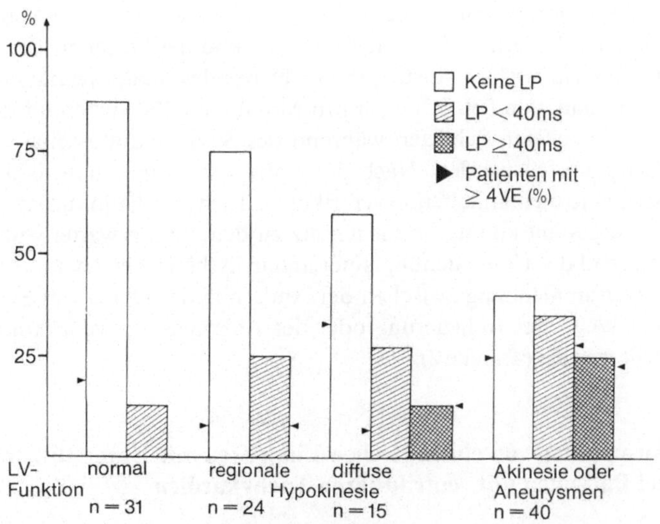

Abb. 6. Abhängigkeit der An- oder Abwesenheit von Spätpotentialen von der Funktion des linken Ventrikels bei 110 Patienten ohne vorher dokumentierte ventrikuläre Tachyarrhythmie oder Synkope. Von links nach rechts gibt es einen ansteigenden Anteil von Patienten mit Spätpotentialen von kurzer (< 40 ms) oder langer (≥ 40 ms) Dauer. Der Anteil von Patienten, bei denen eine anormale Antwort auf die programmierte ventrikuläre Stimulation (definiert als ≥ 4 aufeinanderfolgende ventrikuläre Echoschläge) beobachtet wurde (durch kleine schmale *Dreiecke* bezeichnet), war am höchsten bei denen mit Akinesie oder Aneurysmen

Bei 2 Patienten ohne Spätpotentiale war keine repetitive Kammerantwort nachzuweisen, während alle Patienten mit Spätpotentialen dieses Phänomen aufwiesen. Vier oder mehr ventrikuläre Echoschläge wurden als Grund für die Beendigung der Stimulation betrachtet. Diese konnte man bei 20 von 70 Patienten (28,6%) ohne und bei 24 von 40 Patienten (60%) mit Spätpotentialen induzieren. Bei den letztgenannten Patienten stieg die Häufigkeit der anormalen Antworten (vier oder mehr ventrikuläre Echoschläge oder ventrikuläre Tachykardien) in Abhängigkeit von der Dauer der Spätpotentiale an (Abb. 5). Bei keinem Patienten, gleich welcher Gruppe, wurde Kammerflimmern hervorgerufen. Bei den Patienten, bei denen vier oder mehr Echoschläge induziert wurden, sank die Frequenz der induzierten Antworten (Mittelwert $\pm$ Standardabweichung) von $267 \pm 33{,}0$ Schläge pro Minute bei Fehlen von Spätpotentialen auf $258 \pm 37{,}0$ Schläge pro Minute, bei Spätpotentialen von weniger als 20 ms Dauer auf $254 \pm 54{,}5$ Schläge pro Minute, bei einer Dauer zwischen 20 und 39 ms und bei mehr als 40 ms Dauer schließlich auf $242 \pm 37{,}6$ Schläge pro Minute. Patienten, die Akinesien oder Aneurysmen aufwiesen, stellten einen höheren Anteil von Personen mit Spätpotentialen dar, bei denen vier oder mehr Echoschläge induziert wurden, als Patienten ohne diese Befunde (Abb. 6).

Wirkung von Antiarrhythmika auf Spätpotentiale

Die Auswirkung verschiedener Antiarrhythmika auf Spätpotentiale wurde bei 11 Patienten, die alle vorangegangene, nachgewiesene, anhaltende ventrikuläre Tachykardien gezeigt hatten, mit der Induzierbarkeit der ventrikulären Tachykardie verglichen.

Die Wirkung von Propafenon bei einem Patienten ist in Abb. 7 zu sehen. Gemeinsam mit einer Änderung der Induzierbarkeit und der Frequenz der ventrikulären Tachykardie war ein leichter Anstieg in der Dauer des Spätpotentials zu verzeichnen. Die Frequenz sank von 230 Schlägen pro Minute auf 170; während der Kontrolle konnte mit zwei vorzeitigen Schlägen während des Sinusrhythmus eine ventrikuläre Tachykardie hervorgerufen werden. Nach der Gabe von Propafenon (600 mg/Tag) konnte immer noch eine nichtanhaltende ventrikuläre Tachykardie induziert werden.

Insgesamt konnte im Gegensatz zu dem, was erwartet wurde, bei 11 Patienten, die während der Untersuchung unter antiarrhythmischer Therapie standen, kein signifikanter Zusammenhang zwischen der Änderung der Dauer des Spätpotentials und der Art und Weise der Induzierung oder des Abbruchs der ventrikulären Tachykardie festgestellt werden (Tabelle 2).

Auswirkung von chirurgischen Eingriffen mit Unterstützung von „Mapping" bei Patienten mit ventrikulären Tachykardien

Das Verhalten von Spätpotentialen nach chirurgischen Eingriffen bei Patienten mit dokumentierten ventrikulären Tachykardien bei koronarer Herzkrankheit kann für die Untersuchung der pathophysiologischen Signifikanz von Spätpotentialen verwendet werden. Daher untersuchten wir vor und nach operativer Behandlung 19 Patienten, die entweder dokumentierte anhaltende ventrikuläre Tachykardien (n = 16) oder lediglich eine induzierbare ventrikuläre Tachykardie (n = 3; davon hatte einer wiederkehrende Syn-

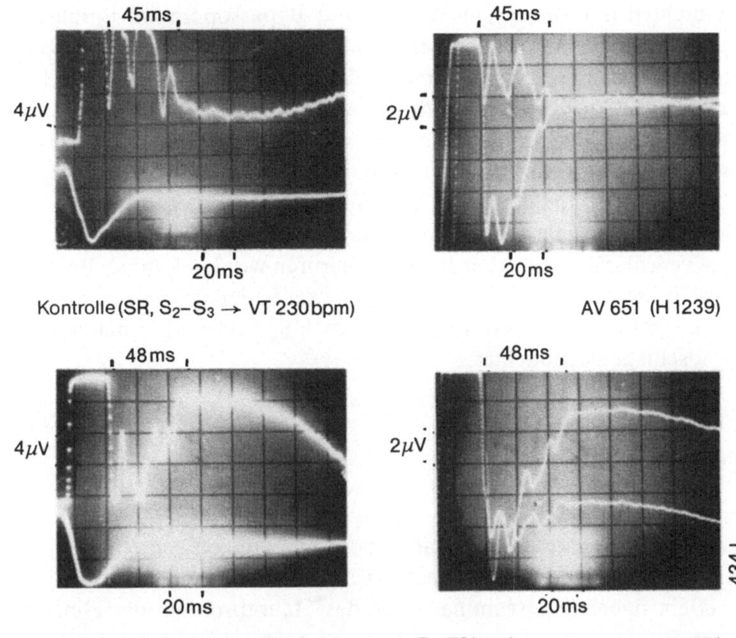

Abb. 7. Wirkung von Propafenon (600 mg/Tag) auf die Dauer von Spätpotentialen bei einem Patienten mit ventrikulärer Tachykardie. Obwohl die Rate der induzierten Tachykardie absank, gab es keine signifikante Änderung der Dauer des Spätpotentials

Tabelle 2. Fehlende Auswirkung verschiedener Klasse-I-Antiarrhythmika auf die Dauer von Spätpotentialen bei Patienten mit ventrikulären Tachykardien. Die schwarzen Pfeile bezeichnen die Änderung in der Induzierbarkeit der ventrikulären Tachykardien durch ein schrittweises Stimulationsprogramm

Änderung der Induzierbarkeit	Dauer Spätpotentiale (ms)	
	Kontrolle	unter Therapie
keine	34 ± 30	34 ± 27
↑	37 ± 55	35 ± 43
↑↑	$17 \pm\ 7$	$20 \pm\ 7$
↑↑↑ oder nicht mehr induzierbar	46 ± 50	40 ± 40

kopen) aufwiesen, die auf einen vorangegangenen Myokardinfarkt zurückzuführen waren. Das Durchschnittsalter lag bei 53 ± 6 Jahren; 16 Patienten waren männlich, 3 weiblich. Außer in einem Fall konnte vor der Operation bei allen durch programmierte Stimulation des rechten Ventrikels eine ventrikuläre Tachykardie induziert werden. Die Indikation zur Operation stellte entweder eine therapieresistente ventrikuläre Tachykardie oder ein Bypass und/oder ein Aneurysma dar. Vor der Operation dauerte das Spätpotential im Mittel $54 \pm 37,7$ ms und der Mittelwert der Amplitude lag bei $12 \pm 14,0$ μV. Die Operation wurde durch epi- und endokordiales Mapping unterstützt. In 14 Fällen wurde eine umschriebene endomyokardiale Ventrikulotomie durchgeführt, während bei

5 Patienten nur Aneurysmektromie und Bypassoperation durchgeführt wurden. Postoperativ waren in 12 Fällen keine Spätpotentiale mehr nachweisbar, während in sechs von sieben Fällen eine Abnahme der Dauer, aber keine Änderung in der Amplitude feststellbar war. In 18 Fällen wurde postoperativ eine elektrophysiologische Untersuchung durchgeführt. Bei den 12 Patienten, wo sich keine Spätpotentiale mehr zeigten, reichte die maximale Anzahl der induzierbaren ventrikulären Echoschläge, die man mit einer ausgedehnten Stimulation an drei Stellen des rechten Ventrikels erzielen konnte, von eins bis fünf in neun Fällen; von zehn bis elf in zwei Fällen, während nur in einem Fall eine ventrikuläre Tachykardie hervorgerufen werden konnte. Bei 6 Patienten, die immer noch Spätpotentiale zeigten, konnte in zwei Fällen immer noch eine ventrikuläre Tachykardie induziert werden, und in einem Fall wurde eine maximale Antwort von zehn Echoschlägen beobachtet.

Diskussion

Von den Koronarpatienten haben besonders diejenigen ein großes Risiko zum plötzlichen Herztod nach der Entlassung aus der Klinik, die einen akuten Myokardinfarkt überlebt haben. Es ist immer noch das Hauptproblem der klinischen Kardiologie [1], diese Patienten zu erkennen. Es scheint genügend Hinweise darauf zu geben, daß die meisten Fälle von plötzlichem Herztod auf Kammerflimmern zurückzuführen sind [44]. Mit multivariaten statistischen Techniken haben sich Hinweise ergeben, daß häufige und vor allem komplexe ventrikuläre Arrhythmien, die durch Langzeit-EKG-Aufzeichnungen entdeckt wurden [2–9], eigenständig zur Prognose beitragen, und sie sind daher als Vorläufer des plötzlichen Herztodes anzusehen. Jedoch wurden kürzlich einige Zweifel an der Nützlichkeit des Langzeit-EKG für die Identifizierung von Patienten mit erhöhtem Risiko für einen plötzlichen Herztod geäußert [14]. Weiter kann die Nützlichkeit der spontanen ventrikulären Arrhythmie wegen ihrer großen Variabilität eingeschränkt sein [10–13]. Zusätzlich ist die Langzeitaufzeichnung des EKG während 24 h, wenn auch nichtinvasiv, so doch zeitraubend sowohl im Hinblick auf Aufzeichnung als auch Auswertung. Das gilt auch dann, wenn man halb- oder vollautomatische Geräte zur Aufdeckung von Arrhythmien verwendet. Im Gegensatz zu der spontanen Veränderlichkeit von ventrikulären Arrhythmien würde die Aufzeichnung von Spätpotentialen nicht den Nachteil der spontanen Variabilität in sich tragen, da Spätpotentiale während vieler Monate stabil zu sein scheinen (unveröffentlichte Ergebnisse).

Ventrikuläre Spätpotentiale stellen einen neuen elektrokardiographischen Parameter dar, der sowohl auf experimentellen Untersuchungen [15–19, 45, 46] als auch auf klinischen Beobachtungen beruht [21, 47, 50]. Diese haben in experimentell erzeugten alten Gebieten eines Myokardinfarkts und bei Patienten mit ventrikulären Tachykardien, die auf ein Aneurysma des linken Ventrikels zurückzuführen sind, die Anwesenheit einer verzögerten fragmentierten Aktivität während der Diastole gezeigt. Diese diastolische Aktivität, die von regional langsamen Erregungen herrührt, stellt eine der drei Voraussetzungen für einen Wiedereintritt dar; d.h. langsame Überleitung in Ergänzung zu den beiden verbleibenden Parametern wie unidirektionaler Block und Erholung des Gewebes vor dem Eintreffen der Erregungswelle [51]. Verzögerte fraktionierte Potentiale wurden auch während intraoperativem epikardialem [8–12, 23, 49, 50, 52] und endokardialem Kathetermapping [20, 21] bei Patienten mit ventrikulären Tachykardien beobachtet. Bei einer 2poligen Aufzeichnung können die Amplituden dieser Signale, die in lokalisierten Gebieten auftreten, im Bereich von einigen Millivolt liegen. Mit konventionellen EKG-Aufzeichnungen kann man diese Signale – mit Ausnahme einiger sehr seltener Fälle [48] – von der Körperoberfläche nicht erhalten. Jedoch haben Berbari et al. [22] im Tierversuch und Fontaine et al. [23] bei Patienten mit idiopathischer ventrikulärer Tachykardie als erste davon berichtet, daß man diese Signale mit Hilfe von Hochleistungsverstärkern und computerunterstützter Averaging-Technik von der Körperoberfläche erhalten kann. Dies wurde kürzlich durch einige Studien im Tierversuch [16, 53] und am Menschen [24–31] bestätigt.

In der vorliegenden Untersuchung wurde die Averaging-Technik als nichtinvasive Methode verwendet, um regional verzögerte Erregungen der Ventrikel nachzuweisen. Mit den verwendeten Filtern wurden Spätpotentiale im Bereich einiger Mikrovolt gefunden. Diese Werte stehen in Übereinstimmung mit den Daten, die bei experimentell erzeugtem Myokardinfarkt erhalten wurden [16, 22, 53]. Daher ist für die Aufzeichnung der niederamplitudigen präkordialen Signale eine Hochleistungsverstärkung notwendig. Um dabei das Rauschen soweit wie möglich zu unterdrücken, wurde ein Hochleistungsvorverstärker mit einem hohen Verhältnis von Signal zu Rauschen ausgewählt. Mit Signalfilterung und Averaging wurde das verbleibende zufällige Rauschen unterdrückt. Mit zunehmender Anzahl von Wiederholungen des Averaging-Prozesses steigt das Signal-Rausch-Verhältnis an. Im allgemeinen reichen 200 Wiederholungen aus, um ein Signal zu erhalten, das auch durch weiteres Averaging nicht mehr verbessert werden kann.

Bis jetzt gibt es nur wenige Berichte über das Vorhandensein von Spätpotentialen in kleinen Patientengruppen [24–31]. Einige Unterschiede in der Häufigkeit von Spätpotentialen, die sich in den verschiedenen Berichten zeigen, können auf der unterschiedlichen Ausrüstung und der Patientenauswahl beruhen. Die hier präsentierten Ergebnisse zeigen, daß Spätpotentiale bei Patienten sowohl mit als auch ohne ventrikuläre Tachyarrhythmien gefunden werden können (Tabelle 1). Daher ist das Auftreten von Spätpotentialen weder besonders sensitiv noch besonders spezifisch für Patienten mit klinisch manifesten ventrikulären Tachyarrhythmien. Darüber hinaus gibt es eine große Überschneidung in der Dauer der Spätpotentiale von Patienten mit ventrikulären Tachykardien oder Kammerflimmern und von Patienten ohne Vorgeschichte dieser Arrhythmien. Die längere Dauer von Spätpotentialen bei Patienten mit ventrikulären Tachykardien mag ein Hinweis darauf sein, daß in diesen Fällen die regionale Aktivität mehr aufgesplittet und wahrscheinlich langsamer als bei denen ohne nachgewiesene ventrikuläre Tachykardie ist.

Unsere Ergebnisse der nichtinvasiven Aufzeichnung von Spätpotentialen stimmen überein mit den kürzlich durchgeführten invasiven Untersuchungen von Klein et al. [50] und Spielmann et al. [54], die an Patienten während der offenen Herzchirurgie epi- und endokordiales Mapping oder während der Katheterisierung endokordiales Mapping durchführten. Diese Gruppen fanden bei Patienten mit nachgewiesenen ventrikulären Tachyarrhythmien häufiger und ausgedehnter Fälle von verzögerter und fragmentierter Erregung des Ventrikels als bei Patienten ohne diese Befunde. Diese Daten und das häufigere Auftreten von Spätpotentialen in unseren Patienten mit regionalen oder diffusen ventrikulären Kontraktionsstörungen weisen darauf hin, daß das anatomische Substrat für Spätpotentiale im erkrankten Gewebe zu suchen ist.

Ganz offensichtlich kann ein transmuraler Infarkt kein anormales Erregungsmuster zeigen, da ein derartiges Gewebe „elektrisch" stumm ist. Andererseits enthält das dem Infarkt unmittelbar anliegende Gewebe lebensfähiges Myokard, das mit fibrosem Gewebe durchsetzt ist [15]. Dieses Gewebe stellt möglicherweise die Ursache für die Fragmentierung der elektrischen Erregungswelle mit darauffolgender Entwicklung von hochfrequenten Signalen dar [55–57]. Wenn man die präkordialen Aufzeichnungen, die man mit Averaging-Technik und mit intraoperativem Mapping [eigene Beobachtungen, 58] vergleicht, so kann man die Randzone des alten Myokardinfarkts als Ursprungsstelle für die verzögerten ventrikulären Potentiale identifizieren. Die Tatsache, daß man durch subendokardiale partielle oder komplette zirkuläre Ventrikulotomie [59] bei Patienten mit nachgewiesenen ventrikulären Tachykardien Spätpotentiale verschwinden lassen kann [33, 34], ist ein wichtiges Argument für die Hypothese, daß diese Spätpotentiale eng mit der Neigung zu ventrikulären Tachykardien verknüpft sind und daß sie wahrscheinlich im Grenzgebiet von myokardialen Narben und normalem Myokard entstehen.

Es stellt sich die Frage, warum Spätpotentiale nicht bei allen Patienten mit nachgewiesenen ventrikulären Tachykardien und/oder Kammerflimmern gefunden werden können. Dafür gibt es mehrere Gründe. Zuerst kann eine Instabilität des Triggerzeitpunktes die Aufzeichnung von Spätpotentialen verhindern, die durch das andauernde Schwanken des Triggerzeitpunktes gelöscht werden. Das scheint weniger wichtig zu sein, da in unserem System die „Zitterbewegung" für die Triggerung relativ geringgradig ist. Zweitens können diese Signale zu geringe Amplituden haben, um vom Rauschen unterschieden zu werden. Drittens könnte die fragmentierte Erregung eines bestimmten Myokardgebiets so frühzeitig erfolgen, daß sie vom QRS-Komplex immer noch überlagert wird. Daher muß sie nicht immer die normale ventrikuläre Erregung überdauern. Viertens kann das Signal zu schwach sein und unmittelbar am Ende des QRS-Komplexes zu einer Zeit erscheinen, während Filternachschwingungen auftreten. Fünftens könnte es sein, daß bei manchen Patienten eine Form des Stresses, wie z. B. vorzeitige Erregung durch Ektopien oder künstliche vorzeitige Stimulierung notwendig ist, um die Erregungsleitung soweit zu verlangsamen, daß ein Wiedereintritt hervorgerufen wird [19]. Schließlich könnte bei einigen Patienten mit induzierbaren ventrikulären Tachykardien das funktionelle Substrat für die Tachykardie nicht im Wiedereintritt, sondern in der getriggerten Automatie liegen [60]. Das bleibt jedoch spekulativ, da bisher die „getriggerte Automatie" als zugrundeliegender Mechanismus ventrikulärer Tachykardien nicht bewiesen werden konnte.

Bei den Patienten, bei denen keine ventrikulären Tachykardien oder Kammerflimmern nachgewiesen wurde, muß das Auftreten von Spätpotentialen als Hinweis auf abnormal leitendes Gewebe gedeutet werden, das die Voraussetzung für eine Reentry-Tachykardie schaffen kann. Eine langsame Erregungsleitung stellt jedoch nur eine der Voraussetzungen für einen Wiedereintritt dar. Einige wenige Nachbeobachtungsergebnisse deuten darauf hin, daß diese Patienten später eine ventrikuläre Tachykardie entwickeln können oder eines plötzlichen Herztodes sterben [26]. Die Unterschiede in der Dauer von Spätpotentialen bei Patienten mit und ohne ventrikuläre Tachykardien weisen darauf hin, daß die Verzögerung der regionalen Erregungsleitung ab einem kritischen Wert das Auftreten eines Wiedereintritts begünstigen könnte. Jedenfalls war in keinem der Fälle mit oder ohne ventrikuläre Tachykardien die Verzögerung der Leitungszeit groß genug, um über die ventrikuläre Refraktärzeit hinaus zu reichen, was eine

Wiedererregung von normalem Gewebe ermöglichen würde. Daher muß man annehmen, daß eine Form von „Streß" notwendig ist, um die regionale Leitungszeit auf einen kritischen Wert zu verlängern. Bei experimentell erzeugtem Myokardinfarkt wurden ähnliche Reaktionen auf vorzeitige Schläge regional fragmentierter Erregung beobachtet [19].

Wie in der vorliegenden prospektiven Pilotstudie gezeigt werden konnte, stellen Spätpotentiale nach kürzlich erfolgtem Myokardinfarkt einen häufigen Befund dar. Die Hälfte der Patienten zeigt Spätpotentiale unterschiedlicher Dauer am Ende des oder nach dem QRS-Komplex. In dieser Studie konnte zum ersten Mal gezeigt werden, daß man mit der Averaging-Technik möglicherweise bei Patienten mit Myokardinfarkt das darauffolgende Auftreten von anhaltenden ventrikulären Tachykardien voraussagen kann. Alle 4 Patienten, die anhaltende ventrikuläre Tachykardien entwickelten – 3 davon mußten wiederbelebt werden – wiesen Spätpotentiale auf. Im Gegensatz dazu kam es bei keinem Patienten ohne Spätpotentiale zu einer dokumentierten, mit Symptomen einhergehenden ventrikulären Tachykardie.

Bei Patienten mit Spätpotentialen von ≥ 40 ms trat häufiger ein plötzlicher Herztod ein, jedoch waren die Unterschiede nicht signifikant. Das Auftreten von plötzlichem Herztod oder von ventrikulären Tachykardien war bei Patienten ohne Spätpotentiale oder mit Spätpotentialen unter 20 ms Dauer signifikant niedriger (3,6%) als bei solchen mit Spätpotentialen ≥ 20 ms (14,6%, $p < 0,01$). Keiner dieser Patienten, die plötzlich gestorben waren oder die ventrikuläre Tachykardien aufwiesen, hatten in dem vor der Entlassung aufgenommenem EKG Störungen der Erregungsleitung. Daher scheint die Annahme berechtigt, daß diese Patienten durch Kammerflimmern gestorben sind. Es bleibt ungeklärt, ob das Auftreten des plötzlichen Herztodes bei denjenigen Patienten mit Spätpotentialen auf eine primäre Reentry-Arrhythmie zurückzuführen ist. Im Gegensatz dazu könnte der plötzliche Herztod bei denjenigen ohne Spätpotentiale auf ein neues ischämisches Ereignis zurückzuführen sein, das zu einem Kammerflimmern führte. Obwohl diese Hypothese attraktiv zu sein scheint, gibt es gegenwärtig keine Möglichkeit, die Ursache des Todes in den einzelnen Fällen zu bestimmen.

Klinische Konsequenzen

Die Aufzeichnung von Spätpotentialen von der Körperoberfläche ist eine neue und vielversprechende Technik, die dazu beitragen könnte, Patienten herauszufinden, die ein besonderes Risiko für eine ventrikuläre Tachykardie oder für einen plötzlichen Herztod nach einem Myokardinfarkt tragen. Weitere prospektive Studien sind notwendig, um ihren Aussagewert bei Patienten mit durchstandenem Myokardinfarkt in Zusammenarbeit mit anderen Parametern, wie 24stündigem Dauer-EKG, zu prüfen. In der Zwischenzeit sollten keine voreiligen Schlußfolgerungen gezogen werden, was die Indikation zu einer antiarrhythmischen Therapie von Patienten mit Spätpotentialen anbelangt. Bevor man keinen definitiven Beweis ihrer prognostischen Aussagekraft hat, könnte das diese Patienten einem unnötigen Risiko von Nebenwirkungen aussetzen, ohne daß ausreichende Hinweise für die Nützlichkeit gegeben sind. Eine andere Frage, die noch beantwortet werden muß, betrifft die Signifikanz von Spätpotentialen bei den Patienten, die vor langer Zeit einen Myokardinfarkt hatten. Auch hier werden prospektive Studien die Frage nach dem prognostischen Aussagewert beantworten. Bezüglich einer medikamentösen Therapie muß der gleiche Standpunkt eingenommen werden wie bei Patienten mit kürzlich erfolgtem Myokardinfarkt, um auch hier voreilige Schlußfolgerungen zu vermeiden. Die hohe Rate induzierbarer ventrikulärer Tachykardien bei Patienten mit Spätpotentialen von mehr als 40 ms Dauer weist darauf hin, daß diese Potentiale wirklich ein Ausdruck der gesteigerten ventrikulären Vulnerabilität sind.

Die Hauptfrage ist, ob die Spätpotentiale sich als besserer Indikator für die künftige Entwicklung von ventrikulären Tachykardien oder für einen plötzlichen Tod erweisen. Zuerst gab es Hinweise, daß bei den Patienten, die ein Kammerflimmern überlebt hatten, kürzere Spätpotentiale vorlagen als bei Patienten mit andauernden ventrikulären Tachykardien. Zweitens lag ein reziprokes Verhältnis zwischen Dauer der Spätpotentiale und Frequenz der ventrikulären Tachykardien vor. Drittens hatten alle Patienten, die nach einem kurz vorher stattgefundenen Myokardinfarkt ventrikuläre Tachykardien entwickelten (Gruppe III), Spätpotentiale, im Gegensatz zu denen, die später plötzlich starben. Eine attraktive Hypothese scheint zu sein, daß alle, die plötzlich starben und keine Spätpotentiale hatten, aufgrund eines neuen ischämischen Ereignisses starben, währenddessen diejenigen mit Spätpotentialen an chronischen elektrophysiologischen Anomalitäten starben. Diese Hypothese bedarf weiterer Klärung.

Ganz unerwartet war jegliches Fehlen einer signifikanten Wirkung von Antiarrhythmika auf die Dauer der Spätpotentiale, zumindest wie es bei den einbezogenen Patienten zutraf. Andere Gruppen [61, 62] haben kürzlich über ähnliche Ergebnisse berichtet. Insgesamt würde man mit Antiarrhythmika, die die Überleitung verzögern, eine Verlängerung der Spätpotentiale erwarten. Die Gründe für die fehlende Wirkung bleiben unklar. Möglicherweise läßt sich dies damit erklären, daß die Spätpotentiale, die mit der Averaging-Technik aufgezeichnet werden, die Summe vieler Herzaktionen darstellen. Daher könnten dynamische Veränderungen von einzelnen Schlägen während des Averaging-Prozesses gelöscht werden. Ein anderer Grund könnte darin liegen, daß der Effekt von Antiarrhythmika auf die elektrophysiologischen Parameter während des Sinusrhythmus geringer ist als während vorzeitiger Erregung.

Für die Bewertung des Erfolges chirurgischer Eingriffe bei Patienten mit ventrikulären Tachykardien und vorangegangenem Myokardinfarkt stellt die Signal-Averaging-Technik ein neues, nichtinvasives Verfahren dar. Hiermit können Patienten identifiziert werden, bei denen die Chirurgie keinen Erfolg mit der Entfernung des Ursprungs der ventrikulären Tachykardien hatte. Die chirurgische Beseitigung von Spätpotentialen weist darauf hin, daß mit dem chirurgischen Eingriff das elektrophysiologisch anormale Gewebe entfernt wurde. Jedoch selbst wenn nach der chirurgischen Therapie immer noch Spätpotentiale vorhanden sind, könnte die Neigung zu ventrikulären Tachykardien beseitigt worden sein.

Literatur

1. Lown B (1979) Sudden cardiac death: The major challenge confronting contemporary cardiology. Am J Cardiol 43: 313–328
2. Kotler MN, Tabatznik B, Mower MM, Tominaga S (1973) Prognostic significance of ventricular ectopic beats with respect to sudden death in the late postinfarction period. Circulation 47: 959
3. Moss AJ, DeCamilla JJ, Davis HP, Bayer L (1977) Clinical significance of ventricular ectopic beats in the early posthospital phase of myocardial infarction. Am J Cardiol 39: 635
4. Moss AJ, Davis HT, DeCamilla J, Bayer LW (1979) Ventricular ectopic beats and their relation to sudden and nonsudden cardiac death after myocardial infarction. Circulation 60: 998
5. Geltman EM, Ehsani AA, Campbell MK, Schechtman K, Roberts R, Sobel BE (1979) The influence of location and extent of myocardial infarction on long-term ventricular dysrhythmia and mortality. Circulation 60: 805
6. Ruberman W, Weinblatt E, Goldberg JD, Frank CW, Shapiro S,(S, Chaudhary BS (1980) Ventricular premature complexes in prognosis of angina. Circulation 61: 1172–1178
7. Moss AJ (1980) Clinical significance of ventricular arrhythmias in patients with and without coronary artery disease. Prog Cardiovasc Dis 23: 33–52
8. Califf RM, Wagner GS, Rosati RA (1981) Prognostic value of ventricular arrhythmias. Am J Cardiol 47: 397
9. Schulze RA Jr, O'Neal Humphries J, Griffith LSC et al. (1977) Left ventricular and coronary angiographic anatomy. Relationship to ventricular irritability in the late hospital phase of acute myocardial infarction. Circulation 55: 839–843
10. Morganroth J, Michelson EL, Horowitz LN, Josephson ME, Pearlman AS, Dunkman WB (1978) Limitations of routine long-term ambulatory electrocardiographic monitoring to assess ventricular ectopic frequency. Circulation 58: 408–414
11. Winkle RA (1978) Antiarrhythmic drug effect mimicked by spontaneous variability of ventricular ectopy. Circulation 57: 1116–1121
12. Michelson EL, Morganroth J (1980) Spontaneous variability of complex ventricular arrhythmias detected by long-term electrocardiographic recording. Circulation 61: 690–695
13. Andresen D, Leitner E-R v, Wegscheider K, Schröder R (1982) Nachweis komplexer tachykarder ventrikulärer Rhythmusstörungen im Langzeit-EKG. Dtsch Med Wochenschr 107: 571–574
14. Cats VM, Lie KI, Capelle FJL van, Durrer D (1979) Limitations of 24 hour ambulatory electrocardiographic recording in predicting coronary events after acute myocardial infarction. Am J Cardiol 44: 1257–1262
15. Daniel T, Boineau J, Sabiston D (1971) Comparison of human ventricular activation with canine model in chronic myocardial infarction. Circulation 44: 74–89
16. Simson MB, Euler DE, Michelson EL, Falcone R, Spear JF, Moore N (1981) Confirmation of a new technique for detecting slow ventricular activation on the body surface. Am J Cardiol 47: 488
17. El-Sherif N, Scherlag BJ, Lazzara R, Hope RR (1977) Reentrant ventricular arrhythmias in the late myocardial infarction period. I. Conduction characteristics in the infarction zone. Circulation 55: 686–702
18. El-Sherif N, Scherlag BJ, Lazzara R, Hope RR (1977) Reentrant ventricular arrhythmias in the late myocardial infarction period. II. Patterns of initiation and termination of reentry. Circulation 55: 702–719
19. El-Sherif N, Lazzara R, Hope RR, Scherlag BJ (1977) Reentrant arrhythmias in the late myocardial infarction period. III. Manifest and concealed extra-systolic grouping. Circulation 56: 225–234
20. Klein H, Werner P, Frank G, Bethge KP, Lichtlen PR (1981) Value of left ventricular endocardial catheter mapping in patients with ventricular arrhythmias. Eur Heart J [Suppl A] 2: 42
21. Josephson ME, Horowitz LN, Farshidi A (1978) Continuous local electrical activity: A mechanism of recurrent ventricular tachycardia. Circulation 57: 569–665
22. Berbari EJ, Scherlag BJ, Hope RR, Lazzara R (1978) Recording from the body surface of arrhythmogenic ventricular activity during the ST segment. Am J Cardiol 41: 697–702

23. Fontaine G, Frank R, Gallais Hamonno F, Allali I, Phan-Thuc H, Grosgogeat Y (1978) Electrocardiographie des potentiels tardifs du syndrome de post-excitation. Arch Mal Coeur 71: 854–864
24. Uther JB, Dennett CJ, Tan A (1978) The detection of delayed activation signals of low amplitude in the vectorcardiogram of patients with recurrent ventricular tachycardia by signal averaging. In: Sandoe E, Julian DG, Bell JW (eds) Management of ventricular tachycardia – Role of Mexiletine. Excerpta Medica, Amsterdam Oxford, p 80–82
25. Breithardt G, Becker R, Seipel L (1980) Non-invasive recording of late ventricular activation in man. Circulation [Suppl III] 62: 320
26. Breithardt G, Becker R, Seipel L, Abendroth R-R, Ostermeyer J (1981) Non-invasive detection of late potentials in man – A new marker for ventricular tachycardia. Eur Heart J 2: 1–11
27. Hombach V, Höpp H-W, Braun V, Behrenbeck DW, Tauchert M, Hilger HH (1980) Die Bedeutung von Nachpotentialen innerhalb des ST-Segmentes im Oberflächen-EKG bei Patienten mit koronarer Herzkrankheit. Dtsch Med Wochenschr 105: 1457–1462
28. Simson M, Horowitz L, Josephson M, Moore EN, Kastor J (1980) A marker for ventricular tachycardia after myocardial infarction. Circulation [Suppl III] 62: 262
29. Oeff M, Leitner E-R v, Brüggemann T, Andresen D, Sthapit R, Schröder R (1982) Methodische Probleme bei der Registrierung ventrikulärer Spätpotentiale. Z Kardiol 71: 204
30. Rozanski JJ, Mortara D, Myerburg RJ, Castellanos A (1981) Body surface detection of delayed depolarizations in patients with recurrent ventricular tachycardia and left ventricular aneurysm. Circulation 63: 1172–1178
31. Simson MB (1981) Use of signals in the terminal QRS complex to identify patients with ventricular tachycardia after myocardial infarction. Circulation 64: 235–242
32. Höpp H-W, Hombach V, Braun V, Behrenbeck DW, Tauchert M, Hilger HH (1981) Kammerarrhythmien und ventrikuläre Spätdepolarisationen bei akutem Myokardinfarkt. Z Kardiol 70: 319
33. Breithardt G, Seipel L, Karbenn U, Abendroth R-R, Ostermeyer J, Borggrefe M, Yeh HL (1981) Verhalten ventrikulärer Spätpotentiale nach operativer Therapie ventrikulärer Tachykardien. Z Kardiol 70: 612
34. Breithardt G, Seipel L, Ostermeyer J, Karbenn U, Abendroth R-R, Yeh HL, Bircks W (1982) Effect of surgery on late ventricular potentials recorded by precordial signal averaging in patients with ventricular tachycardia. Am Heart J 104: 996–1003
35. Breithardt G, Borggrefe M, Karbenn U, Abendroth R-R, Yeh HL, Seipel L (1982) Prevalence of late potentials in patients with and without ventricular tachycardia – Correlation to angiographic findings. Am J Cardiol 49: 1932–1937
36. Breithardt G, Schwarzmeier J, Haerten K, Seipel L (1981) Häufigkeit ventrikulärer Spätpotentiale in der Postinfarktphase. Z Kardiol 70: 332
37. Breithardt G, Schwarzmaier J, Abendroth R-R, Borggrefe M, Seipel L (1981) Prospective study on the incidence of late potentials in postmyocardial infarction patients. Circulation [Suppl IV] 64: 328
38. Breithardt G, Schwarzmeier J, Borggrefe M, Haerten K, Seipel L (in press) Prognostic significance of late ventricular potentials after acute myocardial infarction. Eur Heart J
39. Breithardt G, Abendroth R-R, Borggrefe M, Karbenn U, Seipel L (1982) Ventrikuläre Vulnerabilität und Nachweis ventrikulärer Spätpotentiale bei Patienten ohne dokumentierte ventrikuläre Tachykardien. Z Kardiol 71: 206
40. Borggrefe M, Breithardt G, Karbenn U, Seipel L (1981) Incidence of late ventricular activation in patients without previously documented ventricular tachycardia. Circulation [Suppl IV] 64: 172
41. Borggrefe M, Breithardt G, Seipel L (1981) Häufigkeit ventrikulärer Spätpotentiale bei Patienten mit ventrikulären Tachykardien oder Kammerflimmern. Z Kardiol 70: 612
42. Haerten K, Borggrefe M, Weyers FJ, Breithardt G (1982) Langzeitverhalten ventrikulärer Spätpotentiale bei Patienten nach Infarkt. Z Kardiol 71: 205
43. Breithardt G, Seipel L, Abendroth RR, Loogen F (1980) Serial electrophysiological testing of antiarrhythmic drug efficacy in patients with recurrent ventricular tachycardia. Eur Heart J 1: 11–24
44. Iseri L, Humphrey SB, Siner EJ (1978) Prehospital brady-asystolic cardiac arrest. Ann Intern Med 88: 741–745

45. Waldo AL, Kaiser SGA (1973) A study of ventricular arrhythmias associated with acute myocardial infarction in the canine heart. Circulation 43: 1222
46. Williams DO, Scherlag BJ, Hope RR, El-Sherif N, Lazzara R (1974) The pathophysiology of malignant ventricular arrhythmias during acute myocardial ischemia. Circulation 50: 1163–1172
47. Josephson ME, Horowitz LN, Farshidi A, Spielman SR, Michelson EL, Greenspan AM (1978) Sustained ventricular tachycardia: Evidence for protected localized re-entry. Am J Cardiol 42: 416
48. Fontaine G, Guiraudon G, Frank R, Vedel J, Grosgogeat Y, Cabrol C, Facquet J (1977) Stimulation studies and epicardial mapping in ventricular tachycardia: Study of mechanisms and selection for surgery. In: Kulbertus HE (ed) Re-entrant arrhythmias, mechanisms and treatment. MTP Press, Lancaster, p 333–350
49. Ostermeyer J, Breithardt G, Kolvenbach R, Körfer R, Seipel L, Schulte HD, Bircks W (1979) Intraoperative electrophysiologic mapping during cardiac surgery. Thorac Cardiovasc Surg 27: 260–270
50. Klein H, Karp RB, Kouchoukos NT, James TN, Waldo AL (1979) Ventricular mapping of abnormal myocardium in patients with and without arrhythmias. Circulation [Suppl II] 60: 24
51. Zipes DP (1975) Electrophysiological mechanisms involved in ventricular fibrillation. Circulation [Suppl III] 52: 120–130
52. Fontaine G, Guiraudon G, Frank R (1978) Intramyocardial conduction defects in patients prone to ventricular tachycardia, III. The post-excitation syndrome in ventricular tachycardia. In: Sandoe E, Julian DG, Bell JW (eds) Management of ventricular tachycardia – role of Mexiletine. Excerpta Medica, Amsterdam Oxford, p 67–69
53. Simson MB, Euler D, Michelson EL, Falcone RA, Spear JF, Moore EN (1981) Detection of delayed ventricular activation on the body surface in dogs. Am J Physiol 241: 363–369
54. Spielman SR, Untereker WJ, Horowitz LN, Greenspan AM, Simson MB, Kastor JA, Josephson ME (1981) Fragmented electrical activity – relationship to ventricular tachycardia. Am J Cardiol 47: 448
55. Langner PH Jr, Geselowitz DB, Briller SA (1973) Wide band recording of the electrocardiogram and coronary heart disease. Am Heart J 86: 308–317
56. Flowers NC, Horan LG, Thomas JR, Tolleson WJ (1969) The anatomic basis for high frequency components in the electrocardiogram. Circulation 39: 531–539
57. Reynolds EW, Muller BF, Anderson GJ, Muller BT (1967) High frequency components in the electrocardiogram. A comparative study of normals and patients with myocardial disease. Circulation 35: 195–206
58. Simson M, Spielman S, Horowitz L, Josephson M, Harken A, Kastor J (1981) Slow ventricular activation detected on the body surface in patients with ventricular tachycardia after myocardial infarction. Am J Cardiol 47: 498
59. Guiraudon G, Fontaine G, Frank R, Escande R, Etievent P (1978) Encircling endocardial ventriculotomy. A new surgical treatment for lifethreatening ventricular tachycardias resistant to medical treatment following myocardial infarction. Ann Thorac Surg 26: 438–444
60. Wyndham CRC, Arnsdorf MF, Levitsky S, Smith TC, Dhingra RC, Denes P, Rosen KM (1980) Successful surgical excision of focal paroxysmal atrial tachycardia. Observations in Vivo and in Vitro. Circulation 62: 1365–1372
61. Höpp HW, Deutsch H, Hombach V, Braun V, Hilger HH. Medikamentöse Beeinflußbarkeit ventrikulärer Spätpotentiale. Z Kardiol 71: 206
62. Simson MB, Spielman SR, Horowitz LN, Waxman HL, Falcone RA, Marcus NH, Josephson ME (1982) Effects of antiarrhythmic drugs on body surface late potentials in patients with ventricular tachycardia. Am J Cardiol 49: 1030

Simulationsstudien zur Interpretation von Spätpotentialen

R. Frank, G. Fontaine, M. Pierfitte und Y. Grosgogeat

Einführung

In einigen ausgesuchten Fällen wurden Spätpotentiale, die man als ventrikuläre Aktivität definiert, die nach dem Ende des QRS-Komplexes aufgezeichnet wird, mit dem Auftauchen ventrikulärer Tachykardien in Zusammenhang gebracht.

Wir haben diese Potentiale beschrieben, nachdem wir sie mit eng beieinanderliegenden Elektroden (1 mm) während epikardialen Mappings bei Patienten mit ventrikulären Tachykardien aufgezeichnet hatten, wobei diese Tachykardie nicht mit einer Koronarerkrankung zusammenhing [2]. Wir haben sie dann während elektrophysiologischer Untersuchungen mit bipolarem endokardialen Mapping (Elektrodenabstand 1 cm) [3] gefunden sowie mit EKG von der Körperoberfläche nach Hochleistungsverstärkung und Averagingtechnik in ähnlichen Fällen [4]. Diese Potentiale wurden als Folge sehr langsamer Überleitung in lokalisierten Arealen des erkrankten Myokardgewebes interpretiert, wodurch eine der Voraussetzungen für Wiedereintrittsmechanismen gegeben ist.

Das Bild dieser aufgezeichneten Potentiale ist bei den verschiedenen Techniken unterschiedlich:

1. Das EKG von der Körperoberfläche zeigt im ST-Segment vielfältige Potentiale mit niedriger Amplitude (1–10 µV; Abb. 1).
2. Endokardiale bipolare Potentiale (1 cm) haben für gewöhnlich ein gleiches Muster, das in bestimmten Ventrikelzonen mit einem zu QRS synchronen Potential aufgezeichnet wird und denen ein geringeres Potential (0,1 mV) im ST-Segment folgt (Abb. 1).
3. Bipolare Aufzeichnung (1 mm): Hier kann es verschiedene Muster geben (Abb. 2):
   a) Normalerweise ist das erste, zu QRS synchrone Potential breit und weist eine niedrige Amplitude auf. Nach einem isoelektrischen Vorlauf folgt ein scharfer zweiter Potentialpeak mit einer großen Amplitude.
   b) Auf dieses Potential kann ein weiteres folgen, das eine ähnliche Gestalt aber eine unterschiedliche Ausrichtung aufweist.
   c) In einigen Fällen folgen auf das zu QRS synchrone Potential vielfach gesplittete Potentiale mit niedriger Amplitude.

Die Aufzeichnung dieser Potentiale bei Patienten mit ventrikulärer Tachykardie scheint je nach Ätiopathogenese unterschiedlich zu sein. Bei Dysplasien des rechten Ventrikels kann man epikardial mit Elektroden, die 1 mm Abstand haben, immer verzögerte Potentiale aufzeichnen, während bei präoperativen endokavitären Untersuchungen mit Elektroden von ein Zentimeter Abstand der Nachweis nur bei etwa der Hälfte der Fälle möglich war. Im Gegensatz dazu konnte man nach einem länger zurückliegenden Myokardinfarkt mit epikardialem Mapping selten eine dem QRS synchron folgende fragmentierte Aktivität nachweisen [5].

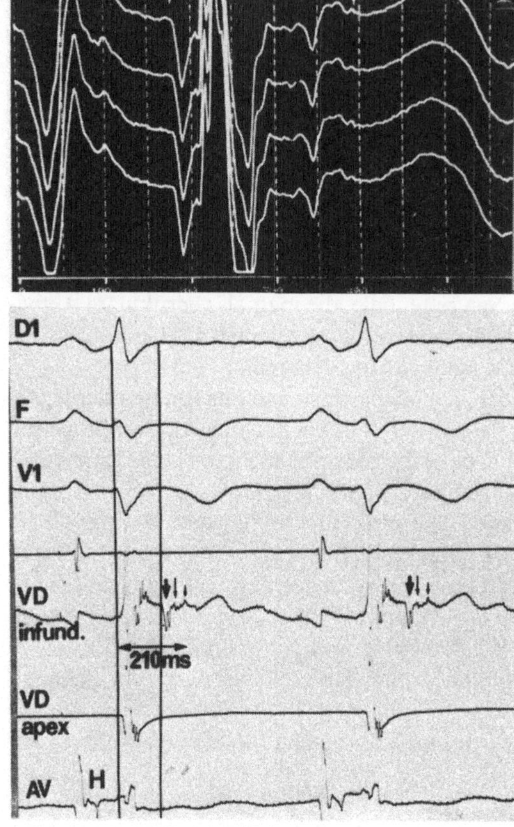

infund. = Pulmonales infundibulum

Abb. 1. *oben:* Vier aufeinanderfolgende gemittelte Zyklen von 100 EKG Schlägen bei einem Patienten mit Dysplasie des rechten Ventrikels, die ein Spätpotential bis zu 215 ms nach Beginn von QRS zeigen. *unten:* EKG von der Körperoberfläche und endokavitäre Registrierung mit Spätpotentialen bis zu 210 ms und QRS bei einer Infundibulumstenose (1 cm bipolare Aufzeichnung)

Methode

Um die Gesetzmäßigkeiten, die die Aufzeichnung dieser Potentiale beeinflussen könnten, besser zu verstehen, haben wir ein Computerprogramm entwickelt, um die Potentiale simulieren zu können, die durch ein unipolares oder bipolares Elektrodensystem beim Passieren eines oder mehrerer Dipole aufgezeichnet werden.

Ohne genauer auf die Grundlagen des mathematischen Modells, das an anderer Stelle beschrieben ist [6], einzugehen, sei nur erwähnt, daß wir ein homogenes elektrisches Medium voraussetzten, auf das die grundlegenden elektrostatischen Gesetze angewendet werden können. Dieses Modell erlaubt eine Berechnung des elektrischen Feldes, das durch die geradlinige Bewegung eines oder vieler Dipole erzeugt wird. Drei äquidi-

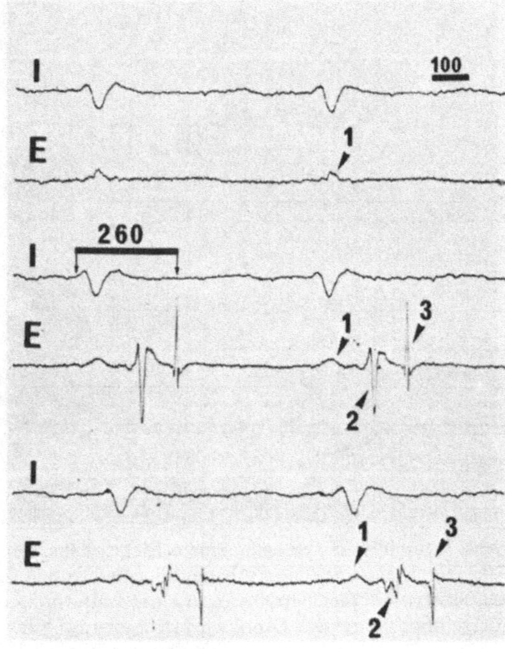

Abb. 2. Unterschiedliche Muster epikardialer (E) Spätpotentiale (1 mm bipolare Aufzeichnung)

stante Elektroden definieren dabei eine Fläche. Die Dipole können dabei mit beliebigem Winkel und Abstand von dieser Fläche bewegt werden. Das Programm erlaubt eine Modifikation von sowohl Elektrodenabstand, Größe und Ausrichtung des Dipols als auch von seiner Entfernung vom Tripolsystem. Gezeigt wird dann die computerisierte Aufzeichnung von jeder der drei bipolaren Ableitungen und der drei unipolaren Ableitungen, die sich aus dem tripolaren System ergeben.

Wir wollen annehmen, daß die Größenordnung eines von einer Myokardfaser erzeugten Elementardipols bei 1 mm liegt. Untersuchungen von Spach et al. [7] weisen über indirekte Messungen an Purkinjefasern auf einen Wert von etwa 0,5 mm hin. Bei unserer Simulation liegt die Größenordnung der Elektrode im gleichen 1 mm-Bereich wie bei der epikardialen Untersuchung. Als „weiter" Elektrodenabstand wird die zehnfache Länge des Dipols bezeichnet, d. h. um 10 mm, wie bei der endokavitären Katheterisierung.

Ergebnisse

Die Simulierungsprozedur erlaubt die Demonstration der grundlegenden elektrostatischen Gesetze, die im Programm enthalten sind [6]. Die Amplitude des unipolaren Potentials ist umgekehrt proportional zum Quadrat des Elektrodenabstandes des Dipols.

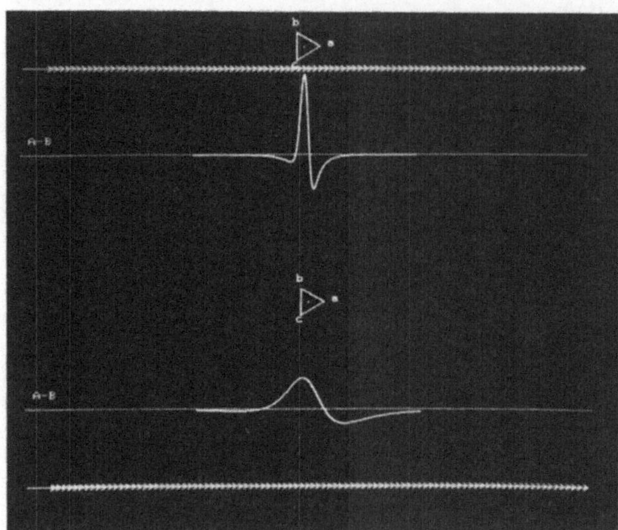

Abb. 3. Simulierung eines an einem Elektrodensystem vorbeigeführten Dipols (Pfeile). Die Größe des Dipols entspricht dem Abstand der Elektroden. Das Potential wird in der AB Ableitung aufgezeichnet. *oben:* Der Dipol wird in einer Entfernung des einfachen Elektrodenabstandes an B vorbeigeführt. *unten:* Der Dipol wird in einer Entfernung des sechsfachen Elektrodenabstandes an B vorbeigeführt. Man beachte die Verbreiterung und die Absenkung der Amplitude des Potentials

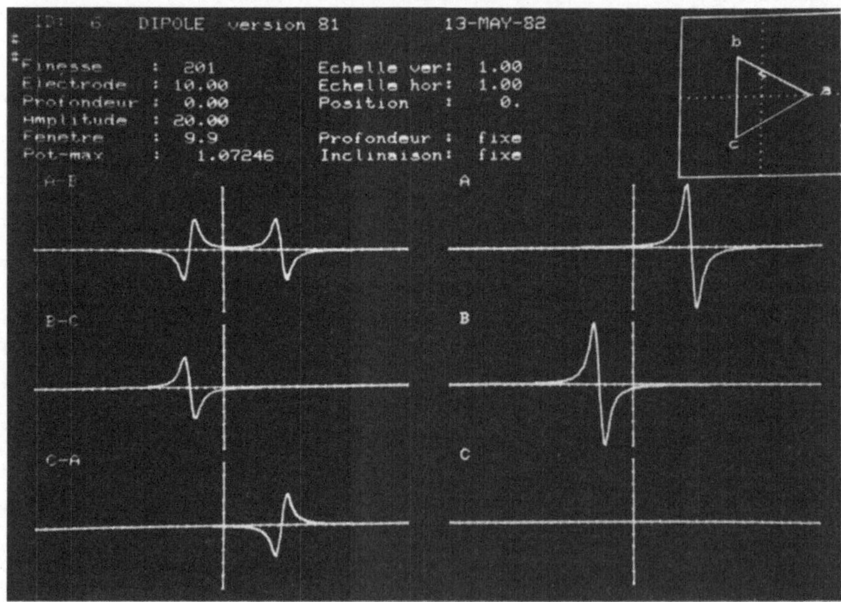

Echelle = Skala

Abb. 4. Typischer Programmausdruck. *oben links:* Ein kleiner (1 mm), durch einen Pfeil dargestellter Dipol wird parallel zu einem zweiten (10 mm) Elektrodenpaar AB in sehr geringem Abstand vorbeigeführt. Die Aufzeichnung der bipolaren AB Ableitung ergibt ein doppeltes Potential. Man beachte, daß die anderen bipolaren (BC, CA) beziehungsweise unipolaren (A, B) Aufzeichnungen lediglich das frühere oder spätere Potential registrieren

Die Amplitude eines bipolaren Potentials ist umgekehrt proportional zur dritten Potenz des Dipol-Elektroden-Abstandes. Eine anormale Aktivierung kann mit einer bipolaren Elektrode genauer lokalisiert werden als mit einer unipolaren, aber letztere spricht besser auf entfernte Potentiale an (Abb. 3).

Mit zunehmender Entfernung von Elektroden und Dipol verlängert sich die Dauer des Potentials (Abb. 3). Das Potential wird breiter und die Dauer ist proportional zum Abstand, wobei aber seine Amplitude bei bipolarer Ableitung ausgeprägt absinkt. Auch wenn der Abstand im Verhältnis zum Elektrodenabstand zu klein ist, ergibt sich eine Verbreiterung des Potentials. Eine Minimaldauer wird dann beobachtet, wenn der Dipol in einer Entfernung von etwa einem Viertel des Elektrodenabstandes vorbeigeführt wird. Ein breites Potential sollte jedoch als Potential betrachtet werden, das weit an der Elektrode vorbei geführt wird. Die Verbreiterung des Potentials kann als Aufzeichnung eines elektrischen Phänomens unter einem größeren Winkel interpretiert werden.

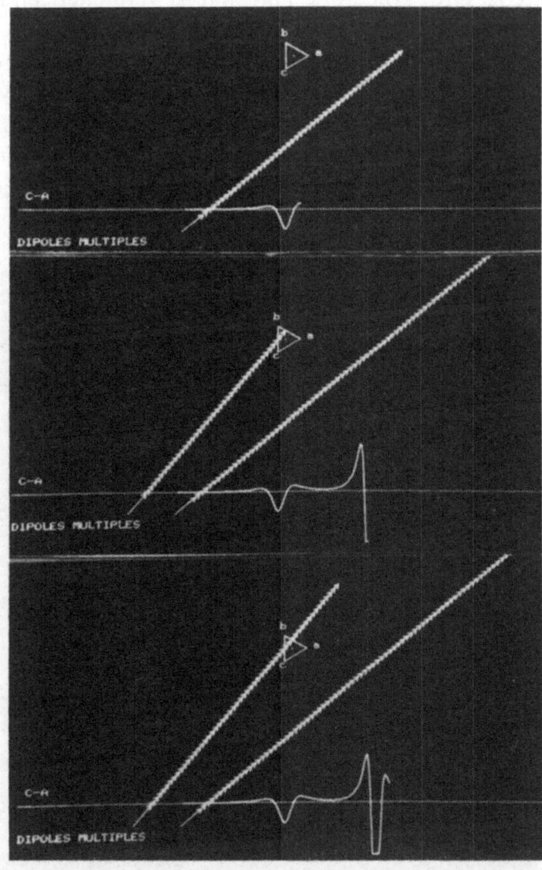

Abb. 5. Simulation des Spätpotentials; der Abstand der Elektroden entspricht der Größe des Dipols. Der erste Dipol (oben) wird in weitem Abstand an CA vorbeigeführt und erzeugt ein niedriges Potential. Der zweite Dipol (Mitte und unten) wird nahe an CA vorbeigeführt und erzeugt ein hohes Potential

Wenn der Dipol kleiner als der Elektrodenabstand ist (in unserem Fall ¹/₁₀ des Wertes) und er nahe an den Elektroden vorbeigeführt wird, so kann man mit der Aktivierung eines einziges Dipols ein doppeltes Potential erhalten. Das Dipolsystem verhält sich in diesem Fall wie zwei unipolare Elektroden, von denen jede eine Ablenkung aufzeichnet, wenn der Dipol vorbeigeführt wird (Abb. 4). In diesem Fall weist das aufgezeichnete Potential eine Symmetrie auf, die im tatsächlichen Muster eines Spätpotentials nicht vorhanden ist. Dieses Muster kann man mit dem der „gesplitteten His-Aufzeichnung" vergleichen, die man mit einem 10-mm-Elektrodenabstand erhält.

Das Aussehen von Spätpotentialen kann man durch Vorbeiführen multipler Dipole an der Elektrode nachmachen: Ein scharfes Potential ist dabei auf einen Dipol zurückzuführen, der nahe an der Elektrode vorbeizieht, während ein verbreitertes Potential von einem entfernter vorbeigeführten Dipol herrührt. Wenn man nun zwei Dipole erzeugt, von denen ein früherer weit weg von der Elektrode vorbeizieht und ein verzögerter nahe, dann geben die erzeugten Potentiale das Muster wieder, das bei arrhythmogenen rechtsventrikulären Dysplasien mit Elektroden mit 1 mm Abstand aufgezeichnet wird: Das erste zu QRS synchrone Potential ist verbreitert und weist eine niedrige Amplitude auf. Das zweite ist scharf mit größerer Amplitude (Abb. 5).

Zahlreiche aufeinanderfolgende Dipole erzeugen zahlreiche Ablenkungen und gemäß ihres Zusammenhanges mit dem Elektrodensystem, geben sie das Bild einer „fragmentierten" Aktivierung wieder (Abb. 6). Je nach ihrer zeitlichen Abfolge und ihrer besonderen Verknüpfung werden sie auch untereinander interferieren und sich gegenseitig auslöschen oder verstärken. Zahlreiche parallel angeordnete Dipole werden sich in ihrer

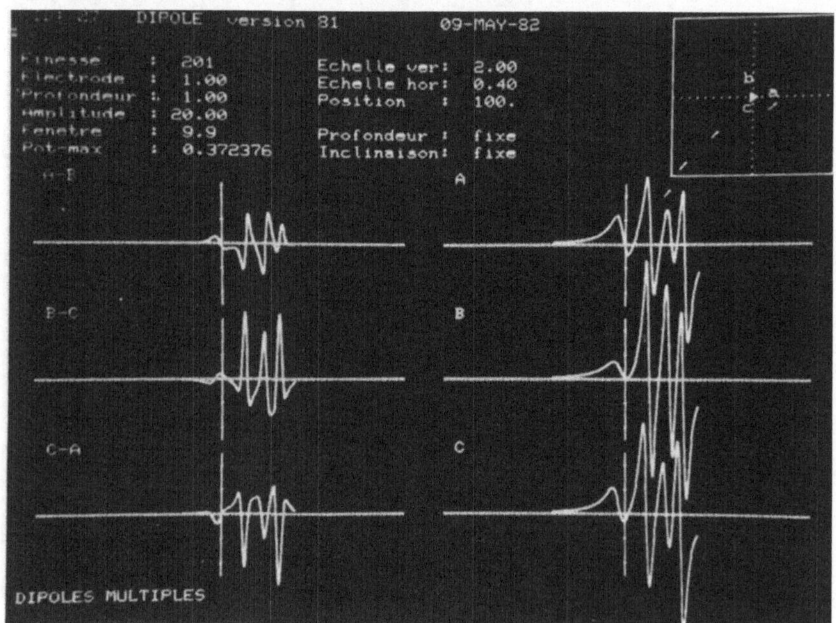

Echelle = Skala

Abb. 6. Aufzeichnung von vielen Dipolen, die nacheinander an der Elektrode vorbeiziehen und eine Fragmentierung der Potentiale verursachen

Wirkung gegenseitig verstärken, während dieselben Dipole sich bei unterschiedlicher Ausrichtung auslöschen können. Dieses Phänomen ist vom EKG her gut bekannt, wo die elektrische Aktivität durch linksventrikuläre Erregung gewöhnlich die elektrischen Phänomene der rechtsventrikulären Erregung aufhebt. Wir können dann ein neues Simulationsmodell erzeugen (Abb. 7), das eine erste, aus vielen parallelen Dipolen bestehende Aktivierungsfront hat, die das Bild einer „normalen Ventrikelwelle" wiedergeben, und das einen einzigen Dipol hat, der die verzögerte Aktivierung wiedergibt. Mit Elektroden, die einen Abstand von 1 mm haben, weicht das Muster nicht allzusehr von dem des eben beschriebenen Simulationsmodells ab, wobei die breite Anregungsfront relativ weit vom Elektrodenpaar wegliegt.

Alle diese Muster weisen darauf hin, daß die Größenordnung des Elektrodenabstandes mit der des Dipols vergleichbar ist. Die Ähnlichkeit zwischen simulierten und mit Elektroden von 1 mm Abstand aufgezeichneten Potentialen kann ein Hinweis darauf sein, daß der „Dipol" des Herzens tatsächlich in der Größenordnung von 1 mm liegt.

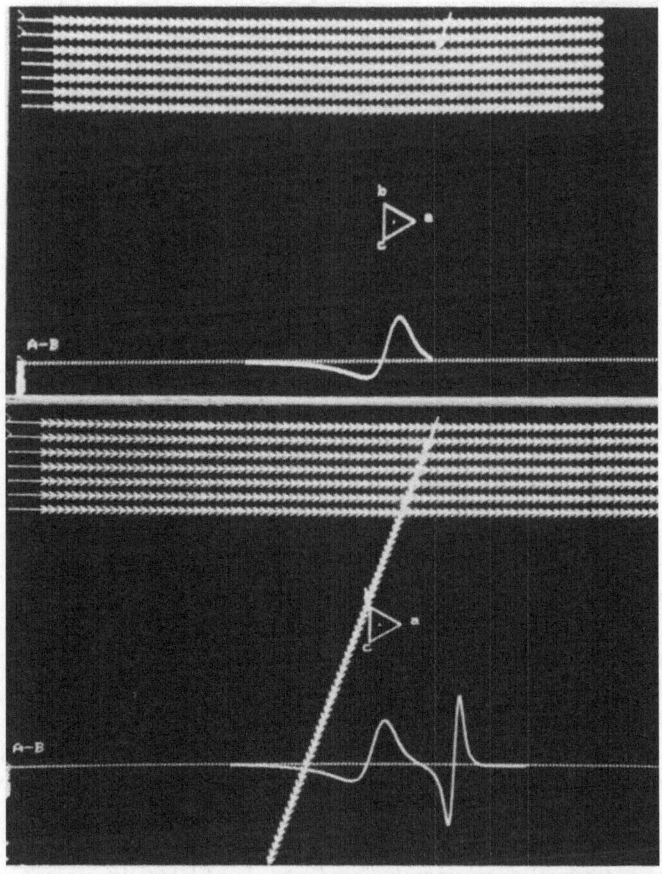

Abb. 7. Simulierung von Spätpotentialen wie in Abb. 5 mit einer ersten Erregungsfront aus zahlreichen Dipolen und einer verzögerten, die an B vorbeiziehen. Man beachte den geringen Unterschied zur Simulation in Abb. 5

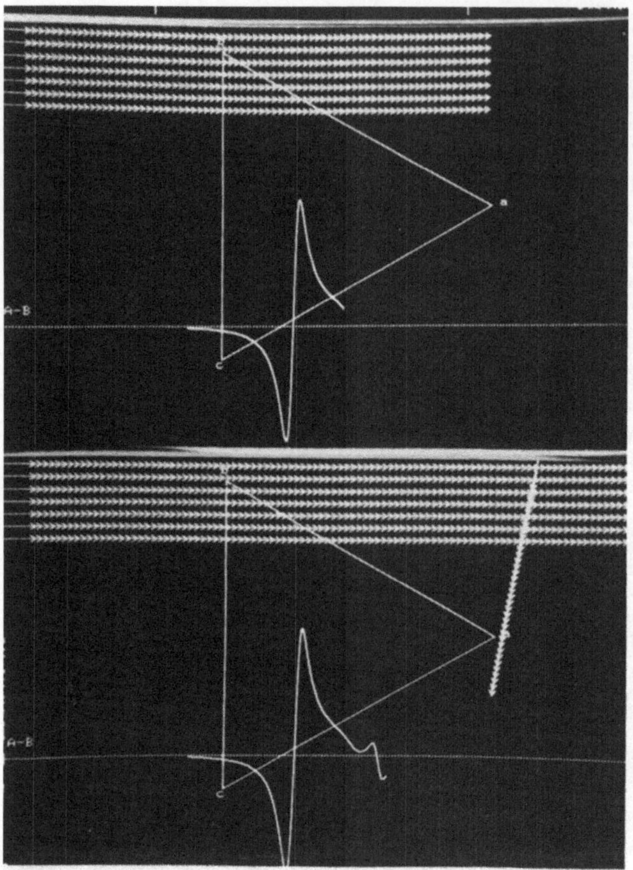

Abb. 8. Gleiche Simulation wie in Abb. 7, wobei der Elektrodenabstand das zehnfache der Dipol-größe beträgt. Das erste Potential ist groß und das Spätpotential hat trotz Vorbeiziehen an der A Elektrode eine geringere Amplitude

Wenn z. B. wie bei Elektroden mit 1 cm Abstand, die Größe des registrierenden Systems die des Dipols um ein Vielfaches übersteigt (Verhältnis 10 : 1), dann verändert sich das Muster.

Wenn wir das gleiche Modell betrachten, in dem eine erste Erregungsfront als Summation vieler Dipole die Ventrikelerregung darstellt und in dem ein später an der Elektrode vorbeigeführter Dipol das Spätpotential darstellt (Abb. 8), so ändert sich zwar die Amplitude des Signals, aber in unterschiedlicher Weise.

Die erste Erregung wird durch das weite bipolare Aufzeichnungssystem mit größerer Amplitude dargestellt, was wahrscheinlich dadurch erklärt werden kann, daß die beiden Elektroden relativ näher an der dazwischen vorbeigeführten Erregungsfront sind. Im Gegensatz dazu wird das Spätpotential eine viel geringere Amplitude aufweisen. Sie wird tatsächlich nur durch eine der beiden Elektroden aufgezeichnet, die dem Dipol am nächsten liegt, weil die andere relativ weit weg liegt. Sie wird von einem weit entfernt liegenden Elektrodenpaar weder bei bipolarer noch bei unipolarer Ableitung aufgezeichnet. Ein derartiges Muster ist dem von endokardialen Aufzeichnungen verzögerter Potentiale sehr ähnlich und könnte die Schwierigkeiten erklären, die das Auffinden solcher Potentiale macht, wenn das Elektrodenpaar nicht exakt in dem anormalen Gebiet plaziert ist.

Schlußfolgerungen

Diese Ergebnisse können eine Erklärung dafür geben, warum die Aufzeichnung von Spätpotentialen mit Elektroden mit 1 mm Abstand problematisch ist:

1. Beim Myokardinfarkt liegen die meisten verzögerten Potentiale subendokardial [8] an der Grenze zwischen gesundem und erkranktem Myokard. Bei epikardialem Mapping mit engen bipolaren Elektroden sprechen diese nur gering auf weit entfernte Potentiale an, was die fehlenden Registrierungen von Spätpotentialen im Vergleich zum endokardialen Mapping erklärt.

2. Bei rechtsventrikulärer Dysplasie haben histologische Untersuchungen [9] gezeigt, daß die Anomalie ihren Ursprung auf der epikardialen Seite des rechten Ventrikels hat, die von Fettgewebe durchsetzt ist, das nur Streifen lebenden Myokards übrigläßt, wo Spätpotentiale auftauchen können, wenn das Subendokard für längere Zeit normal ist. Bei epikardialem Mapping und engen bipolaren Ableitungen kann daher leicht ein anormales bipolares Potential aufgezeichnet werden, während die Elektroden bei endokardialem Mapping zu weit von der anormalen Zone entfernt sind.

Unterschiede im Muster zwischen enger und weiter bipolarer Registrierung sind auf die Geometrie des aufzeichnenden Systems zurückzuführen. Da das weite Elektrodenpaar von der anormalen Zone entfernt ist, weisen die lokalen Potentiale eine geringere Amplitude auf. Die Aufzeichnung von Spätpotentialen mit engen Dipolekeltroden erlaubt eine genaue Lokalisierung der anormalen Zone.

Simulationsversuche unterstützen die Hypothese, daß Spätpotentiale mit der verzögerten Erregung bestimmter ventrikulärer Gebiete zusammenhängen. Die unterschiedlichen Aufzeichnungsmuster sind auf hintereinander oder gleichzeitig interagierende elektrische Dipole zurückzuführen, die nahe an den Elektroden vorbeigeführt werden. Spach [7] hat dies bereits in früheren Untersuchungen vorgeschlagen.

Man soll jedoch, darauf sei abschließend hingewiesen, immer daran denken, daß dieses Modell der Aktivierung des Herzens eben nur ein Modell ist. Das bedeutet, daß die formulierte Hypothese einer Verifizierung durch klinische Versuche bedarf. Die Gleichheit der Muster muß keinesfalls bedeuten, daß die zugrunde liegenden Phänomene die gleichen sind. Diese Ergebnisse mögen als Hinweis dafür aufgefaßt werden, wie vorsichtig die Elektrophysiologen bei der Auslegung der aufgezeichneten Muster vorgehen müssen: Die Aufzeichnung wird nicht nur durch Verstärker und Filtersysteme beeinträchtigt, sondern auch durch das Verhältnis zwischen registriertem Dipol und Elektrodenabstand sowie die Lage der Elektrode. Schließlich muß noch darauf geachtet werden, daß viele Dipole immer Summationsphänomene aufweisen, die die Potentiale bei der Aufzeichnung verstärken und auch, dies bevorzugt, löschen können.

Literatur

1. Fontaine G, Guiraudon G, Frank R (1978) Intramyocardial conduction defects in patients prone to ventricular tachycardia. I. The postexcitation syndrome in sinus rhythm. In: Sandoe E, Julian DG, Bell JW (eds) Management of ve ventricular tachycardia. Role of mexiletine. Excerpta Medica, Amsterdam, pp 39–55
2. Fontaine G, Guiraudon G, Frank R, Gerbaux A, Cousteau JP, Barillon A, Gay J, Cabrol C, Facquet J (1975) La cartographie epicardique et le traitement chirurgical par simple ventriculotomie de certaines tachycardies ventriculaires rebelles par reentree. Arch Mal Coeur 68: 113–124
3. Frank R, Fontaine G, Vedel J, Mialet G, Sol C, Guiraudon G, Grosgogeat Y (1978) Electrocardiologie de quatre cas de dysplasie ventriculaire droite arythmogene. Arch Mal Coeur 71: 963-972
4. Fontaine G, Frank R, Gallais-Hamonno F, Allali I, Phan-Thuc H, Grosgogeat Y (1978) Electrocardiographie des potentiels tardifs du syndrome de post-excitation. Arch Mal Coeur 71: 854–864
5. Fontaine G, Guiraudon G, Frank R, Vedel J, Grosgogeat Y, Cabrol C, Facquet J (1977) Stimulation studies and epicardial mapping in ventricular tachycardia: study of mechanisms and selection for surgery. In: Kulbertus H (ed) Reentrant arrhythmias. MTP, Lancaster, pp 334–350
6. Fontaine G, Pierfitte M, Tonet JL, Fillette F, Frank R, Grosgogeat Y (1981) Interpretation of afterpotentials registered from epicardium, endocardium and body surface in patients with chronic ventricular tachycardia. In: Hombach V, Helger HH (eds) Signal averaging technique in clinical cardiology. Schattauer, Stuttgart New York, p 177
7. Spach MS, Barr RC, Johnson FA, Kootsey MY (1973) Cardiac extracellular potentials. Analysis of complex wave forms about the Purkinje network in dogs. Circ Res 38: 465
8. Wiener I, Mindich B, Pitchon R (1982) Determinants of ventricular tachycardia in patients with ventricular aneurysms: results of intraoperative epicardial and endocardial mapping. Circulation 65: 856
9. Fontaine G, Tereau Y, Frank R, Guiraudon G, Fillette F, Chomette G, Grosgogeat Y (1982) Dysplasie ventriculaire droite arythmogene et maladie de Uhl. Arch Mal Coeur 75: 361

Elektrophysiologische Untersuchungen bei Patienten mit ventrikulären Tachykardien

E. N. Prystowsky, G. V. Naccarelli, J. J. Heger und D. P. Zipies

Patienten mit ventrikulären Tachykardien unterliegen einem besonderen Risiko eines plötzlichen Todes, und daher ist die Therapie solcher Arrhythmien besonders kritisch. Jedoch ergeben nichtinvasive Testverfahren wie z. B. Dauer-EKG-Aufzeichnungen oder Belastungstests oft nicht genug Daten, um die antiarrhythmische Wirksamkeit von Medikamenten zu bestimmen. So kann z. B. das Auftreten einzelner Arrhythmien zeitlich weit auseinander liegen, und viele Patienten, die zur Zeit der Entlassung anscheinend medikamentös wirkungsvoll versorgt sind, sterben plötzlich oder werden wegen wiederkehrender Arrhythmien und/oder Synkopen wieder eingeliefert. Darüber hinaus wirken Antiarrhythmika auch arrhythmogen und können zum plötzlichen Tod führen, obwohl diese Eigenschaft des Medikaments oft für Wochen und Monate nicht sichtbar wird (Selzer u. Wray 1964; Meltzer et al. 1978; Rinkenberger et al. 1082).

Kürzlich wurde die elektrophysiologische Untersuchung als eine Technik empfohlen, mit der die Wirksamkeit von Medikamenten bei Patienten mit ventrikulären Tachykardien (Fischer et al. 1974; Horowitz et al. 1978; Mason u. Winkle 1978; Naccarelli et al. 1981; Naccarelli et al. im Druck) und beim Herzstillstand außerhalb der Klinik geprüft werden kann (Ruskin et al. 1980). Wir (Naccarelli et al. 1981; Naccarelli et al. im Druck) sowie andere (Fisher et al. 1977; Mason u. Winkle 1978; Horowitz et al. 1978; Ruskin et al. 1980) konnten zeigen, daß die medikamentöse Unterdrückung von ventrikulären Tachyarrhythmien unter der Kontrolle elektrophysiologischer Untersuchungen die Vorhersage erlaubte, daß diese Arrhythmien für die nächsten 1–2 Jahre nicht mehr auftauchten. Wir betrachten jedoch die Reihenteste von Medikamenten bei Patienten mit ventrikulären Tachykardien als noch im Experimentalstadium befindlich, und nach unserem Gefühl bleiben viele Punkte ungeklärt: Wer bedarf z. B. elektrophysiologischer Reihenuntersuchung, was stellt eine „akzeptable" elektrophysiologische Antwort während der medikamentösen Therapie dar, und was ist ein adäquates Stimulationsprotokoll für ventrikuläre Tachykardien? In diesem Kapitel stellen wir die jüngsten Ergebnisse aus unseren Labors mit der Absicht vor, einige dieser Fragen zu beantworten.

Die wiederholte ventrikuläre Antwort – kein nützlicher Indikator für wiederkehrende ventrikuläre Tachykardien

Greene et al. haben 1978 berichtet, daß die Induzierung von wiederholten ventrikulären Antworten beim Menschen „Patienten mit lebensbedrohender ventrikulärer Instabilität identifizieren kann". Um wiederholte ventrikuläre Antworten durch Induktion zu untersuchen, wurden Elektrodenkatheter in das Herz plaziert, und während der Vorhoferregung wurde der Ventrikel mit verschiedenen Kopplungsintervallen so lange vorzeitig stimuliert, bis die Refraktärphase des Ventrikels erreicht oder eine ventrikuläre Antwort induziert war. Als wiederholte ventrikuläre Reaktion definierte man zwei oder mehrere vorzeitige ventrikuläre Komplexe als Antwort auf einen ventrikulären Reiz; d. h. daß bei einer vorzeitigen Reizung des Ventrikels der Reiz einen induzierten ventrikulären Komplex ergab, auf den mindestens ein nicht induzierter ventrikulärer Komplex erfolgte (Abb. 1 und 2). Bemerkenswert ist, daß diese Autoren (Greene et al. 1978) den Mechanismus der wiederholten ventrikulären Reaktion, den sie bei ihren Patienten induziert hatten, nicht aufklärten. Darüber hinaus schlossen Greene et al. (1978), daß die wiederholte ventrikuläre Antwort beim normalen Patienten nicht auftaucht, daß sie aber bei 88% der Patienten mit wiederkehrenden ventrikulären Tachykardien zu finden ist. Bei Patienten mit überstandenem Myokardinfarkt läßt die Induzierung von wiederholter ventrikulärer Antwort auf eine hohe Rate von ventrikulären Tachykardien oder von plötzlichem Herztod schließen. In einer weiteren Studie derselben Gruppe zeigten Schaeffer et al. (1978), daß die Unterdrückung dieser wiederholten ventrikulären Antwort unter Aprindintherapie mit einer erfolgreichen antiarrhythmischen Behandlung einherging. Diese Ergebnisse waren vielversprechend, da sie darauf hinwiesen, daß man mit einer relativ einfachen Methode Patienten mit einem großen Risiko für einen Sekundentod identifizieren und die Wirksamkeit der medikamentösen Therapie zur Verhinderung von ventrikulären Tachykardien aufzeigen kann.

Wir führten diese Untersuchung der wiederholten ventrikulären Reaktion in 148 elektrophysiologischen Untersuchungen bei 125 Patienten durch, die wegen ventrikulärer Tachykardien, supraventrikulärer Tachykardien, Bradyarrhythmien oder Synkopen unbekannter Herkunft untersucht wurden. Im besonderen bestimmten wir

1. bei 47 Patienten mit und bei 50 Patienten ohne Vorgeschichte von ventrikulären Tachykardien das Vorkommen von wiederholter ventrikulärer Antwort, die sowohl durch ein Reentry ohne Schenkelbeteiligung als auch ein Reentry mit Schenkelbeteiligung verursacht wurde. (Vorangegangene Berichte hatten Patienten mit wiederholter ventrikulärer Reaktion, die über die Schenkel wiedereintritt, nicht registriert, da sie physiologisch zu sein scheinen);
2. das Vorkommen beider Formen von wiederholter ventrikulärer Antwort, indem wir zwei Typen elektrophysiologischer Stimulation wählten, nämlich eine einzelne vorzeitige Erregung des Ventrikels während des Sinusrhythmus oder während eines atrial stimulierten Vorhofrhythmus und eine einzelne ventrikuläre Erregung während eines durch ventrikuläre Stimulation erzeugten Basisrhythmus;
3. ob die Induzierung von Reentry ohne Bündelbeteiligung dazu verwendet werden kann, jene Patienten zu identifizieren, die ein Risiko tragen, in der Folgezeit eine symptomatische ventrikuläre Tachykardie zu entwickeln oder plötzlich zu sterben.

Um eine wiederholte ventrikuläre Antwort zu induzieren, wurde nach jedem achten Schlag ein einzelner vorzeitiger ventrikulärer Stimulus gegeben, wobei in der späten Diastole während des Sinusrhythmus oder während der Kontrolle der Herzfrequenz durch elektrische Stimulation des Vorhofes und/oder des Ventrikels begonnen wurde. Das Kupplungsintervall der vorzeitigen Erregung wurde in Schritten von 10–20 ms verkürzt, bis eine wiederholte ventrikuläre Antwort induziert wurde oder bis die Refraktärphase des Ventrikels erreicht war. Während der ventrikulären Stimulation wurde in 93% der Untersuchungen mehr als ein Stimulationszyklus angewendet und in 81% der Untersuchungen mehr als eine Stelle des rechten Ventrikels (Apex und Ausflußgebiet) stimuliert. Während der elektrischen Vorhoferregung wurde in 22% der Fälle der Ventrikel an einer zweiten Stelle stimuliert, und eine zweite elektrisch stimulierte Vorhoffrequenz wurde bei 16% der Patienten verwendet, bei denen bei der ersten untersuchten ventrikulären Stimulation keine wiederholte ventrikuläre Antwort induziert werden konnte. Unser Stimulationsprotokoll, das wir für die Auslösung ventrikulärer Tachykardien verwendeten, ist im Detail publiziert (Rinkenberger et al. 1982). Es beinhaltet elektrisch stimulierten Vorhofrhythmus mit steigenden Frequenzen und vorzeitig einfallenden atrialen Zusatzstimuli, vorzeitige ventrikuläre Extrastimuli, die an einer oder mehreren Stellen des rechten Ventrikels als Einzel- oder Doppelstimuli appliziert wurden, während der Ventrikel mit einer oder zwei verschiedenen Basisfrequenzen stimuliert wird, letztlich eine Salve ventrikuläre Stimuli (3–8 Komplexe) mit einem Stimulationsintervall von 250 ms und weniger.

Als wiederholte ventrikuläre Antwort werden zwei oder mehr vorzeitige ventrikuläre Komplexe definiert, die durch einen einzigen vorzeitigen Anregungsimpuls des Ventrikels hervorgerufen werden, der entweder während des Sinusrhythmus, der elektrischen Vorhof- oder der Ventrikelerregung gegeben wird. Eine wiederholte ventrikuläre Antwort wird nur dann als Reentry mit Bündelbeteiligung interpretiert, wenn sie nach einer kritischen V_2H_2-Verzögerung auftritt und wenn ihr H_2V_3-Intervall $\geqq$ dem HV-Intervall des übergeleiteten supraventrikulären Komplexes ist (Abb. 1). Die Gestalt des QRS-Komplexes der wiederholten ventrikulären Antwort gleicht im allgemeinen dem QRS-Komplex, der durch apikale Erregung des rechten Ventrikels induziert wird. Alle übrigen wiederholten ventrikulären Antworten wurden als Reentry ohne Bündelbeteiligung

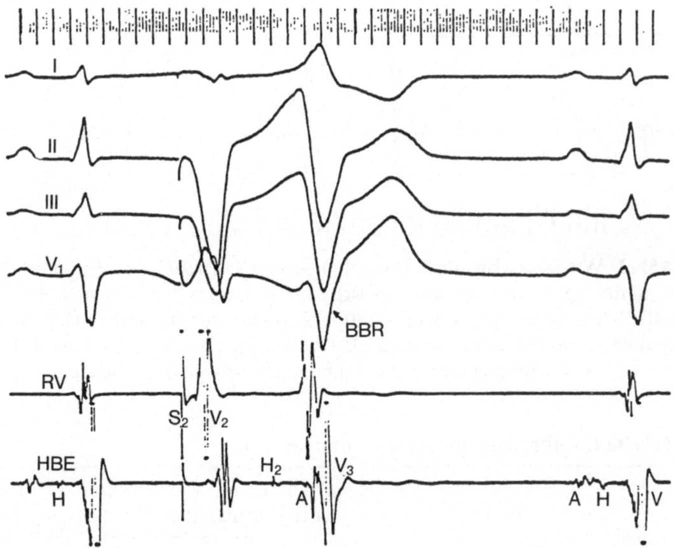

Abb. 1. Wiedereintritt mit Bündelbeteiligung auf einen vorzeitigen ventrikulären Stimulus (S_2) während Sinusrhythmus hervorgerufen. Es ist zu beachten, daß das H_2V_3-Intervall (80 ms) länger als das HV-Intervall (60 ms) während des Sinusrhythmus ist. *BBR* = Wiedereintritt mit Bündelbeteiligung; H_2 = retrogrades His-Potential von V_2; *HBE* = His-Bündelelektrogramm; *RV* = Elektrogramm des rechten Ventrikels; S_2 = vorzeitiger ventrikulärer Stimulus; V_2 = ventrikuläre Antwort induziert durch S_2; V_3 = wiederholte ventrikuläre Antwort. (Wiedergegeben mit Erlaubnis des British Heart Journal)

interpretiert. Die Konfiguration dieser wiederholten ventrikulären Antworten unterschied sich im allgemeinen von dem Komplex, der während apikaler Anregung des rechten Ventrikels ausgelöst wurde, und sehr oft war kein His-Potential zu sehen oder – falls vorhanden – war das H_2V_3-Intervall kürzer als das HV-Intervall des übergeleiteten supraventrikulären Impulses (Abb. 2).

97 Patienten, 47 mit und 52 ohne Vorgeschichte einer ventrikulären Tachykardie, wurden unter Verwendung eines einzelnen vorzeitigen ventrikulären Stimulus während der Ventrikelerregung elektrophysiologisch untersucht, und bei 48 dieser Patienten wurde während Sinusrhythmus oder während des elektrischen Vorhofrhythmus oder während

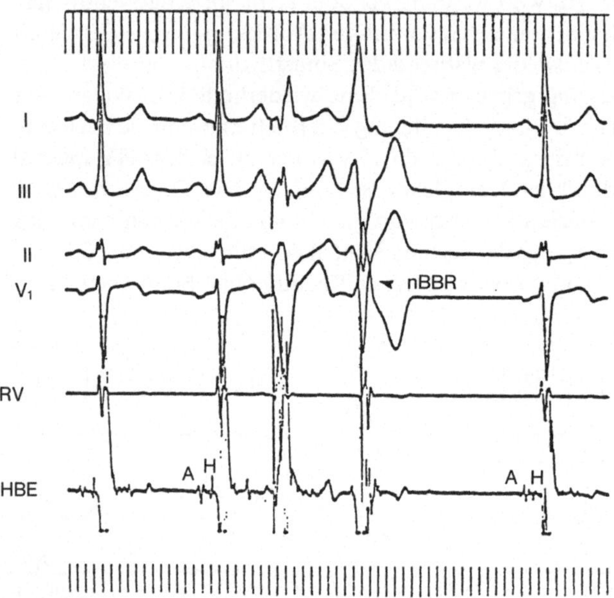

Abb. 2. Wiedereintritt ohne Bündelbeteiligung *(nBBR),* der durch einen vorzeitigen ventrikulären Stimulus *(S₂)* während des Sinusrhythmus hervorgerufen wird. Es ist beachtenswert, daß der nBBR-Komplex eine andere Konfiguration als der ausgelöste ventrikuläre Komplex *(V₂)* hat und daß kein His-Potential vor dem nBBR-Komplex aufgezeichnet wird. (Abkürzungen s. Legende zu Abb. 1.) – (Wiedergegeben mit Erlaubnis des British Heart Journal)

Tabelle 1. Auftreten repetitiver Ventrikelerregungen

	Patienten mit ventrikulären Tachykardien (n = 47)		Patienten ohne ventrikuläre Tachykardien (n = 50)	
	Ventrikuläre Stimulation	Atriale Stimulation	Ventrikuläre Stimulation	Atriale Stimulation
Anzahl der Patienten	47	27	50	21
Wiederholter ventrikulärer Response	38 (80,9%)	10 (37,0%)	33 (66,0%)	2 (9,5%)
Reentry ohne Bündelbeteiligung	33 (70,2%)	9 (33,3%)	15 (30,0%)	1 (4,8%)
Reentry mit Bündelbeteiligung	22 (46,8%)	1 (3,7%)	28 (56,0%)	2 (9,5%)

beider Phasen (im folgenden als Gruppe mit Vorhoferregung bezeichnet) ein Extrareiz gegeben.

Das Auftreten von wiederholten ventrikulären Antworten bei beiden Stimulationsverfahren ist in Tabelle 1 dargestellt. Bei den 47 Patienten mit ventrikulären Tachykardien und bei den 50 Patienten ohne ventrikuläre Tachykardien fanden sich Reentry mit oder ohne Beteiligung des Bündels während ventrikulärer Anregung öfter als bei Vorhofstimulierung. Bei Patienten mit ventrikulärer Tachykardie tauchten mit beiden Stimulationsmethoden Reentry ohne Bündelbeteiligung öfter auf (p < 0,001) als bei Patienten ohne ventrikuläre Tachykardie. Zusätzlich zu den 97 Kontrolluntersuchungen wurden 51 Untersuchungen an Patienten durchgeführt, die Antiarrhythmika einnahmen. Das Auftreten von wiederholten ventrikulären Antworten war statistisch nicht signifikant verschieden von dem Auftreten bei Patienten, die keine Antiarrhythmika einnahmen.

Um herauszufinden, ob induzierter Wiedereintritt ohne Bündelbeteiligung dazu geeignet ist, Patienten zu identifizieren, die einem Risiko unterliegen, künftig symptomatische ventrikuläre Tachykardien zu entwickeln oder den Sekundentod zu sterben, haben wir 59 antiarrhythmisch behandelte Patienten kurz vor ihrer Entlassung einer elektrophysiologischen Untersuchung unterzogen und sie dann durchschnittlich 10,9 Monate weiterhin beobachtet. Die Vorhersagegenauigkeit wurde mit folgender Formel berechnet:

$$\frac{\text{wirklich positiv} + \text{wirklich negativ}}{\text{Gesamtzahl der Patienten}}$$

Als wirklich positiv wurde ein wiederholter ventrikulärer Wiedereintritt ohne Bündelbeteiligung bezeichnet, der während der Untersuchung vor der Entlassung vorhanden war und mit Wiederauftreten von ventrikulären Tachykardien während der Nachbeobachtungszeit. Als wirklich negativ wurde ein Patient definiert, wenn ein wiederholter ventrikulärer Wiedereintritt ohne Bündelbeteiligung nicht auftrat und wenn während der Nachuntersuchung keine Arrhythmien auftauchten. Wir fanden, daß ein Wiedereintritt ohne Bündelbeteiligung, der während ventrikulärer und atrialer Anregung induziert wurde, eine Vorhersagegenauigkeit von 59% (ventrikulär) bzw. 64% (atrial) hatte. Daher ergibt keine Technik eine ausreichend präzise Vorhersagegenauigkeit, um den Test klinisch anwendbar zu machen.

Eine zusätzliche Beobachtung verdient, kommentiert zu werden. Die Vorhersagegenauigkeit bei ventrikulärem Wiedereintritt ohne Bündelbeteiligung, der während des Vorhofpacing induziert wird, scheint bei Patienten größer zu sein, bei denen während derselben elektrophysiologischen Untersuchung auch ventrikuläre Tachykardien ausgelöst wurden. So wurde z. B. bei 16 Patienten, die während der Untersuchung vor ihrer Entlassung auch eine wiederholte ventrikuläre Antwort während der atrialen Stimulation hatten, eine ventrikuläre Tachykardie induziert. 8 Patienten hatten zusätzlich zu den induzierten ventrikulären Tachykardien einen Wiedereintritt ohne Bündelbeteiligung und bei 7 von diesen 8 traten erneut Arrhythmien auf, oder sie starben an plötzlichem Herztod. Im Gegensatz dazu hatten nur 2 von 8, die keinen Wiedereintritt ohne Bündelbeteiligung hatten, während der Nachbeobachtung ventrikuläre Tachykardien. Es sind weitere Untersuchungen notwendig, um die Vorhersagegenauigkeit bei Verwendung verschiedener elektrophysiologischer Variablen bestimmen zu können.

Elektrophysiologische Untersuchungen bei Patienten mit ventrikulären Tachykardien, aber ohne koronare Herzkrankheit

Im Gegensatz zu den Untersuchungen über wiederholte ventrikuläre Erregung scheint die elektrophysiologische Reihenuntersuchung dann wertvoll zu sein, wenn die Fähigkeit, ventrikuläre Tachykardien zu induzieren, der Beurteilung einer erfolgreichen medikamentösen Therapie dient (Fisher et al. 1977; Mason u. Winkle 1978; Horowitz et al. 1978; Naccarelli et al. 1981; Ruskin et al. 1980; Naccarelli et al. im Druck). Patienten, bei denen vor der Therapie mit Medikamenten eine ventrikuläre Tachykardie induziert werden konnte und anschließend nicht mehr, haben im allgemeinen kein Wiederauftreten ventrikulärer Tachykardien, wenn sie die Dosis des Antiarrhythmikums weiter nehmen, die während der elektrophysiologischen Untersuchung die Induzierung von ventrikulären Tachykardien verhindert hat (Fisher et al. 1977; Mason u. Winkle 1978; Horowitz et al. 1978; Naccarelli et al. 1981; Ruskin et al. 1980; Prystowsky et al. 1980; Naccarelli et al. im Druck).

Eine offensichtliche Voraussetzung für elektrophysiologische Reihenuntersuchungen ist die Notwendigkeit, bei der Kontrolle vor Therapiebeginn ventrikuläre Tachykardien induzieren zu können. Vorangegangene Untersuchungen (Fisher et al. 1977; Mason u. Winkle 1978; Josephson et al. 1978; Vandepol et al. 1980) haben gezeigt, daß bei mehr als 80% der Patienten mit vorangegangenen anhaltenden ventrikulären Tachykardien durch eine programmierte elektrische Stimulation ventrikuläre Tachykardien hervorgerufen werden können. In anderen Studien (Wellens et al. 1976; Denes et al. 1976) wurde die Induzierbarkeit von ventrikulären Tachykardien nur bei einem wesentlich geringeren Prozentsatz von Patienten gesehen. Obwohl die Unterschiede in der Induzierbarkeit ventrikulärer Tachykardien in den oben genannten Untersuchungen z. T. durch die unterschiedlichen Stimulationsprotokolle erklärt werden können, können auch die unterschiedlichen Patientengruppen und die verschiedenen Typen der ventrikulären Tachykardien von Bedeutung sein, da die letztgenannten Gruppen (Wellens et al. 1976; Denes et al. 1976) einen höheren Anteil von Patienten hatten, die keine koronare Herzkrankheit aufwiesen.

Um festzustellen, ob die Anwesenheit oder die Art der Herzkrankheit oder die Dauer der spontanen ventrikulären Tachykardien oder beides die Häufigkeit der Induktion der ventrikulären Tachykardien beeinflussen, haben wir prospektive elektrophysiologische Untersuchungen an 161 aufeinanderfolgenden Patienten durchgeführt, die an uns zur Abklärung der ventrikulären Tachykardien überwiesen worden waren. 78 Patienten hatten eine Koronarerkrankung und 83 hatten keine identifizierbare Herzerkrankung (primär elektrophysiologische Erkrankung) oder andere Herzerkrankung als Koronarkrankheit. Zur Zeit der elektrophysiologischen Untersuchung nahm kein Patient außer Digitalis ein antiarrhythmisches Medikament ein. Alle Patienten wurden mit demselben Stimulationsprotokoll untersucht (Rinkenberger et al. 1982; s. oben), um ventrikuläre Tachykardien zu induzieren.

Patienten ohne Erkrankung der Koronararterien wurden in drei Gruppen unterteilt:
1. die Diagnose kongestive Kardiomyopathie wurde bei Kardiomyopathiepatienten dann gestellt, wenn Herzvergrößerung und verminderte Kontraktivität des linken Ventrikels durch Ventrikulographie und/oder Echokardiographie belegt war. Wenn Patienten im Echokardiogramm eine asymmetrische oder konzentrische Hypertro-

phie des linken Ventrikels aufwiesen, wurde die Diagnose hypertrophe Kardiomyopathie gestellt;
2. primär elektrophysiologische Erkrankung wurde bei Patienten diagnostiziert, die Arrhythmien aufwiesen und bei körperlicher Untersuchung, im Echokardiogramm (7 Patienten) oder bei Katheterisierung (21 Patienten) keinerlei Anzeichen einer organischen Herzerkrankung zeigten;
3. Mitralklappenprolaps, der durch Echokardiographie belegt wurde.

Eine induzierte ventrikuläre Tachykardie wurde als anhaltend bezeichnet, wenn sie mehr als 30 s dauerte oder vor dieser Zeit aus Gründen hämodynamischer Komplikationen beendet werden mußte. Als nichtandauernde ventrikuläre Tachykardien wurden solche bezeichnet, die innerhalb von 30 s spontan aufhörten.

Induktion ventrikulärer Tachykardien bei Patienten ohne Koronarerkrankung

37 Patienten wiesen Kardiomyopathien auf: 30 kongestive, 4 hypertrophe ohne Ausflußstörungen und 3 kongestive Kardiomyopathien auf dem Boden eines Herzklappenfehlers. 28 Patienten hatten eine primär elektrophysiologische Störung, und 18 Patienten hatten einen Mitralklappenprolaps. Insgesamt handelte es sich um 44 Männer und 39 Frauen mit einem Durchschnittsalter von 44,2 ± 17,1 Jahren. 39 Patienten hatter vorher Synkopen gehabt, 28 Präsynkopen oder Schwindelgefühl, 7 nur Herzklopfen und 6 waren symptomlos. 44 Patienten mit einer vorangegangenen andauernden ventrikulären Tachykardie hatten wegen ihrer Arrhythmie mindestens eine der obigen Störungen.

Bei den Patienten, bei denen eine ventrikuläre Tachykardie induziert werden konnte, wurden 4,2 ± 1,2 Ereignisse von ventrikulären Tachykardien ausgelöst. Die Induktion von ventrikulären Tachykardien wurde vom Typ der vorliegenden Herzerkrankung beeinflußt. Bei Patienten, die eine vorangegangene anhaltende ventrikuläre Tachykardie aufwiesen, war die Induktion von ventrikulären Tachykardien bei 13 von 25 (52%) der Patienten mit Kardiomyopathie, bei 9 von 9 (100%) Patienten mit primär elektrophysiologischer Erkrankung und bei 5 von 5 (100%) Patienten mit Mitralklappenprolaps möglich. Bei Patienten, die über vorangegangene, nichtandauernde ventrikuläre Tachykardien berichteten, war die Induzierung erfolgreich bei 4 von 12 (33%) Patienten mit Kardiomyopathie, 6 von 19 (32%) mit primär elektrophysiologischer Erkrankung und 5 von 13 (39%) mit Mitralklappenprolaps. Nimmt man alle Gruppen zusammen, so wurde eine ventrikuläre Tachykardie bei 69% der Patienten, die vorher eine andauernde ventrikuläre Tachykardie hatten und bei 34% der Patienten, die nur vereinzelte ventrikuläre Tachykardien hatten, hervorgerufen (p < 0,5). Bemerkenswert ist, daß bei keinem der Patienten, die in ihrer Vorgeschichte nichtanhaltende ventrikuläre Tachykardien aufwiesen, eine andauernde ventrikuläre Tachykardie induziert werden konnte.

Eine interessante Untergruppe stellen die 8 Patienten mit wiederholten nichtanhaltenden ventrikulären Tachykardien dar (Parkinson u. Papp 1947; Rahilly et al. im Druck). Von diesen 8 Patienten hatten 6 eine primär elektrophysiologische Erkrankung, einer Kardiomyopathie und einer Mitralklappenprolaps. Bei keinem konnte im Labor eine ventrikuläre Tachykardie induziert werden. Wenn man diese Gruppe ausschließt,

so konnten bei 15 der verbleibenden 36 Patienten (42%), die in ihrer Vorgeschichte
nichtanhaltende ventrikuläre Tachykardien aufwiesen, mit der programmierten elektrischen Stimulation eine ventrikuläre Tachykardie induziert werden.

Bei 9 Patienten wurde zusätzlich zum rechten Ventrikel auch der linke stimuliert. Bei
3 der 9 Patienten konnte durch Anregung beider Ventrikel eine ventrikuläre Tachykardie
induziert werden, bei 2 Patienten nur durch den rechten Ventrikel und bei einem nur
durch den linken. Bei 3 Patienten konnte weder durch Stimulierung des rechten noch
des linken Ventrikels eine ventrikuläre Tachykardie induziert werden.

Induzierung von ventrikulären Tachykardien bei Patienten mit koronarer Herzkrankheit

Bei 56 von 59 Patienten (95%), die in ihrer Anamnese über anhaltende ventrikuläre Tachykardien berichteten und bei 15 von 19 Patienten (79%), die nichtandauernde ventrikuläre Tachykardien aufwiesen, konnten im Labor ventrikuläre Tachykardien induziert
werden. Bei Patienten mit koronarer Herzerkrankung wurden öfters ventrikuläre Tachykardien induziert als bei solchen ohne koronare Herzerkrankung. Dieser Unterschied
war sowohl für Patienten mit einer Vorgeschichte von andauernden ventrikulären Tachykardien (p < 0,01) als auch für Patienten mit einer Vorgeschichte von nichtanhaltenden ventrikulären Tachykardien (p < 0,05) signifikant.

Als Schlußfolgerung ergibt sich, daß die Induzierung ventrikulärer Tachykardien im
Labor von vielen Faktoren abhängt, wie z. B. ob eine Herzerkrankung vorliegt und von
welcher Art, sowie von der Art der ventrikulären Tachykardie selbst. Die Häufigkeit induzierter ventrikulärer Tachykardien bei Patienten mit wiederholten nichtanhaltenden
ventrikulären Tachykardien ist so niedrig, daß wir für diese Patienten die elektrophysiologische Untersuchung nicht mehr empfehlen.

Literatur

Denes P, Wu D, Dhingra RC, Amat-Y-Leon F, Wyndham C, Mautner RK, Rosen KM (1976) Electrophysiologic studies in patients with chronic recurrent ventricular tachycardia. Circulation
54: 229–236
Fisher JD, Cohen HL, Mehra R, Altschuler H, Escher DJW, Furman S (1977) Cardiac pacing and
pacemakers. II. Serial electrophysiologic-pharmacologic testing for control of recurrent tachyarrhythmias. Am Heart J 93: 658–668
Greene HL, Reid PR, Schaeffer AH (1978) The repetitive ventricular response in man. A predictor
of sudden death. N Engl J Med 299: 729–734
Horowitz LN, Josephson ME, Farshidi A, Spielman SR, Michelson EL, Greenspan AM (1978)
Recurrent sustained ventricular tachycardia. 3. Role of the electrophysiologic study in selection
of antiarrhythmic regimens. Circulation 58: 986–997
Josephson ME, Horowitz LN, Farshidi A, Kastor JA (1978) Recurrent sustained ventricular tachy-
cardia. 1. Mechanisms. Circulation 57:431–440
Mason JW, Winkle RA (1978) Electrode-catheter arrhythmia induction in the selection and assess-

ment of antiarrhythmic drug therapy for recurrent ventricular tachycardia. Circulation 58: 971–985

Meltzer RS, Robert EW, McMorrow M, Martin RP (1978) Atypical ventricular tachycardia as a manifestation of disopyramide toxicity. Am J Cardiol 42: 1049–1053

Naccarelli GV, Prystowsky EN, Jackman WM, Heger JJ, Rinkenberger RL, Zipes DP (1981) The repetitive ventricular response. Prevalence and prognostic significance. Br Heart J 46: 152–158

Naccarelli GV, Prystowsky EN, Jackman WM, Heger JJ, Rahilly GT, Zipes DP (1982) Role of electrophysiologic testing in managing patients who have ventricular tachycardia unrelated to coronary artery disease. Am J Cardiol 50: 165–171

Parkinson J, Papp C (1947) Repetitive paroxysmal tachycardia. Br Heart J 9: 241–262

Prystowsky EN, Heger JJ, Zipes DP (1982) The recognition and treatment of patients at risk for sudden death. In: Eliot RS (ed) Cardiac emergencies. Futura, Mount Kisco/New York, 353–384

Rahilly GT, Prystowsky EN, Zipes DP, Naccarelli GV, Jackman WM, Heger JJ (1982) Clinical and electrophysiologic findings in patients with repetitive monomorphic ventricular tachycardia and otherwise normal electrocardiogram. Am J Cardiol 50: 459–468

Rinkenberger RL, Prystowsky EN, Jackman WM, Naccarelli GV, Heger JJ, Zipes DP (1982) Drug conversion of nonsustained ventricular tachycardia to sustained ventricular tachycardia during serial electrophysiologic studies: Identification of drugs that exacerbate tachycardia and potential mechanisms. Am Heart J 103: 117–184

Ruskin JN, DiMarco JP, Garan H (1980) Out-of-hospital cardiac arrest: electrophysiologic observations and selection of long-term antiarrhythmic drug therapy. N Engl J Med 303: 607–613

Schaeffer AH, Greene HL, Reid PR (1978) Suppression of the repetitive ventricular response: an index of long-term antiarrhythmic effectiveness of aprindine for ventricular tachycardia in man. Am J Cardiol 42: 1007–1012

Selzer A, Wray HW (1964) Quinidine syncope. Paroxysmal ventricular fibrillation occurring during treatment of chronic atrial arrhythmias. Circulation 30: 17–26

Vandepol CJ, Farshidi A, Spielman SR, Greenspan AM, Horowitz LN, Josephson ME (1980) Incidence and clinical significance of induced ventricular tachycardia. Am J Cardiol 45: 725–731

Wellens HJJ, Duren DR, Lie KI (1976) Observations on mechanisms of ventricular tachycardia in man. Circulation 54: 237–244

Die Ergebnisse invasiver Methoden

H. J. Wellens

Wenn man den Wert einer programmierten Stimulation des Herzens für die Untersuchung von Mechanismus und Therapie von Tachykardien diskutieren will, ist es hilfreich, die Patientenpopulation in drei Gruppen einzuteilen:
1. Patienten mit elektrokardiographisch belegten Tachykardien,
2. Patienten mit einer Vorgeschichte von Tachykardien, die aber nicht dokumentiert sind,
3. Patienten mit einem hohen Risiko an einer Arrhythmie zu sterben.

Unsere Methoden der programmierten Stimulation und ihrer Aufzeichnung bei Patienten wurden bereits an anderer Stelle veröffentlicht und sollen hier nicht diskutiert werden [1].

Patienten mit elektrokardiographisch belegten Tachykardien

Wie aus den Tabellen 1 und 2 gefolgert werden kann, läßt sich bei den meisten Patienten, die an langanhaltenden, durch EKG nachgewiesenen Tachykardien leiden, während der Stimulationsstudie der gleiche Arrhythmietyp auslösen. Während einer solchen Untersuchung sollen ausreichende EKG-Aufzeichnungen gemacht werden, um zu beweisen, daß die ausgelöste Arrhythmie mit der vorher klinisch dokumentierten identisch ist. Wir haben kürzlich darauf hingewiesen, wie wichtig es ist, unterschiedliche Stimulationsorte, Schrittmacherfrequenzen sowie Anzahlen von Extrastimuli zu verwenden, um

Tabelle 1. Ergebnis der programmierten elektrischen Stimulation bei 442 Patienten mit nachgewiesenen supraventrikulären Tachykardien

	Anzahl der Patienten	Auslösung	Beendigung
Vorhoftachykardie	55	33 (60%)	37 (67%)
Vorhofflattern	59	4 (67%)	55 (93%)
Intranodal	105	105 (100%)	105 (100%)
AV-junktionale Tachykardie	56	56 (100%)	56 (100%)
verborgene akzessorische Leitungsbahn			
(Leitungsbahn unbekannt)	4	4 (100%)	4 (100%)
Digitalis	5	0	0
Supraventrikuläre Tachykardie unbekannter Herkunft	6	0	
WPW-Syndrom	152	152 (100%)	152 (100%)
Gesamt	442		

Tabelle 2. Ergebnisse der PES* bei 165 Patienten mit belegten ventrikulären Tachykardien

	Anzahl der Patienten	Auslösung	Beendigung
Kurz andauernde ventrikuläre Tachykardien	23	2 (8,5%)	2 (8,5%)
Belastungsinduzierte ventrikuläre Tachykardien	6	3 (50%)	1 (17%)
Verlängerte QT-Dauer	14	3 (21%)	0
Anhaltende ventrikuläre Tachykardien			
a) Myokardinfarkt liegt weniger als 29 h zurück	8	0	2 (25%)
b) Myokardinfarkt liegt 24 h bis 5 Wochen zurück	5	2 (40%)	4 (80%)
c) Myokardinfarkt älter als 5 Wochen	65	59 (90%)	63 (97%)
d) Idiopathisch	30	27 (90%)	27 (90%)
e) Andere Ursachen	14	7 (50%)	5 (35%)
Gesamt	165		

* PES = programmierte Extrastimulusmethode

ein Maximum an Informationen zu bekommen [2]. Bei all unseren Patienten haben wir wenigstens drei unterschiedliche Zykluslängen sowie bis zu vier vorzeitige Stimulationen angewendet.

Die Tatsache, daß es möglich ist, im Katheterlabor die klinisch nachgewiesene Tachykardie reproduzierbar auszulösen, ermöglicht uns die Untersuchung der Auswirkung intravenös und oral verabreichter Medikation auf die Arrhythmie. Man sollte sich jedoch über die Gefahren und Grenzen dieser Methode im klaren sein (Tabelle 3). Es soll ganz deutlich darauf hingewiesen werden, daß zwar ein Verhüten der Tachykardieauslösung auf einen Kurzzeiteffekt des Pharmakons hinweist, daß aber keinesfalls eine klinische Wirksamkeit des Medikaments ausgeschlossen werden kann, wenn nach Applikation die Wiederauslösung der Tachykardie nicht zu verhindern ist. Amiodarone ist ein Beispiel für die Medikamente, die in die letztgenannte Kategorie fallen.

Patienten mit einer Vorgeschichte von Tachykardie, die aber nicht durch EKG belegt ist

Zu Tabelle 4 sind die Daten von 80 solcher Patienten aufgelistet. Bei 53 kann während der programmierten Stimulation des Herzens eine anhaltende Tachykardie ausgelöst werden. Bei 8 der 19 Patienten, bei denen eine AV-Knoten-Tachykardie ausgelöst werden konnte, war dies nur nach Atropingabe möglich. Vor der Gabe von Atropin zeigten alle diese Patienten Hinweise für doppelte AV-Knoten-Überleitung, was darauf hinweist, daß die elektrophysiologischen Grundlagen für ein AV-Knoten-Reentry gegeben sind. Interessanterweise konnte bei allen Patienten mit WPW-Syndrom, die an Tachykardien litten, eine kreisende Tachykardie ausgelöst werden, die über die Verbindung AV-Knoten-Hisbündel sowie akzessorische AV-Leitungsbahnen lief.

Tabelle 3. Überlegungen bei der Untersuchung von Medikamenteneffekten auf die PES des Herzens

1. Art der Applikation des Pharmakons. Akute intravenöse versus chronischer peroraler Applikation.
2. Zu welchem Zeitpunkt nach der Applikation des Medikaments soll man messen?
3. Die elektrophysiologischen Werte vor Einnahme des Pharmakons sind wichtig.
4. Unterschiedliche Auswirkungen auf anterograde und retrograde Leitung.
5. Stabilität der elektrophysiologischen Eigenschaften.

Tabelle 4. Ergebnisse der PES bei 80 Patienten mit einer nichtdokumentierten Vorgeschichte einer Tachykardie

	Gesamtzahl der Patienten	Art der Tachykardie	Anzahl der Patienten
WPW-Syndrom	15	Kreisende Tachykardie	15
Andere	65	Verborgene akzessorische Leitungsbahn	5
		AV-Knoten-Tachykardie	19
		Vorhoftachykardie	6
		Vorhofflattern	2
		Ventrikuläre Tachykardie	6
		Keine Tachykardie	27

Identifizierung von Patienten mit hohem Risiko

Die korrekte Erkennung von Patienten mit koronarer Herzkrankheit, WPW-Syndrom und Kardiomyopathie, die einem großen Risiko unterliegen, plötzlich lebensbedrohliche Arrhythmien zu bekommen, wäre ganz offensichtlich klinisch bedeutend. Welche Rolle kann dabei die programmierte Stimulation des Herzens spielen?

Man muß sich klarmachen, daß man während der programmierten Stimulation in vielen Herzen nichtanhaltende polymorphe Tachykardien erzeugen kann, ohne daß kardiale Abnormitäten vorliegen.

In Tabelle 5 wird gezeigt, daß bei 32 Patienten ohne Vorgeschichte von Herzrhythmusstörungen während der programmierten Stimulation schwere ventrikuläre Tachykardien ausgelöst werden konnten. Bei 29 Patienten waren gleichzeitige Herzkrankheiten nicht nachweisbar. Zwei Patienten wiesen eine Kardiomyopathie auf und einer hatte einen alten Myokardinfarkt. Durchschnittlich wurden drei vorzeitige Erregungen benötigt, um derartige Arrhythmien auszulösen. Die Tabelle 5 weist darauf hin, daß wir sehr vorsichtig sein müssen, wenn wir die Auslösung nichtanhaltender polymorpher ventrikulärer Tachykardien als signifikanten Hinweis auf ein hohes Risiko bezeichnen wollen. Die Bedeutung der Anzahl vorzeitiger Erregung, die man benötigt, um diese polymorphen ventrikulären Tachykardien auszulösen, bedarf noch weiterer Untersuchungen.

In diesem Zusammenhang ist eine von Richard et al. [3] kürzlich abgeschlossene Untersuchung von Interesse. Bei Überlebenden eines akuten Myokardinfarkts beobachten sie im ersten Jahr eine hohe Mortalität (35%) bei den Patienten, bei denen während der programmierten Stimulation elektrophysiologische Irregularitäten, wie z. B. Kammer-

Tabelle 5. Ventrikuläre Arrhythmien, die bei 32 Patienten ohne belegte ventrikuläre Arrhythmien während PES des Herzens ausgelöst wurden

Ventrikuläre Arrhythmien		n
Wiederholte Antwort	($\leqslant 3$ Schläge)	30
Nichtanhaltende polymorphe ventrikuläre Tachykardien	($\geqslant 6$ Schläge)	15
Nichtanhaltende monomorphe ventrikuläre Tachykardie	(16 Schläge)	1
Kammerflimmern: Kardiomyopathie		2
Normalherz		
Kammerflattern		1

flimmern, anhaltende ventrikuläre Tachykardien oder polymorphe ventrikuläre Tachykardien von mindestens 10 s Dauer ausgelöst werden konnten. Die stimulierte Basisfrequenz des Herzens lag gerade oberhalb der Sinusfrequnez. An zwei verschiedenen Stellen des rechten Ventrikels wurden nicht mehr als zwei ventrikuläre Extrasystolen mit einer Stimulationsstärke der doppelten diastolischen Schwelle und 20 mA ausgelöst. Patienten, die in Lokalisation und Umfang des Infarkts sowie in der Anzahl der beteiligten Koronararterien vergleichbar waren und die diese elektrophysiologische Instabilität während der programmierten Stimulation des Herzens nicht aufwiesen, wiesen nur eine Mortalität von 9% im ersten Jahr auf.

Es konnte gezeigt werden, daß bei Patienten mit WPW-Syndrom die Anwesenheit einer kurzen anterograden Refraktärzeit der akzessorischen Leitunqsbahn auf eine Risikogruppe für ventrikuläre Tachykardien hinweist, insbesondere wenn Vorhofflimmern dazukommt [4].

Zur Zeit kann man den Wert der programmierten Stimulation des Herzens für die Identifizierung von Risikopatienten mit Kardiomyopathien nicht beurteilen. Eine der Schwierigkeiten bei der Abschätzung des Wertes der programmierten elektrischen Stimulation des Herzens für die Identifizierung von Patienten, die dem Risiko eines plötzlichen Todes unterliegen, stellt die Anwendung unterschiedlicher Protokolle dar, die in den unterschiedlichen Zentren angewendet werden. Wir glauben, daß eine weltweite Übereinkunft bezüglich der Stimulationsprotokolle notwendig ist, um möglichst bald den wirklichen Wert der programmierten elektrischen Stimulation des Herzens zu kennen.

Literatur

1. Ross DL, Farré J, Bär FW, Vanagt EJ, Dassen WR, Wiener I, Wellens HJJ (1980) Comprehensive clinical electrophysiological studies in the investigation of documented or suspected tachycardias: time, staff, problems and costs. Circulation 61: 1010
2. Wellens HJJ (1978) Value and limitations of programmed electrical stimulation of the heart in the study and treatment of tachycardias. Circulation 57: 845
3. Richards DA, Cody DV, Denniss AR, Russell PA, Uther JB, Young AA (1982) Ventricular electrical instability during the first year following myocardial infarction. Am J Cardiol 49: 929
3. Wellens HJJ, Bär FW, Farré J, Ross D, Vanagt EJ (1979) Sudden death in the Wolff-Parkinson-White syndrome. In: Kulbertus H, Wellens HJJ (eds) Sudden death. Nijhoff, The Hague, p 392

Spezifische Antiarrhythmika für spezifische Arrhythmien

R. W. F. Campbell

Einführung

Die Diagnose einer Arrhythmie und die Auswahl einer geeigneten Therapie stellen wichtige Aspekte der kardiologischen Praxis dar. Es wäre nicht unvernünftig anzunehmen, daß es für jede spezifische Form der Arrhythmie eine spezielle Behandlung gibt, aber in Wirklichkeit sind diese klinischen Situationen selten. Das mag auf ungenügender Diagnose der Arrhythmie, auf ungenügender Therapie oder auf dem Unvermögen, Spezifität zu erkennen, beruhen.

Spezifität

Das Wort „spezifisch", das 1677 zum ersten Mal im medizinischen Zusammenhang verwendet wurde, läßt auf eine Medikation schließen, die „ausschließlich wirksam für oder gegen eine bestimmte Unpäßlichkeit ist" [1]. Im medizinischen Alltag sind spezifische Verordnungen für spezielle Bedingungen ungew6hnlich; eingeschlossen hierin wäre z. B. Hormonersatz für Mangelzustände oder Desferrioxamin bei der Behandlung der Hämochromatose oder der Eisenvergiftung.

Wenn man Herzrhythmusstörungen behandelt, so könnte die Spezifität eines Medikaments dadurch zum Ausdruck gebracht werden, daß man die Arrhythmie zuverlässig durch eine intravenöse Medikamentengabe beendet oder daß in anderen Fällen eine Arrhythmie durch orale Einnahme endgültig oder auf lange Zeit verhindert wird. Im ersten Fall kommt die klinische Spezifität dem sehr nahe, was man durch In-vitro-Versuche bestimmen kann, aber im zweiten Fall kann die Spezifität durch pharmakodynamische Probleme und durch Toxizität überdeckt werden. Die meisten klinischen Prüfungen zur antiarrhythmischen Therapie werden mit dem Prinzip einer „Absicht zur Behandlung" durchgeführt – ein vollkommen lobenswerter Standpunkt, der die praktischen Implikationen für die Empfehlung eines Therapieschemas für eine ausgewählte Patientenpopulation untersucht. Die Spezifität eines Antiarrhythmikums würde man besser durch die Berücksichtigung seiner Wirkung auf die Patienten bestimmen, die die Therapie fortsetzen und in denen akzeptable Plasmawerte des Medikaments erhalten bleiben. Die Ergebnisse könnten eine geringe tatsächliche klinische Bedeutung haben, wie z. B. die Spezifitätsbestimmung für ein extrem toxisches Medikament, das nur von wenigen Individuen vertragen wird.

Bedeutung der Spezifität bei der antiarrhythmischen Therapie

Der Erfolg einer antiarrhythmischen Therapie wird oft eingeschränkt durch nichtvertretbare Wechselwirkung des Medikaments mit der Funktion des Sinusknotens, der AV-Überleitung, der His-Purkinje-Überleitung und der beschleunigten automatischen Erregung. Die Präzisierung der antiarrhythmischen Wirkung durch Spezifität mag diese unerwünschten elektrophysiologischen Effekte minimieren, obwohl allgemeine Nebenwirkungen ein anderes Thema darstellen. Spezifität ist auch mit Wirkung verbunden. Diese Annahmen bezeichnen dasjenige Medikament als spezifisch, das effektiv und selektiv ist. Solche spezifischen Medikamente würden, falls sie erhältlich sind, Versuch und Irrtum bei der klinischen Behandlung von Arrythmien reduzieren.

Spezifische Medikamente für spezifische Arrhythmien – Allgemeine Überlegungen

Wahrscheinlich ist eine Spezifität wohl eher bei einfachen arrhythmogenen Zuständen zu beobachten. Theoretisch könnten Arrhythmien durch ein anomales Autonomieverhalten einer einzigen Zelle verursacht werden [2]. Die elektrophysiologische Störung in dieser Zelle könnte relativ einfach und damit leicht modifizierbar sein. Wenn man diese arrhythmogene Basis im anderen klinischen Zusammenhang identifizieren könnte, dann müßte man bei dem gleichen Vorgehen einen Erfolg erwarten können. Für gewöhnlich sind Arrhythmien komplizierter, und sie hängen von der Lage und den Eigenschaften vieler Zellen – normaler und anormaler – ab [3, 4, 5]. Nur sehr selten werden sich so komplexe individuelle Faktoren woanders wiederfinden lassen, und es ist klinisch unmöglich, die wichtigsten zugrundeliegenden Eigenschaften jeder Arrhythmie zu differenzieren. Darüber hinaus können auf die Arrhythmien äußere Einflüsse einwirken, wie z. B. die Modulierung eines ventrikulären parasystolischen Fokus durch den Sinusknoten [6], die Aktivierung eines Reentry durch eine Ektopie [7] und die Änderung der AV-Überleitung durch den autonomen Tonus [8]. Die Vielzahl der Faktoren, die bei der Entstehung der Arrhythmie beteiligt sind, vereiteln die leichte Suche nach einer spezifischen Therapie, aber sie bieten eine ganze Reihe von Erklärungsmöglichkeiten der therapeutischen Wirkung eines Antiarrhythmikums gegen verschiedene Arrhythmien (z. B. Chinidin, das für die Beherrschung der paroxysmalen Tachykardien des Wolff-Parkinson-White-Syndroms und für die Therapie von ventrikulären Tachykardien eingesetzt wird).

Die Entwicklung spezifischer Medikamente für spezifische Arrhythmien verlangt detaillierte Kenntnisse über die Substanz und die Arrhythmien. Die Kenntnis über den Wirkungsmechanismus von Medikamenten in vitro und in vivo wird größer, aber bisher weiß man relativ wenig über Arzneiwirkungen im erkrankten Gewebe. Darüber hinaus ist es schwierig, zwischen direkten und indirekten Drogenwirkungen zu unterscheiden, wie sie z. B. vorliegen, wenn das Medikament die Frequenz der Sinusknotenentladung oder den autonomen Tonus ändert (z. B. β-Blocker, Digitalis, Disopyramid). Untersuchungen an Geweben oder intakten Tieren bringen wertvolle Informationen über die Wirkung von Medikamenten, aber bei manchen Aspekten, wie z. B. Schwellenwertänderung bei Kammerflimmern bereitet es Schwierigkeiten, einen Bezug zur klinischen Praxis herzustellen [4]. Die meisten Medikamente besitzen eine Vielzahl von elektrophysiologischen Reaktionen, obwohl im allgemeinen ein Effekt so stark hervortritt, daß er es erlaubt, die Verbindung in ein Klassifizierungsschema wie das von Vaughan William [26] einzuordnen. Diese Klassifizierungen sind für die Abschätzung von grundsätzlichen Prinzipien der Antiarrhythmika nützlich, aber keine hat eine besondere klinische Relevanz für die Auswahl des Therapieschemas bei einer individuellen Arrhythmie. Teilweise besteht das Problem darin, daß die ein Medikament klassifizierenden elektrophysiologischen Eigenschaften in normal oxygenierten Zellen bestimmt wurden, die sich in einer ausgewogenen Perfusionslösung mit standardisierten Elektrolytkonzentrationen befanden – für die Entstehung von Arrhythmien ein seltener Fall.

Genauso wichtig wie eine detaillierte Kenntnis der antiarrhythmischen Wirkung ist eine präzise Bestimmung der Arrhythmie. Die gegenwärtigen Definitionen von Arrhythmien basieren auf Standard-EKG-Ableitungen von der Körperoberfläche und sind daher notwendigerweise nur als grob zu betrachten. Ventrikuläre Ektopien, die durch veränderte Automatie auftreten, Wiedereintritt oder „getriggerte Aktivität" [2, 3] sind nicht zu unterscheiden, aber eine ideale Therapie sollte sich vorzugsweise bei jedem Mechanismus unterscheiden. Es besteht ein beträchtlicher Bedarf nach einem System, das klinisch wichtige Arrhythmieformen definiert und unterscheidet [10]. Torsades de Pointes [11, 12] stellt ein ausführlich diskutiertes Beispiel für eine Spielart ventrikulärer Tachykardien dar. Aber ihre Definition bleibt ungenau und ist in hohem Maße von der subjektiven Beurteilung der QRS-Komplexe abhängig. Die invasive elektrophysiologische Untersuchung hat bei einer Reihe von Arrhythmien eine bessere Charakterisierung erlaubt, und man kann relativ zuverlässig bei oberflächlicher Betrachtungsweise identische enge QRS-Tachykardien dahingehend differenzieren, ob sie dem Vorhof entstammen, ob sie von einer AV-Reentry herrühren oder ob sie ein Präexzitationssyndrom darstellen. Mit dieser Technik kann man auch individuelle Information über die relative Wirksamkeit von Antiarrhythmika bei Patienten mit ventrikulären Tachykardien erhalten [13]. Ventrikuläre Tachykardien, die sicher durch programmierte Stimulation induziert und terminiert werden können, sind wahrscheinlich auf Reentry oder „getriggerte Aktivität" zurückzuführen, während solche, die durch Stimulierung nicht beeinflußt sind, wahrscheinlich automatisch sind, wenn nicht der Ort der Stimulierung weit vom Ursprung der Arrhythmie entfernt ist [14]. Da die invasiven elektrophysiologischen Untersuchungen schwierig und zeitraubend sind, ist die generelle Anwendung ausgeschlossen, aber eine sich aus dieser Quelle ergebende Information sollte mit dem 12-Kanal-EKG verglichen werden, um die Klassifizierung der Arrythmien durch nichtinvasive Methoden zu verbessern.

Praktische Situationen mit allgemeiner Spezifität

Herzrhythmusstörungen, die bei individuellen Patienten auftreten, können so einzigartig sein, daß jede eine spezielle medikamentöse Therapie benötigt. Es gibt jedoch bestimmte klinische Situationen, bei denen eine allgemeine Spezifität des Medikaments beobachtet wird.

Verapamil

Verapamil das nach der Vaughan-Williams-Klassifizierung ein Antiarrhythmikum der Klasse IV darstellt, inhibiert den Membrantransport von Kalzium und hat eine ausgeprägte Auswirkung auf kalziumabhängige Zellen, die sich gehäuft im sinuatrialen oder im atrioventrikulären Knoten befinden. Eine Reentry-Tachykardie, die innerhalb dieser Strukturen auftauchen kann, wird durch Verapamil sehr wirkungsvoll behandelt [15, 16]. Andere supraventrikuläre Tachykardien sprechen auch auf Verapamilgabe an, besonders, wenn der AV-Knoten einen Teil des Reentry-Wegs darstellt, wie es bei den paraoxysmalen Tachykardien des Wolff-Parkinson-White-Syndroms der Fall ist. Die Erfolgsquoten für die Beendigung der Arrythmie nähern sich der 96%-Marke bei AV-Knoten-Tachykardien und der 92%-Marke für paroxysmale Tachykardien. Diese Spezifität ist gelegentlich mit drastischem Blutdruckabfall und mit instabilen Plasmawerten bei oraler Einnahme verbunden.

Lidocain

Lidocain, ein Antiarrhythmikum der Vaughan-Williams-Klasse I, unterdrückt die maximale Depolarisierungsrate des Aktionspotentials. Die Leitung in Myokardzellen kann verlangsamt werden, und die unidirektionale Leitung kann zu einem kompletten Block führen [17]. Diese Wirkung würde man bei der Behandlung von Reentry-Arrhythmien als nützlich ansehen. Das Kammerflimmern ist das wichtigste Beispiel einer Reentry-Arrhythmie, wobei die elektrische Anomalität wahrscheinlich in einer Verflechtung zahlreicher kleiner Wellen von kreisenden Erregungen besteht. Lidocain hat sich als einziges Medikament für die prophylaktische Therapie von Kammerflimmern beim akuten Myokardinfarkt als wirksam erwiesen [18]. Es ist unwahrscheinlich, daß seine elektrophysiologische Wirkung wirklich spezifisch ist, aber die pharmakokinetischen Eigenschaften des Lidocains erlauben ein schnelles sicheres Erreichen therapeutischer Plasmaspiegel durch intravenöse Gabe. Unglücklicherweise schließt ein signifikanter Resorptionsmangel eine orale Anwendung von Lidocain aus und Analoga, die oral gegeben werden können, haben sich für die Prophylaxe des Kammerflimmerns als nicht so wirksam erwiesen [19, 20].

Digoxin

Digoxin, das über seine vagale Wirkung die Überleitungsgeschwindigkeit im AV-Knoten verlangsamt, ist im Vaughan-Williams-System nicht klassifiziert. Sein Einsatz als Mittel der Wahl bei der Therapie von Vorhofflimmern und anderen schnellen Vorhofarrhythmien ist eher durch die Verlangsamung der begleitenden schnellen ventrikulären Antwort als durch Korrektur der zugrundeliegenden Arrythmie begründet. Bei über 90% der Patienten kann eine zufriedenstellende Kontrolle der Ventrikelfrequenz erzielt werden. Die eindrucksvolle Sicherheit von Digoxin bei Langzeittherapie und seine relative Freiheit von unerwünschten Nebenwirkungen machen es zu einem wichtigen Antiarrhythmikum, und wenn es auch nicht exakt als spezifisch bezeichnet werden kann, so gibt es keine andere Monotherapie, die das gleiche Wirkungsspektrum bietet.

Bretylium

Die elektrophysiologischen Eigenschaften von Bretylium sind bisher nur z. T. verstanden, und bezüglich seiner Einordnung in das System von Vaughan-Williams sind die Meinungen noch kontrovers. Bretylium wurde als einzigartige Ergänzung zum Elektroschock bei der Behandlung von therapieresistenten ventrikulären Tachykardien und von wiederholtem Kammerflimmern empfohlen [19, 20], aber es gibt noch nicht genug kontrollierte Studien, um den Wert dieser Strategie beurteilen zu könnten.

Propafenon

Propafenon ist ein Vaughan-Williams-Klasse-I-Antiarrhythmikum mit zusätzlichen antiadrenergen Eigenschaften [22]. Es ist hochwirksam für viele Arten von Arrhythmien, seien sie supraventrikulär oder ventrikulär, aber es scheint besonders aktiv bei der Beendigung und Prophylaxe von Tachykardien zu sein, die mit dem Wolff-Parkinson-White-Syndrom verknüpft sind [23, 24].

Amiodarone

Nach Vaughan Williams ist Amiodarone ein Antiarrhythmikum der Klasse III, das die Refraktärphase in allen Herzgeweben verlängert. Zahlreiche Berichte über eine hohe Wirksamkeit bei einer Vielzahl von Arrhythmien sind veröffentlicht worden [25, 26, 27]. Anders als die meisten anderen wirksamen Antiarrhythmika besitzt es, wenn überhaupt, wenig negativ inotrope Eigenschaften, und es findet seine spezifische Anwendung bei der Behandlung ernster ventrikulärer Arrhythmien bei Patienten mit stark eingeschränkter Funktion des Ventrikels, wie es bei Kardiomyopathien anzutreffen ist. Eine weitere spezielle Indikation liegt in der Prophylaxe von paroxysmalem Vorhofflimmern und -flattern, einer Form der Arrhythmie, die durch andere erhältliche Medikamente nur schwer zu kontrollieren ist. Amiodarone könnte auch eine wichtige Rolle bei der Langzeitprophylaxe von Kammerflimmern spielen. Es gibt keine kontrollierten Studien, die diesen Hinweis unterstützen, aber viele Fallbeispiele weisen auf einen Nutzen hin [28].

β-Rezeptorenblocker

β-Rezeptorenblocker, die die Klasse II der Vaughan-Williams-Einteilung bilden, sind spezifisch für die Behandlung belastungsabhängiger Arrhythmien, die während oder nach der Belastung auftreten. Hochdosierte β-Blockergabe ist die beste Vorgehensweise bei Patienten mit QT-Verlängerung [29]. Bei ausgewählten Patienten, die nach einem Myokardinfarkt prophylaktisch mit β-Blockern behandelt wurden, konnte die Mortalität gesenkt werden, aber es ist unklar, ob das auf die antiarrhythmische oder antiischämische Wirkung zurückzuführen ist.

Atropin

Atropin, ein Vagolytikum, ist im System von Vaughan Williams nicht klassifiziert. Es ist speziell für solche Arrhythmien indiziert, die mit einer vorübergehenden Vagotonie verknüpft sind – eine Situation, die sehr oft beim akuten Myokardinfarkt auftritt, wo ventrikuläre Arrhythmien erschwerend zu einer ausgeprägten Sinusbradykardie und einer Hypotonie hinzukommen können.

Schlußfolgerungen

Arrhythmien und Antiarrhythmika sind extrem kompliziert. Zum gegenwärtigen Zeitpunkt bleibt es unwahrscheinlich, daß man vom Oberflächen-EKG genaue Informationen bezüglich des Mechanismus einer beliebigen Arrhythmie erhält, aber eine bessere Charakterisierung und Beschreibung der Arrythmie sollte von therapeutischem Nutzen sein. Einen wichtigen Faktor für das Verständnis der Wirkung eines Medikaments auf eine beliebige Arrhythmie stellt die Kenntnis des Wirkungsmechanismus des Antiarrhythmikums sowohl im kranken als auch im gesunden Gewebe dar.

Es sind wenig spezifische Medikamente für spezifische Arrhythmien bekannt, aber für viele Arrhythmien gibt es ein Mittel der ersten Wahl. Diese Substanzen sind nicht wirklich spezifisch, aber sie stellen einen klinischen Kompromiß zwischen erwarteter Wirkung, Verträglichkeit und Toxizität dar, da die Auswahl eines Antiarrhythmikum nicht nur die therapiebedürftige Arrhythmie, sondern auch die der Myokardfunktion des Patienten zugrundeliegenden pathologischen Prozesse und begleitenden Krankheiten berücksichtigen muß.

Es soll jetzt nicht der fortgesetzten Empirie Vorschub geleistet werden. Die Auswahl der Antiarrhythmika kann hoffentlich verbessert werden, da die Diagnose genauer wird und da bessere Medikamente zur Verfügung stehen. Gegenwärtig können jedoch sogar wichtige Informationen unterschlagen werden. So wird z. B., wenn ein ausgewähltes Medikament versagt, eine Änderung der Arrhythmie durch dieses Medikament nicht systematisch untersucht, um die nächst bessere Alternative danach auszuwählen. Sollten einmal hochspezifische Antiarrhythmika entwickelt werden, dann wäre es möglich, eine Arrhythmie von ihrer Antwort auf eine Untersuchungsreihe von klinischen Prüfungen her zu charakterisieren.

Die wichtigsten Herzrhythmusstörungen sind jedoch die, die das Leben bedrohen. Gegen diese muß die Behandlung schnell und wirksam sein. Die Identifizierung spezifischer Therapien ist geboten, und ihre Indikation sollte auf einer einfachen nichtinvasiven Untersuchung beruhen, vorzugsweise dem Zwölf-Kanal-EKG.

Die prognostisch bedeutenden Arrhythmien sind noch in der Diskussion, da ihre Unterdrückung nicht notwendigerweise die Prognose verändert. Solange die prognostischen Zusammenhänge dieser Arrhythmien nicht geklärt sind, ist es unwahrscheinlich, daß eine spezifische Therapie definiert wird.

Patienten mit symptomatischen Arrhythmien bedürfen einer Behandlung. Die Therapie sollte diese Symptome beseitigen und keine unerwünschten Effekte verursachen. Die letzte Anforderung schließt möglicherweise eine generell spezifische Therapie aus, da jeder Patient als Individuum behandelt werden muß. Im elektrophysiologischen Sinne mögen spezifische Medikamente für spezifische Arrhythmien bereits existieren, aber im klinischen Alltag wird die Spezifität durch viele Faktoren verändert und ist sehr schwierig zu erkennen. Die Langzeitspezifität ist diesen externen Einflüssen besonders unterworfen. Die Kurzzeitspezifität betrifft primär die Arrhythmie und die elektrophysiologische Auswirkung des Medikaments, und sie sollte in solchen Situationen ganz leicht erkennbar sein, wo die schnelle Versorgung mit Medikamenten eine bestehende Arrhythmie beendet. Daher ist Verapamil für eine AV-Knoten-Reentry-Tachykardie das beste klinische Beispiel für ein spezifisches Medikament gegen eine spezifische Arrhythmie.

Dankwort: Mrs. D. Naisby, Miss S. Atkinson und Mr. R. Jordan möchte ich für die unschätzbare Hilfe bei der Vorbereitung dieses Manuskripts danken.

Literatur

Arnsdorf MF (1977) Membrane factors in arrhythmogenesis: concepts and definitions. Prog Cardiovasc Dis 19: 413–429

Campbell RWF (1981) Evaluation of antiarrhythmic drugs. Should the Lown classification be used as a measure of efficacy? In: Morganroth J, Moore EN, Dreifus LS, Michelson EL (eds) The evaluation of new antiarrhythmic drugs. Nijhoff, The Hague pp 113–121

Campbell RWF, Achuff SC, Pottage A, Murray A, Prescott LF, Julian DG (1979) Mexiletine in the prophylaxis of ventricular arrhythmias during acute myocaridal infarction. J Cardio Pharm 1: 43–52

Campbell RWF, Bryson LG, Bailey BJ, Murray A, Julian DG (1981). Prophylactic administration of tocainide in acute myocardial infarction. Workshop on Tocainide, pp 201–204

Corr PB, Sobel BE (1979) The importance of metabolites in the genesis of ventricular dysrhythmia induced by ischemia. Mod Concepts Cardiovasc Dis 48: 49–52

Coumel P, Fidelle J, Lucet V, Attuel P, Bouvrain Y (1978) Catecholamine-induced severe ventricular arrhythmias with Adams-Stokes syndrome in children: report of four cases. Br Heart J [Suppl] 40: 28–37

Editorial (1980) Torsades de Pointes. Eur Heart J 1: 70–71

Editorial Comment (1982) Long-term and short-term beta-blockade after myocardial infarction. Lancet I: 1159–1161

El-Sherif N, Scherlag BJ, Lazzara R, Hope RR (1977) Re-entrant ventricular arrhythmias in the late myocardial infarction period. Circulation 56: 395–402

Heger JJ, Prystowsky EN, Jackman WM, Naccarelli GV, Warfel KA, Rinkenberger RL, Zipes DP (1981) Amiodarone: Clinical efficacy and electrophysiology during long-term therapy for recurrent ventricular tachycardia or ventricular fibrillation. N Engl J Med 305: 539–544

Josephson ME, Horowitz LN, Farshidi A, Kastor JA (1978) Recurrent sustained ventricular tachycardia. 1. Mechanisms. Circulation 57: 431–447

Kaski JC, Girotti LA, Messuti H, Rutitzky B, Rosenbaum MB (1981) Long-term management of sustained, recurrent, symptomatic ventricular tachycardia with amiodarone. Circulation 64: 273–279

Kastor JA, Horowitz LN, Harken AH, Josephson ME (1981) Clinical electrophysiology of ventricular tachycardia. N Engl J Med 304: 1004–1020

Kumana C, Hamer J (1979) Anti-arrhythmic drugs. In: Hamer J (ed) Drugs for heart disease. Chapman & Hall, London, pp 44–147

Lichtman J, O'Rourke A, Klein A, Karliner JS (1973) Electrocardiogram of the athlete. Alterations simulating those of organic heart disease. Arch Intern Med 132: 763–770

Lie KI, Wellens HJJ, von Capelle FJ, Durrer D (1974) Lidocaine in the prevention of primary ventricular fibrillation. N Engl J Med 29: 1324–1326
Moe GK, Jalife J, Mueller WJ (1977) Reciprocation between pacemaker sites: Re-entrant parasystole? In: Kulbertus HE (ed) Re-entrant arrhythmias. MPT Press, Lancaster, pp 271–280
Nademanee K, Hendrickson JA, Cannom DS, Goldreyer BN, Singh BN (1981) Control of refractory life-threatening ventricular tachyarrhythmias by amiodarone. Am Heart J 101: 759–768
Onions CT (ed) (1973) The shorter oxford english dictionary: on historical principles. A-Markworthy. Clarendon Oxford
Rosenbaum MB, Chiale PA, Halpern MS, Nau GJ, Przybylski J, Levi RJ, Lazzari JO, Elizari MV (1976) Clinical efficacy of Amiodarone as an antiarrhythmic agent. Am J Cardiol 38: 934–944
Rudolph W, Petri H, Kafka W, Hall D (1979) Effects of propafenon on the accessory pathway (AP) in patients with WPW syndrome (Abstr). Am J Cardiol 43: 430
Scheinman MM, Thorburn D, Abbott JA (1975) Use of atropine in patients with acute myocardial infarction and sinus bradycardia. Circulation 52: 627–633
Schwartz PJ, Periri M, Malliani A (1975) The long Q-T syndrome. Am Heart J 89: 378–390
Seipel L, Breithardt G (1980) Propafenone – a new antiarrhythmic drug. Eur Heart J 1: 309–313
Singh BN, Ellrodt G, Peter CT (1978) Verapamil: A review of its pharmacological properties and therapeutic use. Drugs 15: 169–197
Tonkin AM, Aylward PE, Joel SE, Heddle WF (1980) Verapamil in prophylaxis of paroxysmal atrioventricular nodal reentrant tachycardia. J Cardiovasc Pharmacol 2: 473–486
Vaughan Williams EM (1978) Some factors that influence the activity of antiarrhythmic drugs. Br Heart J [suppl] 40: 52–61
Waleffe A, Mary-Rabine L, De Rijbel R, Soyeur D, Legrand V, Kulbertus HE (1980) Electrophysiological effects of propafenone studied with programmed electrical stimulation of the heart in patients with recurrent paroxysmal supraventricular tachycardia. Eur Heart J 2: 345–352
Wellens HJ (1977) Modes of initiation of circus movement tachycardia in 139 Wolff-Parkinson-White syndrome studied by programmed electrical stimulation. In: Kulbertus HE ed) Re-Entrant arrhythmias. MPT Press, Lancaster; pp 135–169
Wit L Rosen MR (1981a) Cellular electrophysiology of cardiac arrhythmias. (part 1). Mod Concepts Cardiovasc Dis 50: 1–6
Wit AL, Rosen MR (1981b) Cellular electrophysiology of cardiac arrhythmias. (part 2). Mod Concepts Cardiovasc Dis 2: 7–11
Zilcher H, Glogar D, Kaindl F (1980) Torsades de Pointes: Occurrence in myocardial ischaemia as a separate entity. Multiform ventricular tachycardia or not. Eur Heart J 1: 63–71

Plötzlicher Herztod: Prognose der antiarrhythmischen Langzeittherapie

M. Manz, G. Steinbeck und B. Lüderitz

Einleitung

Nach der Todesursachenstatistik der Bundesrepublik des Jahres 1979 zeigt die Zahl der an Krankheiten des Herz-Kreislauf-Systems Verstorbenen einen Anstieg von 39% auf 49% in den vergangenen 20 Jahren. Dieser Anstieg der Kreislauftoten ist auf eine Zunahme der ischämischen Herzkrankheit von 22% auf 35% in demselben Zeitraum zurückzuführen (Todesursachenstatistik DMW 1981). Untersuchungen von Lovegrove u. Thompson (1978) ergaben, daß ca. 71% dieser Personen innerhalb von 30 min nach Einsetzen von Symptomen versterben, d. h. sie erleiden einen sog. plötzlichen Tod. In 87% der innerhalb 1 h Verstorbenen konnte eine Rhythmusstörung des Herzens als unmittelbare Todesursache wahrscheinlich gemacht werden (Aspirin Myocardial Infarction Study Research Group 1980). In diesen Fällen wird der Tod durch eine prinzipiell überbrückbare elektrische Instabilität des Herzens herbeigeführt, nicht jedoch durch einen Endzustand eines Organversagens. Die wissenschaftlichen Bemühungen richteten sich deshalb auf die Erkennung von Patientengruppen, die vom plötzlichen Herztod bedroht sind, sowie auf die Entwicklung von Behandlungskonzepten zur Verhinderung dieser Todesfälle.

Definition

Trotz umfangreicher Forschungsbemühungen in den vergangenen 15 Jahren besteht keine allgemein-verbindliche Definition des Sudden-Death-Syndroms. Von der International Society of Cardiology und der American Heart Association wurde 1969 „Sudden Death" als unerwarteter Tod definiert, der plötzlich oder innerhalb von 24 h nach Einsetzen von akuten Symptomen eintritt (Paul u. Schatz 1971). Eine Überarbeitung des Begriffes fügte der zeitlichen Definition den Ausschluß anderer Ursachen wie z. B. akuter Myokardinfarkt, Lungenembolie etc. hinzu (International Society and Federation of Cardiology/World Health Organisation Task Force of Standardization of Clinical Nomenclature 1979). Eine genauere Bestimmung der zeitlichen Grenzen (unmittelbar und bis 24 h) wurde nicht vorgenommen, um den unterschiedlichen Fragestellungen von Präventionsstudien gerecht zu werden. Die Forderung einer Ausschlußdiagnostik zur Charakterisierung des plötzlichen Herztodes birgt jedoch diagnostische und organisatorische Probleme bei der Durchführung von Präventionsstudien in sich; die Interpretation der Ergebnisse wurde dadurch nicht wesentlich erleichtert, wie u. a. die Diskussion der ART-Studie zeigte (Tempel u. Pledger 1980). Für Fragestellungen, die kardiale

Rhythmusstörungen betreffen, dürften Studien mit einer möglichst kurzen zeitlichen Begrenzung des plötzlichen Todes (z. B. 30–60 min nach Symptombeginn) die aussagekräftigsten sein.

Risikogruppen für den plötzlichen Tod und Indikation zur antiarrhythmischen Langzeittherapie

In epidemiologischen Studien war das Auftreten eines plötzlichen Herztodes mit ventrikulären Extrasystolen im Ruhe-EKG (Chiang et al. 1969; Kannel et al. 1979) sowie mit koronarer Herzkrankheit oder linksventrikulärer Hypertrophie (Kannel et al. 1979) vergesellschaftet. Bei Untersuchungen mit Koronarkranken konnte gezeigt werden (Tabelle 1), daß Patienten mit häufigen und sog. komplexen ventrikulären Extrasystolen (Paaren und Salven) im Langzeit-EKG ein signifikant höheres Risiko für einen plötzlichen Herztod besitzen als Patienten ohne oder mit nur vereinzelten ventrikulären Extrasystolen. Die ventrikuläre Ektopieneigung als von hämodynamischen Parametern nahezu unabhängiger Risikofaktor konnte in mehreren Untersuchungen nachgewiesen werden (Schulze et al. 1977; Hammermeister et al. 1979; Moss et al. 1979). Dem Nachweis von sog. komplexen ventrikulären Extrasystolen im Langzeit-EKG kommt nach diesen Untersuchungen zwar eine hohe Sensitivität zu, die Spezifität dieser Beobachtung ist jedoch gering, da die Registrierung von Paaren und Salven bei einem hohen Prozentsatz der Koronarkranken gelingt (Anderson et al. 1978; Cats et al. 1979).

Eine weitere Gruppe von Patienten, die vom plötzlichen Herztod bedroht werden, stellen Personen nach erfolgreicher prähospitaler Reanimation dar. Bei diesen Personen kam es in 26% zu einem Rezidiv bzw. zum plötzlichen Herztod im Jahr nach der ersten Reanimation (Schaffer u. Cobb 1975). Vergleichbare Ergebnisse werden von Liberthson 1974 mitgeteilt: Von den Personen, die erfolgreich prähospital reanimiert wurden, verstarben 28% plötzlich in den darauffolgenden 12,7 Monaten nach Entlassung aus der Klinik.

Eine andere Gruppe mit belasteter Langzeitprognose stellen Patienten mit rezidivierenden ventrikulären Tachykardien dar; sie sind z.T. in den zuvor genannten Untersuchungen der Personen mit erfolgreicher prähospitaler Reanimation enthalten. Nach Un-

Tabelle 1. Häufigkeit plötzlicher Todesfälle bei koronarer Herzkrankheit

Studie		(Pat.)	Dauer	EKG	Häufigkeit plötzlicher Todesfälle in %			
					ohne VES	einfache VES	komplexe VES	sig.
Ruberman	(1977)	1739	3 J	1 h	4,3%	4,2%	15,5%	+
Vismara	(1975)	64	2 J	10 h		6%	12,0%	+
Kotler	(1973)	160	3 J	12 h		3%	13,0%	+
van Durme	(1976)	150	1 J	8 h	0%	8%		+
Davis	(1979)	940	3 J	6 h	4%	6,0%	15,0%	+
Schulze	(1977)	81	7 Mo	24 h	0%		10,0%	+
Cats	(1979)	200	1 J	24 h		0,5%	1,5%	−

tersuchungen von Armbrust 1950 waren 45% der Patienten mit ventrikulären Tachykardien innerhalb von 6 Monaten nach Diagnosestellung verstorben. Trotz Einführung neuerer therapeutischer Maßnahmen betrug die Mortalität bei ventrikulären Tachykardien, die innerhalb der ersten 8 Wochen nach Infarkt einsetzten, ca. 83% nach im Mittel 8 Monaten, und 47% bei Patienten in der chronischen Infarktphase nach im Mittel 2,8 Jahren (Wellens et al. 1982).

Die o. g. Untersuchungen weisen Patientengruppen mit einem erhöhten Risiko für einen plötzlichen Herztod aus. Aus dem erhöhten Risiko für einen plötzlichen Herztod leitet sich die Indikation zu einer prophylaktischen antiarrhythmischen Therapie bei diesen Patientengruppen ab. Die Indikation zur prophylaktischen antiarrhythmischen Therapie ist somit für Patienten mit koronarer Herzkrankheit und komplexen ventrikulären Extrasystolen im Langzeit-EKG gegeben, bei Patienten nach erfolgreicher prähospitaler Reanimation und bei Patienten mit rezidivierenden ventrikulären Tachykardien.

Im folgenden sollen Untersuchungen besprochen werden, bei denen eine antiarrhythmische Therapie zur Prophylaxe des plötzlichen Herztodes durchgeführt wurde.

Medikamentöse antiarrhythmische Therapie nach Myokardinfarkt

Die erste klinische Untersuchung zur Prophylaxe des Herztodes bei Patienten nach akutem Myokardinfarkt wurde mit Diphenylhydantoin (300–400 mg täglich) durchgeführt (Collaborative group 1971). Es wurden 568 Patienten in die Studie aufgenommen und der Langzeitverlauf über 12 Monate beobachtet. Die Gesamtmortalität betrug 9%; es fand sich kein Unterschied zwischen Placebo- und Verumgruppe.

Da die Plasmaspiegel von Diphenylhydantoin in der angeführten Studie erheblich streuten, wurde eine weitere Untersuchung mit 150 Patienten nach Myokardinfarkt durchgeführt. In dieser Untersuchung wurde Diphenylhydantoin nach zuvor festgelegten Plasmaspiegeln dosiert. Nach 2 Jahren fand sich eine Mortalität von 24% in der Diphenylhydantoingruppe und von 18% in der Placebogruppe; eine prophylaktische Wirksamkeit von Diphenylhydantoin konnte somit nicht nachgewiesen werden (Peter et al. 1978).

Eine weitere Studie wurde mit Procainamid in einer Dosierung von 1,5–2 g/Tag durchgeführt. 78 Patienten wurden in die Studie aufgenommen; die Behandlung mußte wegen schwerwiegender Nebenwirkungen, insbesondere wegen des Auftretens eines Lupuserythematodes-Syndroms bei 58% der Behandelten abgebrochen werden. Obwohl nach 6 Monaten in der Behandlungsgruppe eine Reduktion des plötzlichen Herztodes zu verzeichnen war, eignet sich diese Substanz nicht zur prophylaktischen Langzeittherapie (Kosowsky et al. 1973).

Weitere Untersuchungen wurden bei Untergruppen mit deutlich erhöhtem Risiko eines plötzlichen Herztodes durchgeführt:

In einer kontrollierten Studie mit 70 Patienten nach Infarkt und häufigen ventrikulären Extrasystolen, Zustand nach Kammertachykardie oder Kammerflimmern, wurde die Wirksamkeit von 2,5 g Procainamid/Tag überprüft. Die Prognose der Patienten konnte durch Procainamid nicht verbessert werden, in der Verumgruppe kam es bei 6 Patienten zu erheblichen Nebenwirkungen, die zum Absetzen der Therapie führten

(Nielsen et al. 1978). Somit erscheint Procainamid auch bei Patienten mit deutlich erhöhtem Risiko für einen plötzlichen Herztod für die prophylaktische antiarrhythmische Therapie nicht geeignet.

Eine weitere Studie wurde mit Aprindin bei 305 Patienten nach Infarkt und mit komplexen ventrikulären Extrasystolen durchgeführt; die Aprindindosis betrug 100–200 mg täglich. Es wurde zwar eine nichtsignifikante Abnahme der Todesfälle von 12,5% auf 7,8% pro Jahr verzeichnet; schwerwiegende Nebenwirkungen führten jedoch bei 21% der Patienten zum Ausscheiden aus der Studie (van Durme u. Bogaert 1980).

Eine vergleichbare Patientengruppe wurde für 3 Monate nach akutem Myokardinfarkt mit Mexiletin, 600–750 mg täglich, behandelt. Es wurden 344 Patienten in die Studie aufgenommen. Obwohl eine Abnahme der komplexen ventrikulären Extrasystolen unter der Medikation mit Mexiletin nachweisbar war, fand sich kein Einfluß auf die Mortalität nach 3 Monaten (Mexiletingruppe 13%, Kontrollgruppe 12%). In der Verumgruppe schieden 30 Patienten, in der Placebogruppe 6 Patienten wegen Nebenwirkungen von der Studie aus (Chamberlain et al. 1980).

Der Nachweis einer wirksamen Verhinderung plötzlicher Todesfälle oder einer Verbesserung der Gesamtmortalität durch eine antiarrhythmische Langzeitbehandlung bei Patienten nach Infarkt konnte nach den o. a. Studien bisher nicht geführt werden. Auch in Untergruppen mit komplexen ventrikulären Extrasystolen konnte die Wirksamkeit einer prophylaktischen antiarrhythmischen Therapie nicht gesichert werden.

Patienten nach erfolgreicher prähospitaler Reanimation

16 Patienten nach erfolgreicher prähospitaler Reanimation wurden mit Procainamid (2–5 g täglich) und Chinidin (1,6–3 g täglich) behandelt. Von den 16 Patienten blieben 8 Patienten frei von Rezidiven nach 12 Monaten, 8 Patienten wiesen Rezidive auf, wobei 6 Patienten verstarben; dies entspricht einer Mortalität von 37%. Patienten ohne Rezidiv wiesen therapeutische Plasmaspiegel der Antiarrhythmika auf, während bei den Patienten mit Rezidiv überwiegend subtherapeutische Plasmaspiegel gemessen wurden. Der Einfluß der Antiarrhythmika auf die ventrikulären Extrasystolen im 24-h-EKG unterschied sich in den beiden Gruppen nicht. Die Autoren folgern, daß eine antiarrhythmische Therapie, geleitet durch die Bestimmung von Plasmaspiegeln zur Prophylaxe des plötzlichen Herztodes realisierbar erscheint; die vorliegende Studie selbst konnte jedoch keine eindeutige Verbesserung der Prognose dieser Patienten nachweisen (Myerburg et al. 1979).

In einer weiteren Untersuchung wurden Patienten nach erfolgreicher prähospitaler Reanimation mittels programmierter Ventrikelstimulation auf eine antiarrhythmische Therapie eingestellt. 31 Personen wurden in die Studie aufgenommen, wovon 25 Patienten eine durch Stimulation auslösbare ventrikuläre Rhythmusstörung aufwiesen. In dieser Patientengruppe konnte in 19 Fällen eine komplette Suppression durch eine antiarrhythmische Therapie erreicht werden, bei den übrigen Patienten waren weiterhin ventrikuläre Rhythmusstörungen auslösbar. Patienten mit kompletter Suppression unter der Entlassungstherapie wiesen kein Rezidiv nach einer mittleren Verlaufsbeobachtung von 12 Monaten auf, dagegen verstarben 3 von 6 Patienten plötzlich, bei denen während der antiarrhythmischen Einstellung keine komplette Suppression der Rhythmusstörung erreicht werden konnte. Demnach waren nach 12 Monaten in 9,6% plötzliche Todesfälle zu beobachten; da keine weiteren Patienten verstarben, entspricht dies auch der Gesamtmortalität (Ruskin et al. 1980).

Persistierende ventrikuläre Tachykardien

Die Beurteilung der Wirksamkeit einer antiarrhythmischen Langzeittherapie bei Patienten mit rezidivierenden, persistierenden ventrikulären Tachykardien wird durch folgende Probleme erschwert. Zunächst besteht bei dieser Patientengruppe durch die bekanntterweise belastete Prognose und wegen der klinischen Symptome während der Tachykardie eine absolute Indikation zur Langzeittherapie. Die Verlaufsbeobachtung einer Kontrollgruppe verbietet sich somit aus ethischen Gründen. Des weiteren weisen diese Studien eine ausgeprägte Inhomogenität des Patientengutes bei vergleichsweise kleinen Patientenzahlen auf. Zum dritten bilden die veröffentlichten Patienten spezielle Untergruppen, die durch das Ansprechen auf eine bestimmte Therapieform (z. B. Medikament) oder Methode zur Therapieeinstellung (z. B. programmierte Ventrikelstimulation) selektioniert sind. Diese Gründe erschweren sowohl die Beurteilung der Wirksamkeit der antiarrhythmischen Therapie als auch den Vergleich der Ergebnisse untereinander.

In eine Untersuchung von Horowitz et al. 1978 wurden 20 Patienten mit persistierenden ventrikulären Tachykardien, die durch programmierte Ventrikelstimulation reproduzierbar ausgelöst werden konnten, aufgenommen. Es konnte bei 14 dieser Patienten durch verschiedene Antiarrhythmika eine wirksame antiarrhythmische Therapie, gemessen an der programmierten Ventrikelstimulation, gefunden werden, bei den übrigen Patienten war keine vollständige Suppression erreichbar. Nach im Mittel 12 Monaten verstarben 5 Patienten (25%), 3 davon an einem plötzlichen Herztod (15%).

In einer weiteren Studie (Mason u. Winkle 1980) wurden 51 Patienten mittels ventrikulärer Stimulation antiarrhythmisch eingestellt und der Langzeitverlauf über im Mittel 12 Monate ausgewertet. In 39 Untersuchungen konnte mit verschiedenen Antiarrhythmika ein wirksames Therapiekonzept gefunden werden, bei 19 Fällen gelang dies nicht. Die Gesamtmortalität betrug 25%, 19% erlitten einen plötzlichen Tod (von 5 Patienten, die einer kardiochirurgischen Therapie zugeführt wurden, ist der weitere Verlauf nicht bekannt). Nach einer mittleren Verlaufsbeobachtung von 12 Monaten verstarben in der Gruppe mit effektiver Therapie 4 von 26 plötzlich, in der zweiten Gruppe 6 von 16 Patienten.

Von Heger et al. 1981 wurden von 45 Patienten 30 mit Amiodaron behandelt (überwiegend in Kombination mit weiteren Substanzen). Der Verlauf dieser 30 Patienten wurde im Mittel 12 Monate lang beobachtet. Es verstarben nach dieser Zeit insgesamt 5 Patienten (16%), 2 Patienten erlitten einen plötzlichen Herztod (7%). – 23 Patienten wurden nach einer Mitteilung von Kaski et al. 1981 mit Amiodaron (200–1200 mg) mittels Langzeitkontrolle therapeutisch eingestellt. Nach einer mittleren Verlaufsbeobachtung von 24 Monaten betrug die Gesamtmortalität der untersuchten Gruppe 43%, insgesamt 5 Patienten verstarben an einem plötzlichen Herztod (21%).

Die Ergebnisse der angeführten Studien machen deutlich, daß Patienten nach erfolgreicher prähospitaler Reanimation oder mit rezidivierenden ventrikulären Tachykardien dann eine günstigere Prognose besitzen, wenn mittels programmierter Ventrikelstimulation ein Ansprechen auf eine medikamentöse antiarrhythmische Therapie gesichert werden konnte. Andererseits ist der Langzeitverlauf bei persistierender Auslösbarkeit der tachykarden ventrikulären Rhythmusstörung belastet, so daß diese Patienten weiteren therapeutischen Maßnahmen zugeführt werden können. Trotz der angeführten Einschränkungen in der Beurteilbarkeit des Einflusses auf die Gesamtmortalität erscheint die kontrollierte antiarrhythmische Behandlung die Langzeitprognose von Patienten mit rezidivierenden ventrikulären Tachykardien oder mit Kammerflimmern zu verbessern.

β-Rezeptorenblocker zur Sekundärprophylaxe bei Patienten mit Zustand nach Infarkt

Die wesentlichen prospektiven Studien mit β-Rezeptorenblockern sind in der Tabelle 2 aufgelistet. Hierbei sind die Timololstudie und die Metoprololstudie wegen der großen Patientenzahl und wegen des Studiendesigns am aussagekräftigsten; die Ergebnisse der Propranololstudie (1981) sind derzeit noch als vorläufig anzusehen, solange eine wissenschaftliche Darstellung der Ergebnisse noch aussteht.

In der Timololstudie konnte nicht nur eine Reduktion der Gesamtmortalität, sondern auch der plötzlichen Todesfälle erzielt werden. Plötzliche Todesfälle wurden als Tod innerhalb von 24 h nach dem Einsetzen von Symptomen definiert. Dieser sehr lange Zeitraum sowie das Fehlen von Rhythmusanalysen zum Zeitpunkt des Studieneintritts und während des Verlaufs lassen keine zuverlässige Interpretation zur Frage des Wirkungsmechanismus und des Einflusses der Substanz auf mögliche Rhythmusstörungen zu. Von der Metoprololstudie sind nur Angaben zur Gesamtmortalität, nicht zur Frage von plötzlichen Todesfällen veröffentlicht. Es kann somit als statistisch gesichert ange-

Tabelle 2. Prospektive Studien mit Betarezeptorenblockern

	Patienten	Dauer (Monate)	Gesamtmortalität			Plötzliche Todesfälle		
			Placebo	Verum	p	Placebo	Verum	p
Alprenolol 1974	230	24	14	7	ns	11	2	< 0.05
Practolol 1975	3038	3–12	117	94	ns	52	30	< 0.02
Alprenolol 1979	480	12	64	61	ns	–	–	
davon < 65 J.	282	12	29	13	< 0.01			
Propranolol 1980	720	9	27	28	ns	–	–	
Timolol 1981	1884	12–17	152	98	< 0.001	95	47	< 0.001
Metoprolol 1981	1395	3	62	40	0.03	–	–	
Propranolol 1981	3837	30	183	135		–	–	

sehen werden, daß durch Timolol auch plötzliche Todesfälle verhindert werden können; die Wirkungsweise von Timolol insbesondere auf mutmaßliche ventrikuläre
Rhythmusstörungen konnte durch die Untersuchung nicht geklärt werden. Eine Wirksamkeit von β-Rezeptorenblockern in der Langzeittherapie bei Patienten mit ventrikulären Rhythmusstörungen kann somit aus den bisherigen Untersuchungen mit dieser Sub-
stanzgruppe nicht abgeleitet werden.

Zusammenfassung

Nach den bisherigen Untersuchungen sind Patienten mit erfolgreicher prähospitaler
Reanimation, mit rezidivierenden ventrikulären Tachykardien und Koronarkranke mit
komplexen ventrikulären Extrasystolen im Langzeit-EKG von einem deutlich erhöhten
Risiko für einen plötzlichen Herztod bedroht. Aus diesem erhöhten Risiko für einen
plötzlichen Herztod leitet sich die Indikation zu einer prophylaktischen antiarrhythmischen Therapie bei diesen Patientengruppen ab. In der chronischen Postinfarktphase
konnte die Wirksamkeit einer prophylaktischen antiarrhythmischen Behandlung mit
Diphenylhydantoin, Procainamid, Aprindin und Mexiletin nicht gesichert werden. –
Die Kontrolle der antiarrhythmischen Therapie mittels programmierter Ventrikelstimulation bei Patienten nach erfolgreicher prähospitaler Reanimation und bei Patienten mit
rezidivierenden ventrikulären Tachykardien scheint den Langzeitverlauf dieser beiden
Patientengruppen verbessern zu können.

Literatur

A multicentre international study (1975) Improvement in prognogis of myocardial infarction by
   long-term beta-adrenoreceptor blockade using practolol. Br Med J 3: 735–40
Anderson KP, DeCamilla J, Moss AJ (1978) Clinical significance of ventricular tachycardia (3 beats
   or longer) detected during ambulatory monitoring after myocardial infarction. Circulation 57:
   890–896
Andersen MP, Bechsgaard P, Frederiksen J, Hansen DA, Jürgensen HJ, Nielsen B, Pedersen F, Pe-
   dersen-Bjergaard O, Rasmussen SL (1979) Effect of alprenolol on mortality among patients
   with definite or suspected acute myocardial infarction. Lancet 27: 865–867
Armbrust CA, Levine SA (1950) Paroxysmal ventricular tachycardia: A study of one hundred and
   seven cases. Circulation 1: 28–40
Aspirin Myocardial Infarction Study Research Group (1980) A randomized, controlled trial of
   aspirin in persons recovered from myocardial infarction. JAMA 243: 661–669
Baber NS, Wainwright Evans D, Howitt G, Thomas M, Wilson C, Lewis JA, Dawes PM, Handler
   K, Tuson R (1980) Multicentre post-infarction trial of propranolol in 49 hospitals in the United
   Kingdom, Italy, and Yogoslavia. Br Heart J 44: 96–100
Betablocker heart attack study group (1981) The betablocker heart attack trial. JAMA 246:
   2073–2074
Cats VM, Lie KI, Van Capelle FJL, Durrer D (1979) Limitations of 24-hour ambulatory electro-
   cardiographic recording in predicting coronary events after acute myocardial infarction. Am J
   Cardiol 44: 1257–1262

Chamberlain DA, Julian DG, Boyle DMcC, Jewitt DE, Campbell RWF, Shanks RG, and others (1980) Oral mexiletine in high-risk patients after myocardial infarction. Lancet 20/27: 1324–1327

Chiang BN, Perlam LV, Ostrander LD, Epstein FH (1969) Relationship of premature systoles to coronary heart disease and sudden death in the Tecumseh epidemiologic study. Ann Intern Med 70: 1159–1166

Collaborative Group (1971) Phenytoin after recovery from myocardial infarction. Lancet 2: 1055–1057

Davis HT, DeCamilla J, Bayer LW, Moss AJ (1979) Survivorship patterns in the posthospital phase of myocardial infarction. Circulation 60: 1252–1258

Hammermeister KE, DeRouen TA, Dodge HT (1979) Variables predictive of survival in patients with coronary disease. Circulation 59: 421–430

Heger JJ, Prystowsky EN, Jackman WM, Naccarelli GV, Warfel KA, Rinkenberger RL, Zipes DP (1981) Amiodarone: Clinical efficacy and electrophysiology during long-term therapy for recurrent ventricular tachycardia or ventricular fibrillation. N Engl J Med 305: 539–545

Hjalmarson Å, Elmfeldt D, Herlitz J, Holmberg S, Málek I, Nyberg G, Rydén L, Swedberg K, Vedin A, Waagstein F, Waldenström A, Waldenström J, Wedel H, Wilhelmsen L, Wilhelmsson C (1981) Effect on mortality of metoprolol in acute myocardial infarction: A double-blind randomised trial. Lancet 17: 823–827

Horowitz LN, Josephson ME, Farshidi A, Spielman SR, Michelson EL, Greenspan AM (1978) Recurrent sustained ventricular tachycardia 3. Role of the electrophysiologic study in selection of antiarrhythmic regimes. Circulation 58: 987–997

Kannel WB, Sorlie P, McNamara PM (1979) Prognosis after initial myocardial infarction: The Framingham Study. Am J Cardiol 44: 53–59

Kaski JC, Girotti L, Messuti H, Rutitzky B, Rosenbaum MB (1981) Long-term management of sustained, recurrent, symptomatic ventricular tachycardia with amiodarone. Circulation 64: 273–279

Kosowsky BD, Taylor J, Lown B, Ritchie RF (1971) Long-term use of procainamide following acute myocardial infarction. Circulation 47: 1204–1210

Kotler MN, Tabatznik B, Mower MM, Tominaga S (1973) Prognostic significance of ventricular ectopic beats with respect to sudden death in the late postinfarction period. Circulation 47: 959–966

Liberthson RR, Nagel EL, Hirschman JC, Nussenfeld SR (1974) Prehospital ventricular defibrillation. N Engl J Med 291: 317–321

Lovegrove T, Thompson P (1978) The role of acute myocardial infarction in sudden cardiac death – a statisticians's nightmare. Am Heart J 96: 711–713

Mason JW, Winkle RA (1980) Accuracy of the ventricular tachycardia-induction study for predicting long-term efficacy and inefficacy of antiarrhythmic drugs. N Engl J Med 303: 1073–1077

Moss AJ, Davis HT, DeCamilla J, Bayer LW (1979) Ventricular ectopic beats and their relation to sudden and nonsudden cardiac death after myocardial infarction. Circulation 60: 998–1003

Myerburg RJ, Conde C, Sheps DS, Appel RA, Kiem I, Sung RJ, Castellanos A (1979) Antiarrhythmic drug therapy in survivors of prehospital cardiac arrest: Comparison of effects on chronic ventricular arrhythmias and recurrent cardiac arrest. Circulation 59: 855–863

Nielsen BL, Nielsen JC, Nielsen JS (1978) Can procainamide improve the prognosis of patients with ventricular arrhythmias after myocardial infarction? Dan Med Bull 25: 121–125

Paul O, Schatz M (1971) On sudden death. Circulation 43: 7–10

Peter T, Ross D, Duffield A, Luxton M, Harper R, Hunt D, Sloman G (1978) Effect on survival after myocardial infarction of long-term treatment with phenytoin. Br Heart J 40: 1356–1360

Report of the Joint International Society and Federation of Cardiology World Health Organization Task Force on Standardization of Clinical Nomenclature (1979) Nomenclature and criteria for diagnosis of ischemic heart disease. Circulation 59: 607–609

Ruberman W, Weinblatt E, Goldberg GD, Frank CW, Shapiro S (1977) Ventricular premature beats and mortality after myocardial infarction. N Engl J Med 297: 750–759

Ruskin JN, DiMarco JP, Garan H (1980) Out-of-hospital cardiac arrest: Electrophysiologic observations and selection of longterm antiarrhythmic therapy. N Engl J Med 303: 607–613

Schaffer WA, Cobb LA (1975) Recurrent ventricular fibrillation and modes of death in survivors of out-of-hospital ventricular fibrillation. N Engl J Med 293: 259–262

Schulze RA, Strauss HW, Pitt B (1977) Sudden death in the year following myocardial infarction. Am J Med 62: 192–199
Temple R, Pledger GW (1980) The FDA's critique of the anturane reinfarction trial. N Engl J Med 303: 1488–1492
The Norwegian multicenter study group (1981) Timolol-induced reduction in mortality and re-infarction in patients surviving acute myocardial infarction. N Engl J Med 304: 801–807
Todesursachenstatistik (Cause-of-death statistics) (1981) Dtsch Med Wochenschr 106: 157–158
Van Durme JP, Pannier RH (1976) Prognostic significance of ventricular dysrhythmias 1 year after myocardial infarction. Am J Cardiol 37: 178
Van Durme JP, Bogaert MG (1980) Prevention of sudden death. The role of antiarrhythmic therapy. In: Kulbertus HE, Wellens HJJ (eds) Sudden death. Nyhoff, The Hague p 331
Vismara LA, Amsterdam EA, Mason DT (1975) Relation of ventricular arrhythmias in the late hospital phase of acute myocardial infarction to sudden death after hospital discharge. Am J Med 59: 6–12
Wellens HJJ, Bär FWHM, Vanagt EJDM, Brugada P (1982) Medical treatment of ventricular tachycardia: Considerations in the selection of patients for surgical treatment. Am J Cardiol 49: 186–193
Wilhelmsson C, Vedin JA, Wilhelmsen L, Tibblin G, Werkö L (1974) Reduction of sudden deaths after myocardial infarction by treatment with alprenolol: preliminary results. Lancet 2: 1157–60

Membranwirkungen von Propafenon am Herzen als Ursache seiner antiarrhythmischen Potenz

M. Kohlhardt

Die Erregbarkeit des normalen Myokards hängt von der Fähigkeit der Zellmembran ab, geeignete Reize mit einer starken Erhöhung ihrer Na^+-Leitfähigkeit zu beantworten. Dadurch kann ein transitorischer, seinem elektrochemischen Gradienten folgenden transmembranärer Na^+-Einstrom auftreten, der die Membran umlädt und so ein Aktionspotential entstehen läßt. Inaktivation der schnellen Na^+-Kanäle, die nach Senkung des Ruhepotentials auf etwa $-50\,mV$ hervorgerufen wird (Weidmann 1955a), zieht allerdings nicht den kompletten Verlust der myokardialen Erregbarkeit nach sich (Engstgeld et al. 1961). Vielmehr können dank der Existenz eines zweiten Einwärtskanals immer noch Erregungen, sog. Slow-response-Aktionspotentiale (Mascher 1970) gebildet werden, die bei Vorliegen bestimmter pathologischer Verhältnisse ursächlich für die Entstehung gewisser Rhythmusstörungen verantwortlich sein können (Übersicht bei Kohlhardt 1980). Die antiarrhythmische Potenz eines Pharmakons muß daher nicht nur von seiner Affinität zu schnellen Na^+-Kanälen herrühren, was Vaughan Williams (1975) zu der Einteilung in vier verschiedene Substanzklassen je nach dem elektrophysiologischen Wirkprofil veranlaßt hat. Klasse-I-Antiarrhythmika hemmen den schnellen Na^+-Strom (I_{Na}) und umfassen neben den klassischen Lokalanästhetika Stoffe wie Chinidin und bestimmte β-Rezeptorenblocker mit Membraneigenwirkung. Auch Propafenon ist hier einzuordnen, wobei sich allerdings wie bei den meisten anderen Klasse-I-Antiarrhythmika die Problematik ergibt, daß bei höherer Dosierung die virtuelle Spezifität für das schnelle Na^+-System der Membran verloren geht und eine inhibitorische Wirkung auf den langsamen Einwärtsstrom (I_{si}) manifest wird.

Vom theoretischen Standpunkt aus betrachtet impliziert der Begriff Erregungshemmung am spezifischen Reizleitungssystem und an Arbeitsmyokardzellen des adulten Herzens nach wie vor die Inhibition des schnellen Na^+-Systems der Membran. Basierend auf dem Hodgkin-Huxley-Modell (Hodgkin u. Huxley 1952) kann eine pharmakologisch induzierte I_{Na}-Blockade von einer Interaktion des Pharmakons mit dem Aktivations- oder Inaktivationsprozeß von I_{Na} oder auch davon herrühren, daß die maximal limitierende Leitfähigkeit, $\bar{g}_{Na}$, vermindert wird. Letzteres reflektiert eine reduzierte Anzahl von I_{Na}-Kanälen, die pro Flächeneinheit der Membran die Einwärtspassage von Na^+ erlauben. Methodische Schwierigkeiten bei direkten I_{Na}-Messungen an üblicherweise gebräuchlichen multizellulären Myokardpräparationen sind der Grund dafür, warum Antiarrhythmika einer solchen detaillierten Wirkungsanalyse nicht unterzogen werden konnten. Alle relevanten Daten stammen von Aufstrichsmessungen des schnellen Na^+-abhängigen Aktionspotentials (Übersicht bei Hauswirth u. Singh 1979), bei denen die maximale Aufstrichsgeschwindigkeit ($\dot{V}_{max}$) als indirektes Maß für die Größe von I_{Na} betrachtet wird.

I_{Na}-Hemmung durch Propafenon

Abb. 1 demonstriert den typischen Effekt von Propafenon auf den Erregungsprozeß des Ventrikelmyokards von Meerschweinchen. Werden Papillarmuskeln einer Propafenon-haltigen Tyrodelösung ausgesetzt, so zeigt sich eine allmähliche Abnahme von $\dot{V}_{max}$. Dieser Hemmeffekt tritt schon bei Konzentrationen von 1×10^{-5} mol/l oder darunter auf und ist dosisabhängig. Höhere Dosen verursachen eine komplette Hemmung des I_{Na}-Systems, so daß auch stärkste elektrische Reize wirkungslos bleiben. Ruhepotential-änderungen erfordern noch weitaus größere Konzentrationen und entstehen erst im Bereich von 10^{-4} mol/l. Außer der $\dot{V}_{max}$-Suppression verändert sich auch die Kontur des Aktionspotentials, was sowohl von einer Verlagerung des Plateaus in Richtung weniger positiver Potentiale als auch von einer Verkürzung herrührt.

Im Gegensatz zu klassischen Lokalanästhetika entwickelt sich die $\dot{V}_{max}$-Hemmung vergleichsweise langsam und benötigt etwa 30 min zur kompletten Ausbildung. Auch die Auswaschkinetik besitzt eine spezielle Charakteristik. Nach Umschalten auf eine pharmakonfreie Tyrodelösung klingt die I_{Na}-Inhibition sehr langsam und, bezogen auf eine Auswaschperiode von 60 min, nur unvollständig ab.

Eine Reihe von antiarrhythmisch wirksamen Substanzen beeinträchtigt den Erholungsprozeß des I_{Na}-Systems, der nach Ablauf der Kanalaktivierung einsetzt, wodurch die Na^+-Pore wiederverfügbar wird (recovery from inactivation). Die Reaktivierungskinetik wird stark verlangsamt durch Applikation des Neuroleptikums Droperidol (Hauswirth 1968; Kern et al. 1971) ebenso wie durch Behandlung des Arbeitsmyokards mit Propranolol (Tarr et al. 1973) oder Chinidin (Luckstead u. Tarr 1972). Daß es sich hierbei keineswegs um eine generelle Eigenschaft von Antiarrhythmika handelt, ergaben Doppelpulsexperimente am Meerschweinchen-Ventrikelmyokard mit Propafenon (Kohlhardt u. Seifert 1980). In Übereinstimmung mit Befunden von Gettes u. Reuter (1974) zeigten sich dabei am zunächst unbehandelten Präparat Zeitkonstanten für die I_{Na}-Reaktivierung, die bei einem Membranpotential von -90 mV zwischen 15 und 40 ms schwankten. Propafenonapplikation veränderte die I_{Na}-Reaktivierungskinetik nicht, obwohl $\dot{V}_{max}$ als Ausdruck einer I_{Na}-Hemmung deutlich verkleinert war.

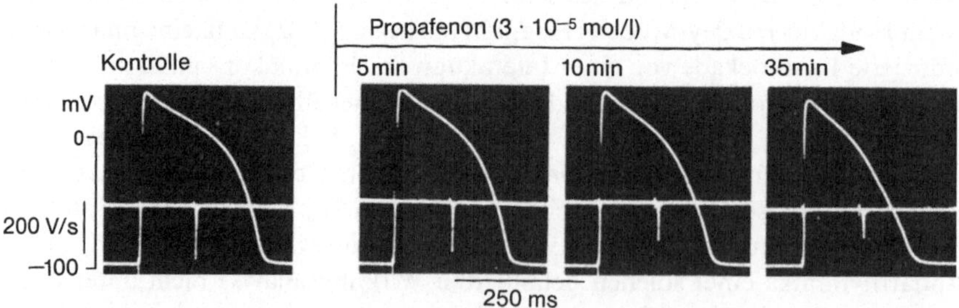

Abb. 1. Originalregistrierungen des schnellen Na^+-abhängigen Aktionspotentials des Meerschweinchen-Papillarmuskels sowie der maximalen Aufstrichsgeschwindigkeit ($\dot{V}_{max}$) vor und nach Applikation von 3×10^{-5} mol/l Propafenon. Fortlaufende Reizung mit 12/min. Extrazelluläre K^+-Konzentration: 2,7 mmol/l, pH 7,4. (Aus Kohlhardt u. Seifert 1980)

Ist das Selektivitätsfilter des I_{Na}-Kanals Angriffspunkt von Propafenon?

Detaillierte Voltage-clamp-Analysen speziell am Axon in Zusammenhang mit Tetrodotoxin-Bindungsstudien haben zu einer klaren Vorstellung über die mögliche Struktur von I_{Na}-Kanälen geführt. I_{Na}-Kanäle sind aus Proteinen aufgebaute Zapfen von etwa 100 Å Länge, die in die Doppellipidmembran eingebettet sind und mit ihren beiden Enden freien Kontakt mit dem Extra- bzw. Intrazellulärraum haben. Sie erlauben eine transmembranäre hydrophile Passage von Kationen, falls Änderungen des intramembranären Potentialprofils eintreten, was infolge noch näher zu definierender Molekularveränderungen zur Formation einer Pore im Inneren des Proteinzapfens führt. Die Modellvorstellung von Hille (1975), wonach der äußere, trichterförmige Kanalmund vom übrigen Kanal durch eine enge Stelle von 3–5 Å Durchmesser, dem Selektivitätsfilter, abgetrennt ist, ist allgemein akzeptiert. Sie beruht u. a. darauf, daß I_{Na} nicht linear von der extrazellulären Na^+-Konzentration abhängt, wie es das von Hodgkin u. Huxley (1952) formulierte Unabhängigkeitsprinzip fordert. Vielmehr existiert am Nerv Sättigungscharakteristik (Hille 1975). Akzeptiert man $\dot{V}_{max}$ des schnellen Na^+-abhängigen Aktionspotentials als ein Maß für I_{Na}, so zeigt sich die gleiche nicht-lineare Abhängigkeit von der Na^+-Konzentration im Extrazellulärraum auch am Warmblüter-Ventrikelmyokard (Kohlhardt 1982), was sehr stark eine prinzipiell einheitliche Struktur aller I_{Na}-Kanäle unabhängig von ihrer Herkunft suggeriert. Wesentliches Bauelement des Selektivitätsfilters könnten Carboxylgruppen darstellen, die als Festladungsträger mit der Hydrathülle des Na^+-Ions reversibel interagieren. Auf diese Weise kann das Kation die aus der Engstelle von etwa 5 Å resultierende Energiebarriere überwinden (Hille 1975).

Der Hemmeffekt von Propafenon auf I_{Na} könnte von der Fähigkeit des Pharmakons herrühren, entweder vom äußeren Kanalmund, lateral von der umgebenden Lipidphase her oder auch von innen Zugang zum Selektivitätsfilter zu finden, mit den Festladungsträgern zu interagieren und damit die Pore für Na^+ unpassierbar werden zu lassen. Die Überprüfung dieser Hypothese erfolgte in Experimenten, bei denen die I_{Na}-Sättigungscharakteristik (gemessen als $\dot{V}_{max}$-$[Na^+]o$-Relation) vor und nach Propafenonapplikation analysiert worden war (Kohlhardt 1982). Die Lineweaver-Burk-Analyse der $\dot{V}_{max}$-$[Na^+]o$-Relation ergab eine Zunahme des K_m-Wertes für Na^+. Die gleichzeitige Verlagerung des Ordinatenschnittpunktes in Richtung größerer ($\dot{V}_{Max}$-) Werte macht eine kompetitive Interaktion von Propafenon mit Na^+-Ionen an jenen Gruppen des Selektivitätsfilters nicht wahrscheinlich. Eine endgültige Entscheidung sollte aber die Überprüfung dieses Befundes in direkten I_{Na}-Messungen abwarten.

Modifikation der I_{Na}-Inaktivation

Seit den klassischen Untersuchungen von Weidmann (1955 a) am Purkinje-Faden ist bekannt, daß Lokalanästhetika und andere erregungshemmende Substanzen mit dem Inaktivationsprozeß von I_{Na}-Kanälen interferieren können. Abb. 2 zeigt, daß auch Propafenon die Potentialabhängigkeit von h_∞ verändert. Bei diesen Experimenten wurde das Ruhepotential durch schrittweise Erhöhung der extrazellulären K^+-Konzentration von

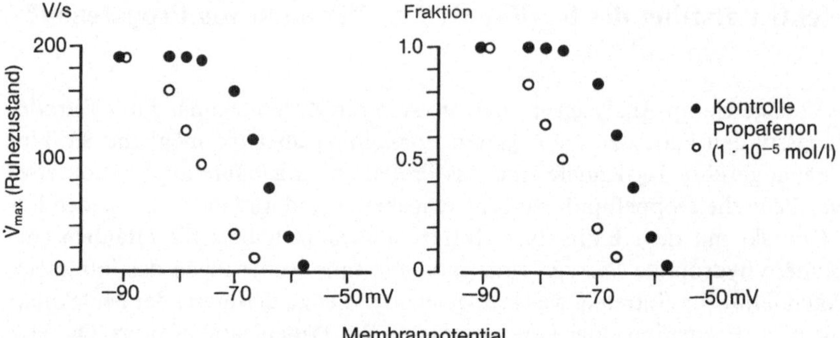

Abb. 2. Die Potentialabhängigkeit von $\dot{V}_{max}$ (gemessen nach einer Ruheperiode von jeweils 5 min) vor *(geschlossene Kreise)* und nach *(offene Kreise)* Propafenonapplikation (1×10^{-5} mol/l). Im rechten Diagramm sind die $\dot{V}_{max}$-Meßwerte in normalisierter Form dargestellt. Ruhepotentialänderungen wurden durch Variation der extrazellulären K^+-Konzentration hervorgerufen. (Aus Kohlhardt u. Seifert 1980)

5,4 mmol/l aus gesenkt. Während Halbinaktivation ($h_{\infty 0,5}$) am unbehandelten Papillarmuskel in einem engen Potentialbereich um -65 mV beobachtet wurde, bewirkte die Propafenonapplikation (1×10^{-5} mol/l) eine durchschnittliche Verlagerung von 12 mV zu mehr negativen Potentialen hin (Kohlhardt u. Seifert 1980). Dagegen blieb die Form der h_{∞}-Kurve weitgehend unverändert. Unterstellt man, daß jede pharmakologisch induzierte I_{Na}-Beeinträchtigung von einer dem Massenwirkungsgesetz gehorchenden Pharmakon-Rezeptor-Interaktion herrührt, so kann die h_{∞}-Verlagerung nur von den jeweils affizierten Kanälen verursacht werden. Dies bedeutet aber auch, daß h_{∞} um so stärker in die hyperpolarisierende Richtung verlagert wird, je mehr Kanäle mit einem Pharmakonmolekül in Berührung kommen. An diesem Punkt zeigt sich die ganze Problematik dieses Konzepts. Die Pharmakon-Rezeptor-Interaktion sollte zur Blockade des Kanals führen, wodurch sich dieser Kanal gleichzeitig der elektrophysiologischen Messung entzieht, er wird „stumm". Die verbleibende, nichtaffizierte und somit funktionstüchtige Kanalpopulation sollte sich durch eine normale h_{∞}-Charakteristik auszeichnen.

Zugangswege zum Rezeptor

In Analogie zu klassischen Lokalanästhetika (Hille 1977) kann unterstellt werden, daß auch der Rezeptor bzw. die Bindungsstelle für Propafenon und andere verwandte Antiarrhythmika innerhalb des I_{Na}-Kanals zwischen dem Selektivitätsfilter und dem inneren Kanalmund lokalisiert ist. Je nach Ladungszustand kann das Pharmakonmolekül entweder unter Benutzung einer lipophilen Zugangsroute seitlich durch die Porenwand hindurch in das Innere des Kanals eintreten, während geladene Moleküle auf einen hydrophilen Weg angewiesen sind. Durch pH-Variation im Superfusat zwischen 6,4 und 9,0 wurde die Fraktion der neutralen Propafenonmoleküle zwischen 0 und 50% variiert.

Trotzdem änderte sich dadurch die Wirksamkeit von Propafenon nicht (Kohlhardt u. Seifert 1980). Dies könnte bedeuten, daß Propafenon beide Routen bei seinem Zugang zum Kanalrezeptor benutzen kann.

Einfluß der Stimulationsfrequenz auf die Propafenon-induzierte I_{Na}-Hemmung

Seit Ende der 60er Jahre ist bekannt, daß die Hemmwirkung einiger Antiarrhythmika der Klasse I auf das I_{Na}-System frequenzabhängig ist (Tritthart et al. 1968; Heistracher 1971). Wie Abb.3 zeigt, läßt sich auch der inhibitorische Effekt von Propafenon durch Erhöhung der Reizfrequenz verstärken. Bei diesen Experimenten blieben die Papillarmuskeln nach Pharmakonapplikation zunächst ungereizt. Nach der üblichen Äquilibrierungsperiode wurde dann eine Reizserie mit 12/min appliziert. Bereits der erste Schlag wies eine Reduktion von $\dot{V}_{max}$ (200 V/s im Vergleich zu 260 V/s unter Kontrollbedingungen) auf. Bei fortlaufender Reizung nahm $\dot{V}_{max}$ weiter von Schlag zu Schlag ab, bis sich schließlich bei 165 V/s ein neues Gleichgewicht einstellte. Nach Abbruch der kontinuierlichen Reizung erholt sich $\dot{V}_{max}$ innerhalb von 50–60 s, wodurch jedoch nicht die Kontrollwerte, sondern stets nur jener Wert erreicht wird, der dem jeweils ersten Aktionspotential einer Reizserie entspricht. Dieses experimentelle Protokoll läßt die Exi-

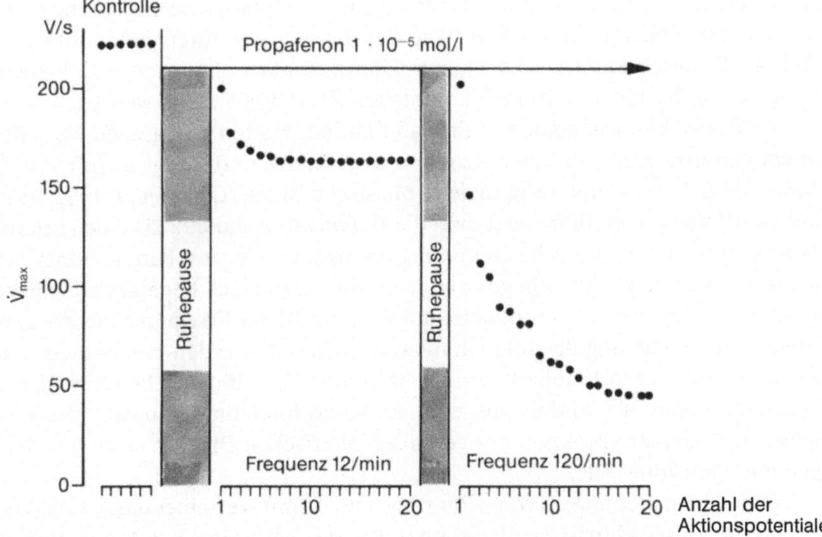

Abb.3. Propafenon-induzierter tonischer und phasischer $\dot{V}_{max}$-Block. Der tonische Block ergibt sich aus der $\dot{V}_{max}$-Hemmung des ersten, nach einer Ruhepause ausgelösten Aktionspotentials, wenn der Kontrollwert vor Pharmakonapplikation als Referenzniveau herangezogen wird. Der phasische $\dot{V}_{max}$-Block resultiert aus dem Steady-state-Wert für $\dot{V}_{max}$ bei kontinuierlicher Reizung unter Benutzung von $\dot{V}_{max}$ des jeweils ersten, nach einer Ruhepause ausgelösten Aktionspotentials als Bezugswert. Extrazelluläre K^+-Konzentration: 5,4 mmol/l. (Aus Kohlhardt u. Seifert 1980)

M. Kohlhardt

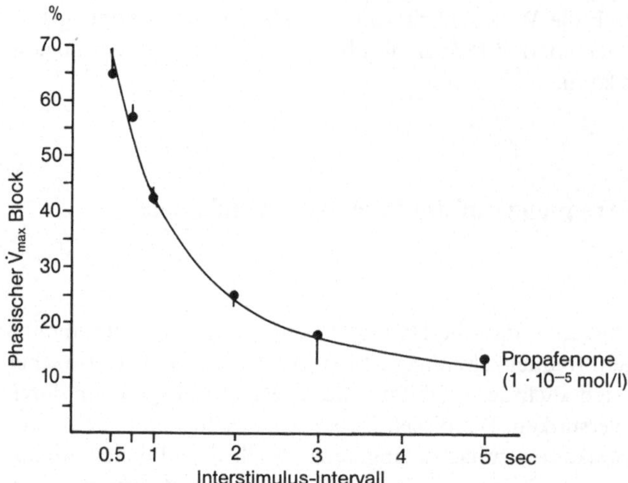

Abb. 4. Die Abhängigkeit des propafenoninduzierten phasischen $\dot{V}_{max}$-Blockes von der Länge des Interstimulusintervalls. Jeder Punkt symbolisiert den Mittelwert aus 5 Versuchen an Meerschweinchen-Papilarmuskeln, vertikale Balken stellen die Standardabweichung dar. Die Kurve gehorcht der Funktion $y = ax^b$ mit einem Korrelationskoeffizienten von 0,981

stenz zweier unterschiedlicher Blockformen deutlich werden, tonische und phasische $\dot{V}_{max}$-Blockade. Der tonische Block setzt keine vorausgegangene Aktivierung voraus und entwickelt sich schon am ruhenden Präparat. Der phasische Block entsteht während fortgesetzter Reizung und hängt von der Länge des Interstimulationsintervalls ab (Abb. 4). Dadurch kann bei konstanter Pharmakonkonzentration jede beliebige Hemmung des I_{Na}-Systems bis hin zur kompletten Blockade erzeugt werden.

Die Entwicklungskinetik des Propafenon-induzierten phasischen $\dot{V}_{max}$-Blockes gehorcht erwartungsgemäß einer Reaktion 1. Ordnung und hängt in prinzipiell gleicher Weise wie z. B. der Chinidin-induzierte phasische Block (Grant et al. 1982) vom Interstimulationsintervall ab. Betrachtet man die Entwicklungskinetik als einen zeitabhängigen Prozeß, so wird die phasische Hemmung um so schneller etabliert, je höher die Reizfrequenz ist und umgekehrt. Ein ganz anderes Bild ergibt sich bei einer ereignisbezogenen Analyse, die die Entwicklungskinetik mit der Anzahl der Erregungen in Zusammenhang bringt. Mit Verkürzung des Interstimulationsintervalls werden immer mehr Erregungen bis zur vollständigen Etablierung des phasischen $\dot{V}_{max}$-Blockes benötigt, d. h. die Rate-Konstante nimmt ab. Anders ausgedrückt, kurze Interstimulationsintervalle lassen pro Schlag eine kleinere Fraktion des gesamten phasischen Blockes entstehen als lange Interstimulationsintervalle.

Nach Untersuchungen von Courtney (1979) mit verschiedenen Lokalanästhetika scheint die Entwicklungskinetik des phasischen I_{Na}-Blockes vom Molekulargewicht der jeweils benutzten Substanz abzuhängen, da sich mit kleinen Molekülen der phasische Block schneller einstellt als mit großen Molekülen. In diesem Zusammenhang ist es von Interesse festzustellen, daß sich die durch Propafenon und Ajmalin (Heistracher 1971) induzierten phasischen $\dot{V}_{max}$-Blöcke kaum hinsichtlich ihrer Entwicklungskinetik unterscheiden, obwohl beide Pharmaka um 52 Dalton im Molekulargewicht differieren.

Der entscheidende determinierende Faktor für die Entwicklungskinetik zumindest des Propafenon-induzierten phasischen $\dot{V}_{max}$-Blockes scheint tatsächlich nur die Länge des Interstimulationsintervalls zu sein. Ruhepotentialänderungen zwischen -90 und -79 mV haben sich ebenso wie eine Variation der Temperatur im Bereiche zwischen 35 °C und 33 °C oder des extrazellulären pH als ineffektiv erwiesen (Kohlhardt u. Seifert 1980) und sind nicht in der Lage, die Entwicklungskinetik des phasischen $\dot{V}_{max}$-Blockes zu modifizieren.

Potentialabhängigkeit des inhibitorischen Propafenoneffekts auf das I_{Na}-System

Die Hemmwirkung von Lokalanästhetika und verwandten Stoffen läßt sich durch anodische Polarisation abschwächen oder ganz beseitigen, während umgekehrt eine Senkung des Ruhepotentials von Nerv, Skelettmuskel oder Myokardzelle die I_{Na}-Hemmung drastisch verstärkt. Wie Abb. 5 demonstriert, hängt auch die Interaktion von Propafenon mit I_{Na}-Kanälen vom Membranpotential ab. Bei diesen Versuchen wurde das Ruhepotential von -90 mV schrittweise auf -70 mV durch Erhöhung der K^+-Konzentration im Superfusat gesenkt. Damit verbunden ist eine Verstärkung der $\dot{V}_{max}$-Inhibition. Wird zwischen tonischer und phasischer Blockade unterschieden, so wird eine unterschiedliche Potentialsensitivität beider Blockformen evident. Der tonische $\dot{V}_{max}$-Block steigt von rund 10% bei -90 mV auf über 60% bei -70 mV an und besitzt eine annähernd sigmoide Abhängigkeit vom Membranpotential. Der phasische $\dot{V}_{max}$-Block steigt bei gleicher Depolarisation lediglich von 20% auf etwa 40% an mit einer Potentialabhängigkeit, die keineswegs sigmoid ist, sondern eher einen exponentiellen Charakter trägt.

Diese Potentialabhängigkeit erklärt, warum bei Hypoxie (Hondeghem et al. 1974) oder Ischämie (Chen et al. 1975) eine stärkere I_{Na}-Depression durch Antiarrhythmika

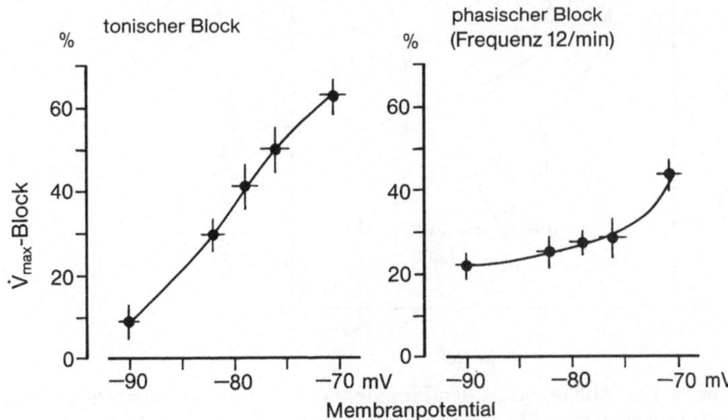

Abb. 5. Potentialabhängigkeit des Propafenon-induzierten tonischen *(links)* und phasischen *(rechts)* $\dot{V}_{max}$-Blockes. Pharmakonkonzentration 1×10^{-5} mol/l. Jeder Punkt ist der Mittelwert aus 5 Versuchen, vertikale und horizontale Balken repräsentieren die Standardabweichung. (Aus Kohlhardt u. Seifert 1980)

auftritt. Dadurch kann, wie von Hondeghem et al. (1974) gezeigt wurde, I_{Na} hypoxischer
Zellen aufgrund seiner erhöhten Empfindlichkeit selektiv gehemmt werden, während
der Erregungsprozeß des übrigen, metabolisch normalen Myokards unbeeinflußt bleibt.
Es liegt auf der Hand, daß von einer einheitlich starken antiarrhythmischen Wirkung
auf das gesamte Myokard nicht die Rede sein kann. Vielmehr werden disseminierte
Durchblutungsstörungen Myokardareale mit verstärkter I_{Na}-Hemmung entstehen lassen können, sofern eine gewisse Minimalperfusion nicht mehr die Aufrechterhaltung
normal hoher Ruhepotentiale garantieren kann, aber andererseits noch ausreicht, um im
Extrazellulärraum annähernd gleiche Pharmakonkonzentrationen entstehen zu lassen
wie in den übrigen Gewebsarealen mit normaler Durchblutung. Inwieweit sich hieraus
unmittelbare Konsequenzen für therapeutische Belange ergeben, läßt sich aus theoreti-
scher Sicht kaum beantworten. Eine Schlußfolgerung aber dürfte erlaubt sein, nämlich
die, daß Plasmakonzentrationen eines Antiarrhythmikums dann wenig über dessen I_{Na}-
hemmende Potenz aussagen, wenn bestimmte modulierende Einflußfaktoren nicht auf
alle Myokardzellen gleich stark einwirken.

Na$^+$-Abhängigkeit des inhibitorischen Propafenoneffekts auf I_{Na}

Werden Papillarmuskeln bei fortgesetzter Anwesenheit von Propafenon mit einer Na$^+$-
armen Tyrodelösung superfundiert, so zeigt sich nach wenigen Minuten eine Zunahme
der $\dot{V}_{max}$-Hemmung (Kohlhardt 1982). Abb. 6 illustriert diesen Tatbestand. Schrittweise
Reduktion der extrazellulären Na$^+$-Konzentration von 150 mmol/l auf 50 mmol/l führ-

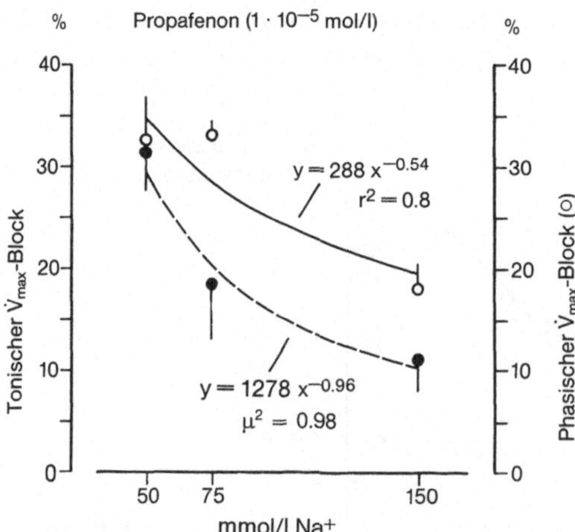

Abb. 6. Die Abhängigkeit des Propafenon-induzierten tonischen *(gefüllte Kreise)* und phasischen
(offene Kreise) $\dot{V}_{max}$-Blockes von der extrazellulären Na$^+$ Konzentration. Jeder Punkt ist der Mittelwert aus 3 Versuchen am Meerschweinchen-Ventrikelmyokard, vertikale Balken symbolisieren die
Standardabweichung. Die Steigungsfaktoren der beiden errechneten Kurven von $-0{,}96$ und
$-0{,}54$ unterscheiden sich statistisch signifikant voneinander. Als osmotischer Ersatz für Na$^+$ wurde Saccharose benutzt. Extrazelluläre K$^+$-Konzentration: 5,4 mmol/l. (Aus Kohlhardt 1982)

te zu einem Anstieg des tonischen Blockes von 12% auf 32%. Auch der phasische Block erfährt durch diese Na$^+$-Senkung eine Verstärkung. Allerdings unterscheiden sich beide Blockformen durch eine eigene, individuelle Empfindlichkeit. Die Intensivierung der Propafenonwirkung resultiert aus einer Begünstigung der Pharmakon-Rezeptor-Interaktion, die der I_{Na}-Hemmung zugrunde liegt. Während bei 150 mmol/l Na$^+$ ein K_m-Wert für den tonischen $\dot{V}_{max}$-Block von 5×10^{-5} mol/l ermittelt worden war, sank dieser Wert bei 50 mmol/l Na$^+$ auf $1,4 \times 10^{-5}$ mol/l ab. Der Abfall des K_m-Wertes für den phasischen $\dot{V}_{max}$-Block war geringer ausgeprägt. Der K_m für den phasischen Block (Reizfrequenz 12/min) ging von $3,8 \times 10^{-5}$ mol/l bei 150 mmol/l Na$^+$ auf $2,3 \times 10^{-5}$ mol/l zurück. Daß diese Na$^+$-Abhängigkeit keine für Propafenon spezifische Eigenschaft ist, zeigten Experimente mit Lidocain und Procain.

Nach Vorbehandlung mit Propafenon wird h_∞ empfindlich gegenüber extrazellulären Na$^+$-Variationen, so daß eine weitere Verlagerung in die hyperpolarisierende Rich-

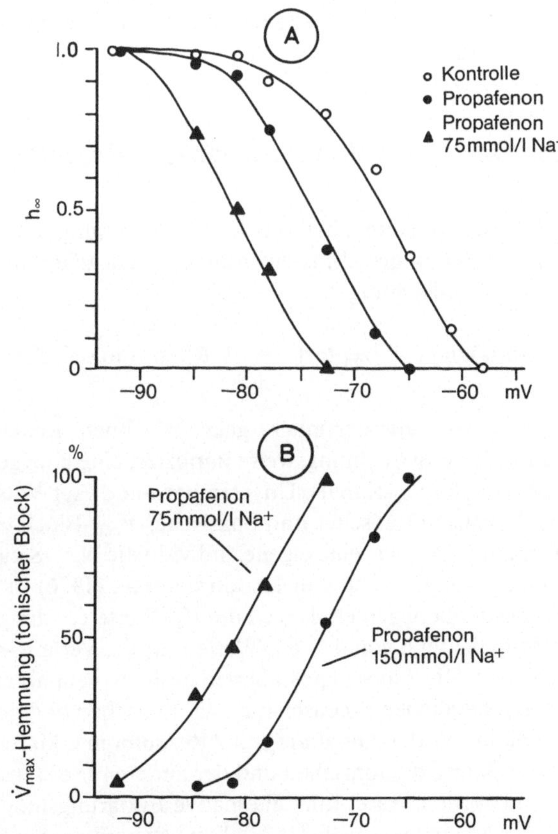

Abb. 7. A Virtuelle h_∞-Kurven vor *(offene Kreise)*, nach Propafenonbehandlung (1×10^{-5} mol/l; *gefüllte Kreise*) sowie bei fortdauernder Pharmakonanwesenheit nach Na$^+$-Entzug auf 75 mmol/l *(gefüllte Dreiecke)*. Ruhepotentialänderungen wurden durch extrazelluläre K$^+$-Variationen hervorgerufen. **B** Potentialabhängigkeit des Propafenon-induzierten tonischen $\dot{V}_{max}$-Blockes bei normaler *(Kreise)* und auf 75 mmol/l gesenkter extrazellulärer Na$^+$-Konzentration *(Dreiecke)*. (Aus Kohlhardt 1982)

tung erfolgt (Abb. 7). Dies hat zur Folge, daß sich auch die Potentialabhängigkeit des I_{Na}-Blockes ändert. So wird bei dem in Abb. 7 wiedergegebenen Experiment die 50%-Hemmung von -66 mV nach -74 mV verlagert, wenn die Tyrodelösung anstelle von 150 mmol/l nur 50 mmol/l Na^+ enthält.

Die Verstärkung des $\dot{V}_{max}$-Blockes in Na^+-armer Lösung könnte, falls die Pharmakonkonzentration in unmittelbarer Umgebung des Bindungsortes konstant geblieben ist, auf einer erhöhten Rezeptorsensitivität beruhen. Unterstellt man eine Lokalisation im I_{Na}-Kanal, so kann der Pharmakonrezeptor Änderungen der extrazellulären Na^+-Konzentration erst dann wahrnehmen, wenn sich der Kanal öffnet und I_{Na} fließt. Die vermutete Sensibilisierung wäre dann ein sehr kurzfristiger, transitorischer Zustand, der nur für die Dauer von I_{Na} anhält. Andererseits könnten die während der Kanalöffnung einfließenden Na^+-Ionen den Pharmakonzugang via innerer Kanalmund zum Rezeptor kontrollieren, was bereits von Cahalan u. Almers (1979) vermutet worden ist. Dann würde bei kleinen Na^+-Strömen die Wahrscheinlichkeit vergrößert, daß ein Pharmakonmolekül den Rezeptor erreichen kann. Beide Erklärungsmöglichkeiten lassen die Größe von I_{Na} zum ausschlaggebenden Faktor für die inhibitorische Potenz von Antiarrhythmika werden.

Besitzen I_{Na}-Kanäle einen einzigen Rezeptor für Propafenon?

Unter der Annahme, daß die der I_{Na}-Hemmung zugrunde liegende Pharmakon-Rezeptor-Interaktion dem Massenwirkungsgesetz gehorcht, läßt sich der blockierende Effekt durch die Gleichung

$$[\text{Pharmakon}] + [\text{Rezeptor}] \underset{k_2}{\overset{k_1}{\rightleftharpoons}} [P\,R] \overset{k_3}{\rightleftharpoons} \text{biologischer Effekt}$$

beschreiben, falls der mit k_3 gekennzeichnete Reaktionsschritt vernachlässigt werden kann. Diese Betrachtungsweise impliziert eine einzige Bindungsstelle bzw. Rezeptor im Bereiche des I_{Na}-Kanals. Unvereinbar mit dieser Vorstellung ist der experimentelle Befund, wonach tonischer und phasischer $\dot{V}_{max}$-Block eine eigene, individuelle Potentialabhängigkeit sowie eine eigene, individuelle Na^+-Sensitivität besitzen. Ähnliche Diskrepanzen wurden auch von Khodorov et al. (1976) in Voltage-clamp-Experimenten mit Trimecain beobachtet, da sich die K_m-Werte für die pharmakoninduzierte $\overline{P}_{Na}$-Verminderung deutlich von den K_m-Werten für die Verlangsamung der I_{Na}-Inaktivation unterschieden. Die Autoren postulierten deshalb mehr als eine Bindungsstelle. Die genannten unterschiedlichen Eigenschaften des tonischen und phasischen $\dot{V}_{max}$-Blockes ließen sich ebenfalls mit der Annahme von 2 Rezeptoren erklären, wobei der eine Rezeptor für die Entwicklung des tonischen und der andere für die Installierung des phasischen Blockes verantwortlich wäre. Eine alternative Erklärungsmöglichkeit bietet das modulierte Rezeptor-Modell von Hille (1977). Danach besitzen I_{Na} Kanäle eine einzige Bindungsstelle für Lokalanästhetika und verwandte Stoffe. Der Übergang von der ruhenden in die geöffnete Kanalkonfiguration zieht eine Strukturänderung und damit eine Affinitätszunahme des Rezeptors für solche Pharmaka nach sich. Dadurch könnte gleichzeitig auch die Rezeptorsensitivität gegenüber Variationen des Membranpotentials oder der extrazellulären Na^+-Konzentration modifiziert werden.

Fehlende I_{Na}-Selektivität der Propafenonwirkung

Bereits einleitend wurde darauf hingewiesen, daß außer I_{Na} auch andere Membranströme durch Propafenon beeinflußt werden können. Dafür spricht die bei Konzentrationen von mehr als 1×10^{-5} mol/l zu beobachtende Konfigurationsänderung des Aktionspotentials. Die Depression des Plateaus macht eine Hemmung des langsamen Einwärtsstromes wahrscheinlich, wie sie in Voltageclamp-Experimenten am Ventrikelmyokard der Katze nachgewiesen worden ist (Kohlhardt 1977). Da I_{si} für den Erregungsprozeß am Sinusknoten schon unter physiologischen Bedingungen eine Schlüsselrolle spielt, überrascht es daher nicht, daß Propafenon (8×10^{-5} mol/l) auch eine Hemmwirkung auf sinoatriale Aktionspotentiale entfaltet (Kohlhardt, unveröffentlicht). Innerhalb von 30 min nehmen $\dot{V}_{max}$ und Overshoot des I_{si}-mediierten Aktionspotentials sowohl von primären als auch von sekundären Schrittmacherzellen erheblich ab. In einigen Fällen verbleiben nur noch miniaturartige Aktionspotentiale von ungefähr 20 mV Gesamtamplitude.

Obwohl der direkte experimentelle Beweis noch aussteht, sollten auch N- und NH-Zellen des AV-Knotens auf Propafenon erst dann reagieren, wenn das Pharmakon in höheren Konzentrationen angeboten wird, da der Erregungsprozeß dieser Schrittmacherzellen ebenfalls von I_{si} vermittelt wird.

Diese Beeinflußbarkeit von I_{si} beweist, daß Propafenon Eigenschaften der Klasse-IV-Antiarrhythmika annehmen kann. Es ähnelt somit Pharmaka wie Prenylamin oder Chinidin, deren Hemmeffekt auf I_{Na} ebenfalls nicht selektiv erfolgen muß.

Literatur

Cahalan MD, Almers W (1979) Interactions between quaternary lidocaine, the sodium channel gates, and tetrodotoxin. Biophys J 27: 39–56

Chen CM, Gettes LS, Katzung BG (1975) Effect of lidocaine and quinidine on steady-state characteristics and recovery kinetics of dV/dt_{max} in guinea-pig ventricular myocardium. Circ Res 37: 20–29

Courtney KR (1979) Fast frequency-dependent block of action potential upstroke in rabbit atrium by small local anesthetics. Life Sci 24: 1581–1588

Engstfeld G, Antoni H, Fleckenstein A (1961) Die Restitution der Erregungsfortleitung und Kontraktionskraft des K^+-gelähmten Frosch- und Säugetiermyokards durch Adrenalin. Pflügers Arch 145–163

Gettes LS, Reuter H (1974) Slow recovery from inactivation of inward currents in mammalian myocardial fibres. J Physiol 240: 703–724

Grant AO, Trantham JL, Brown KK, Strauss HC (1982) pH-dependent effects of quinidine on the kinetics of dV/dt_{max} in guinea pig ventricular myocardium. Circ Res 50: 210–217

Hauswirth O (1968) Effects of droperidol on sheep Purkinje fibers. Naunyn-Schmiedebergs Arch Pharmacol 261: 133–142

Hauswirth O, Singh BN (1979) Ionic mechanisms in heart muscle in relation to the genesis and the pharmacological control of cardiac arrhythmias. Pharmacol Rev 30: 5–63

Heistracher P (1971) Mechanisms of action of antifibrillatory drugs. Naunyn-Schmiedebergs Arch Pharmacol 269: 199–212

Hille B (1975) Ionic selectivity, saturation, and block in sodium channels. A four-barrier model. J Gen Physiol 66: 535–560

Hille B (1977) Local anesthetics: hydrophilic and hydrophophobic pathways for the drug-receptor reaction. J Gen Physiol 69: 497–515

Hodgkin AL, Huxley AF (1952) Currents carried by sodium and potassium through the membrane of giant axon of Loligo. J Physiol 116: 449–472

Hondeghem LW, Grant AO, Jensen RA (1974) Antiarrhythmic drug action: selective depression of hypoxic cardiac cells. Am Heart J 87: 602–605

Kern R, Einwächter HM, Haas HG, Lack EG (1971) Cardiac membrane currents as affected by a neuroleptic agent: Droperidol. Pfluegers Arch 325: 262–278

Khodorov BI, Shishkova L, Peganov E, Revenko S (1976) Inhibition of sodium currents in frog Ranvier node treated with local anesthetics. Role of slow sodium inactivation. Biochim Biophys Acta 433: 409–435

Kohlhardt M (1977) Der Einfluß von Propafenon auf den transmembranären Na^+- und Ca^{++}-Strom der Warmblüter-Myokardfasermembran. In: Fortschritte in der Pharmakotherapie von Herzrhythmusstörungen. Fischer, Stuttgart New York

Kohlhardt M (1980) Genese, Eigenschaften und funktionelle Bedeutung des Slow-response-Aktionspotentials am Herzen. Z Kardiol 69: 307–315

Kohlhardt M (1980) A quantitative analysis of the Na^+-dependence of $\dot{V}_{max}$ of the fast action potential in mammalian ventricular myocardium. Saturation characteristics and the modulation of a drug-induced I_{Na} blockade by $[Na^+]$o. Pflügers Arch 392: 379–387

Kohlhardt M, Seifert C (1980) Inhibition of $\dot{V}_{max}$ of the action potential by propafenone and its voltage-, time- and pH-dependence in mammalian ventricular myocardium. Naunyn-Schmiedebergs Arch Pharmacol 315: 55–62

Luckstead EF, Tarr M (1972) Comparison of quinidine and bretylium tosylate effects on cardiac ionic currents. Fed Proc 31: 818

Mascher D (1970) Electrical and mechanical responses from ventricular muscle fibres after inactivation of the sodium carrying system. Pfluegers Arch 317: 359–372

Tarr M, Luckstead EF, Jurewics PA, Haas HG (1973) Effect of propranolol on the fast inward sodium current in frog atrial muscle. J Pharmacol Exp Ther 184: 599–610

Tritthart H, Fleckenstein B, Fleckenstein A, Krause H (1968) Frequenzabhängige Einflüsse von antiarrhythmisch-wirksamen Substanzen auf die Aufstrichsgeschwindigkeit des Aktionspotentials (Versuche an isolierten Meerschweinchenpapillarmuskeln). Pfluegers Arch 300: 52

Vaughan Williams EM (1975) Classification of antidysrhythmic drugs. Pharmacol Ther [B] 1: 115–138

Weidmann S (1955a) The effect of cardiac membrane potential on the rapid availability of the sodium-carrying system. J Physiol 127: 213–224

Weidmann S (1955b) Effects of calcium and local anesthetics on electrical properties of Purkinje fibres. J Physiol 129: 568–582

Zur Pharmakologie von Propafenon

H. Scholz

Propafenon ist ein Antiarrhythmikum, das sich klinisch bei supraventrikulären und besonders auch bei ventrikulären Extrasystolen als wirksam erwiesen hat (Literatur bei Hochrein et al. 1977; Lüderitz 1978, 1981; Neuss u. Buss 1978; Theisen 1978; Petri u. Rudolph 1979; Schmitz 1980; Seipel u. Breithardt 1980; Scholz 1981). In der vorliegenden Arbeit werden die pharmakologischen Eigenschaften von Propafenon kurz zusammengefaßt, die experimentell in Tierversuchen in vitro und in vivo erhoben worden sind. Auf pharmakokinetische Eigenschaften der Substanz sowie auf Ergebnisse toxikologischer Untersuchungen wird ebenfalls eingegangen.

Pharmakologische Wirkungen von Propafenon

Einzelheiten zu den tierexperimentell in vivo und in vitro erarbeiteten pharmakologischen Wirkungen von Propafenon finden sich insbesondere bei Hapke u. Prigge (1976), Hapke (1977), Ledda et al. (1981) und v. Philipsborn (1981).

Antiarrhythmische Wirkung von Propafenon

Die antiarrhythmische Wirkung von Propafenon am Ganztier wurde an Hunden, Katzen, Meerschweinchen, Ratten und Kaninchen in zahlreichen Modellarrhythmien (elektrische Reizung; Chloroformbeatmung + Adrenalininfusion; Infusion von $CaCl_2$, Herzglykosiden oder Akonitin; Koronarligatur) nachgewiesen. Die hierfür erforderlichen Mindestdosen betrugen 1 mg/kg KG intravenös und 5–10 mg/kg KG intraduodenal bzw. peroral. An isolierten Herzpräparaten (Meerschweinchenvorhöfe) führte Propafenon in Konzentrationen ab 0,5 µg/ml zu einer konzentrationsabhängigen Herabsetzung der maximalen Folgefrequenz (d.h. der maximalen Frequenz, mit der die Präparate elektrisch gereizt werden können) und zu einer Verlängerung der mit der Doppelreizmethode nach Govier (1965) bestimmten funktionellen Refraktärzeit. Diese Wirkungen waren nach 20–40 min voll ausgeprägt. Erwähnenswert ist in diesem Zusammenhang, daß die antiarrhythmisch wirksamen Plasmaspiegel beim Menschen mit 0,2–5,3 µg/ml (Mittelwert etwa 0,8 µg/ml) offenbar in der gleichen Größenordnung liegen, wobei die interindividuellen Unterschiede jedoch erheblich sind (Wiebringhaus et al. 1977; Keller et al. 1978; Meyer-Estorf et al. 1978, 1980; Blanke et al. 1979).

Die Herabsetzung der maximalen Folgefrequenz bei isolierten Meerschweinchenvorhöfen wurde auch herangezogen, um die relative, auf den Dosisbereich bezogene Wirkungsstärke („potency") von Propafenon und anderen Antiarrhythmika zu vergleichen. In der Untersuchung von v. Philipsborn (1981) waren zur Verminderung der maximalen Folgefrequenz um 50% durchschnittlich 2,35 µg/ml Propafenon erforderlich. Unter den gleichen Bedingungen waren Chinidin, Procainamid, Mexiletin, Lidocain und Disopyramid schwächer, Ajmalin und Aprindin etwa gleich stark und Prajmalium stärker wirksam als Propafenon.

Mechanismus der antiarrhythmischen Wirkung von Propafenon

Nach elektrophysiologischen Untersuchungen von Kohlhardt (1977), Bergmann u. Bolte (1977), Kohlhardt u. Seifert (1980) und Ledda et al. (1981) hemmt Propafenon den schnellen Na^+-Einstrom und ist deshalb als membranstabilisierendes Antiarrhythmikum der Klasse I nach Vaughan Williams (1975) anzusehen, zu der als Prototypen Chinidin und Lidocain gehören. Eine eindeutige Klassifizierung ist bei Propafenon jedoch nicht möglich. Propafenon vermindert die Depolarisationsgeschwindigkeit des schnellen Aktionspotentials bei niedrigen Ausgangspotentialen mehr als bei normalen und verkürzt die Dauer des Aktionspotentials. Diese Wirkungen sind lidocainähnlich. Andererseits hat Propafenon wie Chinidin offenbar keinen ausgeprägten Einfluß auf die Erholungszeit des schnellen Na^+-Einstroms von der Inaktivierung. Deshalb und wegen der fehlenden Verlängerung der Aktionspotentialdauer wird zumindest die effektive Refraktärzeit durch Propafenon nicht wesentlich beeinflußt.

An Purkinje-Fasern und am Ventrikelmyokard vom Kaninchen wurden nur in 50% der Präparate und nur durch hohe Propafenonkonzentrationen Zunahmen der effektiven Refraktärzeit um etwa 10% bewirkt (Bergmann u. Bolte 1977). Ledda et al. (1981) fanden mit Propafenon an Purkinje-Fasern des Schafes eine Verkürzung der effektiven Refraktärzeit. Es ist zu erwarten, daß auch die Gesamtrefraktärzeit durch Propafenon nicht nennenswert verändert wird, obwohl direkte Untersuchungen hierzu m.W. nicht vorliegen. Erwähnenswert ist schließlich auch, daß die genannten elektrophysiologischen Effekte an Purkinje-Fasern stärker ausgeprägt sind als am Arbeitsmyokard (Bergmann u. Bolte 1977; Ledda et al. 1981).

Bei höheren Konzentrationen wurde mit Propafenon außerdem eine hemmende Wirkung auf den langsamen Ca^{++}-Einstrom beschrieben (Kohlhardt 1977). Weiterhin hat Propafenon eine β-rezeptorblockierende Wirkung. Letztere war in Untersuchungen von Kukovetz et al. (1977) und Paietta et al. (1977) an Tracheal- und Gefäßmuskulatur stärker ausgeprägt als am Herzen. Dennoch scheint sie im Gegensatz zur sog. Ca^{++}-antagonistischen Wirkung von Propafenon zur antiarrhythmischen Effektivität der Substanz beizutragen. Auf diese Punkte wird im folgenden noch einmal gesondert eingegangen.

β-sympatholytische Wirkung von Propafenon

Abb. 1 aus einer Arbeit von Ledda et al. (1981) zeigt, daß Propafenon die positiv inotrope und die positiv chronotope Wirkung von Isoprenalin an isolierten Meerschweinchenvorhöfen hemmt. Die Konzentrationen von Propafenon entsprachen mit 0,5 und 1 µg/ml denjenigen, die am gleichen Präparat wie oben erwähnt antiarrhythmisch wirksam sind. Es erscheint also nicht unwahrscheinlich, daß die β-sympatholytische Wirkung an der antiarrhythmischen Wirkung von Propafenon beteiligt ist. In quantitativer

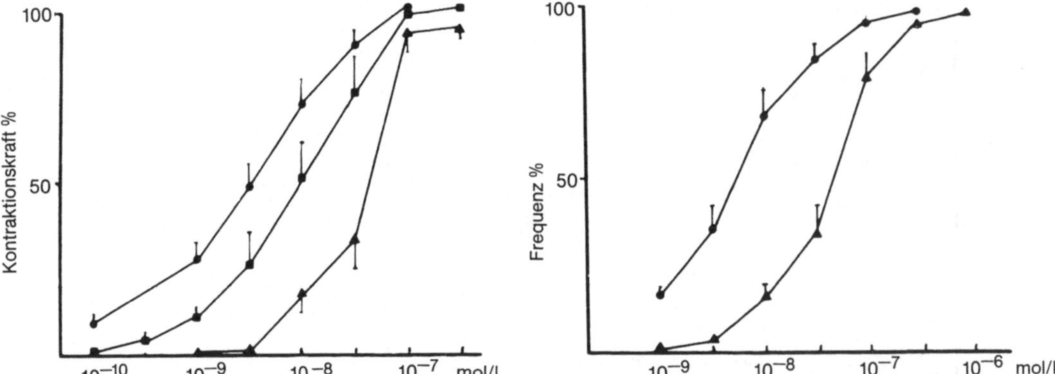

Abb. 1. Einfluß von Propafenon auf die positiv inotrope *(links)* und die positiv chronotrope Wirkung *(rechts)* von Isoprenalin an isolierten Präparaten aus Meerschweinchenherzen (links elektrisch mit einer Frequenz von 2,5 Hz gereizte Ventrikelstreifen, rechts spontan schlagende Vorhöfe). Die Symbole bedeuten Kontrolle (●), 0,5 µg/ml (■) und 1 µg/ml Propafenon (▲). Ordinaten: % des Maximaleffekts. Abszissen: Isoprenalinkonzentration. Die Inkubationszeit für Propafenon betrug jeweils 30 min, die Applikation von Isoprenalin erfolgte kumulativ. Nach Ledda et al. (1981)

Hinsicht ergibt sich, daß 1 µg/ml Propafenon die Konzentrationswirkungskurven um mehr als eine Größenordnung parallel nach rechts verschiebt. Für die Hemmung der positiv inotropen Wirkung von Isoprenalin durch Propafenon errechneten Ledda et al. (1981) einen mittleren pA_2-Wert von 6,49, d. h. daß etwa 0,12 µg/ml Propafenon die Isoprenalinwirkung um 50% reduzieren. In früheren Untersuchungen von Kukovetz et al. (1977) an spontan schlagenden, nach der Langendorff-Methode perfundierten Meerschweinchenherzen war Propafenon etwa 3mal schwächer wirksam, und es ergab sich keine eindeutige Rechtsverschiebung der Konzentrationswirkungsbeziehung für den positiv inotropen Isoprenalineffekt.

Eine β-sympatholytische Wirkung von Propafenon wurde, wie erwähnt, nicht nur am Herzen, sondern auch an isolierten Koronararterien- und Trachealmuskelstreifen des Rindes beobachtet (Kukovetz et al. 1977; Paietta et al. 1977). Bei der Hemmung der erschlaffenden Wirkung von Isoprenalin an diesen Präparaten (Stimulierung von β_2-Adrenozeptoren) erwies sich Propafenon an den Koronararterien als etwa 5fach und an der Trachea als etwa 50fach wirksamer als am Herzen. Die β-sympatholytische Wirkung von Propafenon betrifft zumindest nach diesen Untersuchungen also vor allem die β_2-Rezeptoren. In vivo an der Ratte war die β_1- und die β_2-sympatholytische Wirkung von Propafenon jedoch nicht unterschiedlich (ED_{50} jeweils 3,2 mg/kg KG intravenös; v. Philipsborn 1981). Inwieweit diese Eigenschaft in vivo – z.B. bei Patienten mit Asthma bronchiale – eine Rolle spielt, ist bisher ungeklärt. Möglicherweise wird die β-sympatholytische Wirkung von Propafenon durch einen direkten spasmolytischen Effekt auf die Bronchialmuskulatur kompensiert (vgl. Kukovetz et al. 1977).

Kalziumantagonistische Wirkung von Propafenon

An ventrikulären Herzmuskelpräparaten der Katze hemmt Propafenon in hohen Konzentrationen (25 µg/ml) wie erwähnt den langsamen Ca^{++}-Einwärtsstrom (Kohlhardt 1977). Die in der gleichen Arbeit zur Hemmung des schnellen Na^+-Stroms erforderli-

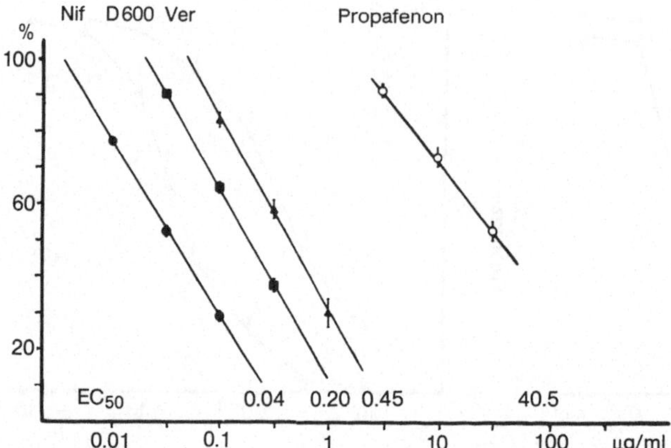

Abb. 2. Wirkung von *(von links nach rechts)* Nifedipin (●), D600 (■), Verapamil (▲) und Propafenon (○) auf die Kontraktionskraft K^+-depolarisierter (22 mmol) Ventrikelstreifen aus Meerschweinchenherzen. Die Kontraktionen wurden durch elektrische Reizung (Frequenz 0,2 Hz) in Anwesenheit von 10 µM Histamin ausgelöst, d. h. durch langsame Ca^{++}-abhängige Aktionspotentiale. Ordinate: Kontraktionskraft in % des Ausgangswertes vor Substanzzugabe. Abszisse: Konzentration der Prüfsubstanzen. Nach Ledda et al. (1981)

chen Propafenonkonzentrationen waren etwa 20fach niedriger, d. h. die Wirkung der Substanz auf den langsamen Ca^{++}-Kanal ist nur relativ gering ausgeprägt und diejenige auf den schnellen Na^+-Kanal überwiegt bei weitem. Zu ähnlichen Schlußfolgerungen kamen Ledda et al. (1981), die die hemmende Wirkung von Propafenon auf Kontraktionen prüften, die durch langsame Ca^{++}-abhängige Aktionspotentiale ausgelöst wurden. Als Vergleichssubstanzen dienten Nifedipin, Verapamil und D600. Die Ergebnisse sind in Abb. 2 zusammengefaßt. Sämtliche Substanzen hatten unter diesen Bedingungen einen negativ inotropen Effekt. Die entsprechenden EC_{50}-Werte (µg/ml) betrugen 0,04 für Nifedipin, 0,2 für D600, 0,45 für Verapamil und 40,5 für Propafenon. Das bedeutet, daß eine sog. „kalziumantagonistische" Wirkung – im Gegensatz zur β-sympatholytischen Wirkung – zumindest bei den antiarrhythmischen Effekten von Propafenon wahrscheinlich keine wesentliche Rolle spielt. Propafenon ist in dieser Beziehung etwa 100fach schwächer wirksam als beispielsweise Verapamil. Außerdem wird die „kalziumantagonistische" Wirkung erst in Konzentrationen beobachtet, die erheblich größer sind als diejenigen, die im gleichen Präparat antiarrhythmisch wirksam sind.

Andere kardiovaskuläre Wirkungen von Propafenon

Auch bei Propafenon geht der antiarrhythmische Effekt mit negativ inotropen und negativ chronotropen Wirkungen einher. Die Propafenonkonzentrationen, die an isolierten Meerschweinchenvorhöfen zu einer Abnahme der maximalen Folgefrequenz um 50% einerseits und zu einer Abnahme von Schlagfrequenz und Kontraktionskraft (in diesem Fall bei elektrisch gereizten Präparaten) um jeweils 25% andererseits führten, lagen mit 2,35, 1,36 und 4,85 µg/ml im gleichen Bereich (v. Philipsborn 1981). Zu ähnlichen Ergebnissen kamen Hapke u. Prigge (1976) und Ledda et al. (1981). Bei Ledda et al.

(1981) zum Beispiel führten 3 µg/ml Propafenon an isolierten Meerschweinchenvorhöfen bzw. -ventrikelstreifen zu einer Abnahme von Schlagfrequenz und Kontraktionskraft um 36,7 bzw. 31,6%.

An isoliert perfundierten Meerschweinchenherzen führten 1–10 µg Propafenon zu einer Steigerung des Koronarflusses um 67–240%. Bei diesen Dosen wurde die Schlagamplitude der spontan schlagenden Präparate noch nicht verändert (Hapke u. Prigge 1976; Hapke 1977). In vivo hatte Propafenon nach den Untersuchungen von Hapke u. Prigge (1976) und Hapke (1977) an narkotisierten Hunden bei intravenöser Applikation folgende hämodynamische Wirkungen: Der Blutdruck wurde nur kurzfristig und relativ geringfügig gesenkt. Nach 1 mg/kg KG kam es zu keiner nennenswerten Blutdruckänderung. Wurde die Dosis auf 3 mg/kg KG erhöht, so fielen für die Dauer von 3–5 min der systolische Blutdruck durchschnittlich um 15 und der diastolische Blutdruck um 25 mm Hg ab. Die enterale Applikation von Propafenon in Dosen von 10 mg/kg KG veränderte die Blutdruckhöhe nicht. Die maximale Durckanstiegsgeschwindigkeit im linken Ventrikel wurde durch Dosen von 0,3 und 1 mg/kg KG Propafenon nicht wesentlich beeinflußt. 3 bzw. 6 mg/kg KG Propafenon senkten diesen Parameter um 27% bzw. 47%. In ähnlicher Weise kam es zu einer Abnahme des linksventrikulären systolischen Druckes um 20 bzw. 40 mm Hg. Gleichzeitig führten 1–6 mg/kg KG Propafenon zu einer Zunahme des linksventrikulären enddiastolischen Druckes um 5–18 mm Hg, die je nach Dosis bis zu mehr als 30 min anhielt. Das Schlagvolumen nahm unter 2–4 mg/kg KG Propafenon langdauernd um 12–14% ab (für 10 min bis 1 h). Der Koronarfluß nahm unter 1–5 mg/kg KG Propafenon um 20–70% zu. Die Herzfrequenz wurde durch 1 mg/kg KG Propafenon nicht nennenswert beeinflußt. Nach 5 mg/kg KG nahm die Herzfrequenz von durchschnittlich 85 auf 120/min zu, wahrscheinlich reflektorisch infolge der Blutdrucksenkung.

Insgesamt zeigen auch diese Befunde, daß Propafenon in antiarrhythmisch wirksamen Dosen wie andere Antiarrhythmika vor allem zu einem negativ inotropen Effekt führen kann, der in ähnlicher Weise auch beim Menschen beobachtet worden ist (Lit. bei Seipel u. Breithardt 1980).

Spasmolytische Wirkung von Propafenon

Es wurde bereits erwähnt, daß Propafenon zu einer Steigerung des Koronarflusses führt. Auch in vitro wurde an isolierten Koronararterien- und Trachealmuskelstreifen vom Rind und am isolierten Kolon des Meerschweinchens von Kukovetz et al. (1977) eine relaxierende Wirkung von Propafenon beschrieben. An Koronararterien hatte Propafenon eine EC_{50} von $1,5 \cdot 10^{-4}$ mol/l ($= 56$ µg/ml) und war damit schwächer wirksam als Etafenon oder Papaverin, aber stärker als Theophyllin. Am Trachealmuskel und am Meerschweinchenkolon entsprach die spasmolytische Wirkung von Propafenon mit einer EC_{50} von $1,5$–$2 \cdot 10^{-5}$ mol/l etwa derjenigen von Papaverin. In vivo wurde eine spasmolytische Wirkung von Propafenon durch Druckmessungen im Duodenum des Hundes von Hapke u. Prigge (1976) und Hapke (1977) gezeigt. Der Grundtonus des Darmes sank nach Dosen von 2 und 4 mg/kg KG Propafenon ab. Die Peristaltikhöhe, d.h. die Amplitude der Druckentwicklung im Darm, wurde nach mehr als 0,5 mg/kg KG Propafenon in allen Fällen deutlich reduziert. Die Dauer dieser Wirkung betrug nach 1 mg/kg KG etwa 10–30 min.

Der Mechanismus der spasmolytischen Wirkung von Propafenon ist nicht bekannt. Man kann jedoch davon ausgehen, daß sie (ähnlich wie beim Verapamil) nicht durch eine Hemmung der Phosphodiesterase mit nachfolgendem Anstau von cAMP in der Zelle zustande kommt, denn zu einer Hemmung der PDE führt Propafenon erst in Konzentrationen, die die spasmolytisch wirksamen um etwa das 100fache übersteigen (Kukovetz et al. 1977).

Lokalanästhetische Wirkung von Propafenon

Propafenon hat eine lokalanästhetische Wirkung. Gemessen an der oberflächenanästhetischen Wirkung an der Meerschweinchenkornea waren eine 0,5%ige Propafenonlösung und eine 0,7%ige Procainlösung etwa wirkungsgleich (Hapke u. Prigge 1976; Hapke 1977). Die lokalanästhetische Wirkung von Propafenon entspricht also mindestens derjenigen von Procain und ist durch die membranstabilisierende Wirkung der Substanz leicht zu erklären.

Pharmakokinetische Eigenschaften von Propafenon

Die folgenden Angaben zur Pharmakokinetik von Propafenon beziehen sich auf den Menschen. Sie beruhen auf Untersuchungen von Keller et al. (1978), Meyer-Estorf et al. (1978, 1980), Blanke et al. (1979) sowie auf Angaben des Herstellers (Brode u. Bühler 1981).

Propafenon wird nach oraler Applikation dosisabhängig resorbiert. Seine Bioverfügbarkeit beträgt 49%. Das spricht dafür, daß Propafenon einem hohen First-pass-Metabolismus unterliegt. Maximale Plasmakonzentrationen werden nach oraler Applikation nach 2–3 h erreicht. Die therapeutischen Plasmaspiegel unterliegen starken interindividuellen Schwankungen; in der Literatur finden sich Angaben von 0,2–5,3 µg/ml mit einem Mittelwert von etwa 0,8 µg/ml. Das Verteilungsvolumen beträgt 2–4,5 l/kg KG und die Plasmaproteinbindung 87–97%. Die Eliminationshalbwertszeit beträgt 2,5–3,6 h; sie stimmt mit dem Abklingen der Wirkung (Änderung der PQ-Zeit) gut überein. Die Substanz wird intensiv metabolisiert; nur etwa 1% wird in 24 h unverändert renal ausgeschieden.

Toxikologie von Propafenon

Die folgenden Ausführungen zur Toxikologie von Propafenon beruhen im wesentlichen auf Untersuchungen und Angaben des Herstellers (Dieckmann et al. 1981).

Akute Toxizität

Die LD_{50} von Propafenon beträgt im Mittel bei Mäusen, Ratten und Hunden intravenös 10,0–31,1 mg/kg KG und oral 315–3556 mg/kg KG. Bei Katzen wird bei oraler Applikation eine mittlere LD_{50} von 60–80 mg/kg KG angegeben.

Subakute und chronische Toxizität

Die subakute (3–4 Wochen) und chronische Toxizität (6–12 Monate) wurde an Ratten, Hunden und Kaninchen geprüft. Die Dosen, die hierbei keine Störungen des Allgemeinbefindens und keine nennenswerten laborchemischen oder histopathologischen Veränderungen verursachten, betrugen bei der Ratte oral 90–150 mg/kg KG und intravenös 1,75 mg/kg KG. Die entsprechenden Werte beim Hund lagen oral bei 30–50 mg/kg KG und intravenös bei 1 mg/kg KG. Bei Kaninchen fand sich jedoch im Rahmen dieser toxikologischen Untersuchungen bei intravenöser Gabe von 0,3–1,0 mg/kg KG Propafenon über 3 Wochen eine Hemmung der Spermiogenese, die bei intravenöser Gabe von 2–5 mg/kg KG über 4 Wochen auch bei Hunden und Rhesusaffen auftrat. Die Hemmung der Spermiogenese war innerhalb von 4–8 Wochen nach Absetzen von Propafenon reversibel und ist bei oraler Behandlung über 6–12 Monate bei Hunden nicht beobachtet worden. Ursache und Wertigkeit dieses Befundes sind bisher weitgehend ungeklärt. Bekannt ist nur, daß Propafenon nach Brode u. Bühler (1981) bei der Ratte aus dem Hoden (Halbwertszeit ca. 9 h) langsamer als aus Plasma und anderen Geweben (Halbwertszeit ca. 4 h) eliminiert wird. Nach Kleinsorge u. Pfennigsdorf (1980) wurden in pathomorphologischen Untersuchungen des Hodens und des Nebenhodens nach wiederholter intravenöser Applikation von Propafenon bis zu 4 Wochen an Kaninchen und Hunden sowohl licht- als auch elektronenmikroskopisch (Kaninchen) jedoch keine substanzbedingten Schäden des samenbildenden Keimepithels festgestellt.

Zumindest ein Fall von wahrscheinlich propafenonbedingten Potenzstörungen und Oligospermie wurde auch beim Menschen beschrieben (Körst et al. 1980). Auch hier war diese unerwünschte Wirkung von Propafenon, die nach Reexposition erneut auftrat, innerhalb von 6–7 Wochen reversibel. Die Autoren, die bei der Langzeitbehandlung mit Propafenon Zurückhaltung empfehlen, führten die Oligospermie auf eine direkte Tubulusschädigung zurück, da endokrinologische Ursachen durch Hormonbestimmungen ausgeschlossen werden konnten. Diese Schlußfolgerung ist jedoch nicht ausreichend belegt. Beispielsweise fehlen quantitative Angaben zu Ejakulatvolumen bzw. Drüsensekretion sowie die Prüfung von Motilität und Morphologie der Spermien, worauf schon Kleinsorge u. Pfennigsdorf (1980) in ihrer oben erwähnten Stellungnahme hingewiesen haben.

Andere toxikologische Untersuchungen

Teratologische Untersuchungen an Kaninchen (bis zu 150 mg/kg KG oral und 4,5 mg/kg KG intravenös) und Ratten (bis zu 600 mg/kg KG oral und 6 mg/kg KG intravenös) ergaben keine Hinweise auf *teratogene* oder *embryotoxische* Wirkungen von Propafe-

non. Bei Kaninchen und Ratten (bis zu 120 mg bzw. 150 mg/kg KG oral für 10 Wochen)
fand sich keine Beeinflussung von *Fertilität* und *Sexualverhalten,* und bei Mäusen, Hamstern und Ratten kein Hinweis auf *mutagene* oder *karzinogene* Wirkungen.

Zusammenfassung

Die antiarrhythmische Wirkung von Propafenon wurde experimentell in zahlreichen
Tiermodellen in vivo und in vitro nachgewiesen. Sie beruht wahrscheinlich vor allem auf
einer teils lidocain-, teils chinidinartigen Hemmung des schnellen Na^+-Einstroms
(membranstabilisierendes Antiarrhythmikum der Klasse I nach Vaughan Williams). Zusätzlich wirkt Propafenon β-sympatholytisch, was vermutlich zur antiarrhythmischen
Wirkung von Propafenon beiträgt. Eine „kalziumantagonistische" Wirkung, die erst bei
hohen Konzentrationen auftritt, ist in dieser Hinsicht wahrscheinlich ohne wesentliche
Bedeutung. Wie bei anderen Antiarrhythmika geht die antiarrhythmische Wirkung von
Propafenon mit einem negativ inotropen Effekt einher. Die Bioverfügbarkeit von Propafenon beim Menschen beträgt etwa 50%. Die Substanz unterliegt wahrscheinlich einem
hohen First-pass-Metabolismus. Sie wird nahezu vollständig metabolisiert und mit einer
mittleren Halbwertszeit von 2,5–3,6 h eliminiert. In toxikologischer Hinsicht führte Propafenon zu einer Oligospermie. Diese Störung trat beim Tier nur bei mehrwöchiger intravenöser Applikation hoher Dosen auf und sie war reversibel. Histologische Untersuchungen ergaben keinen Hinweis für eine Schädigung des Keimepithels. Wahrscheinlich propafenonbedingte Potenzstörungen mit Oligospermie wurden jedoch zumindest
in einem Fall auch beim Menschen beschrieben. Die Ursache dieses Befundes ist bisher
unbekannt und bedarf weiterer Abklärung.

Literatur

Bergmann M, Bolte HD (1977) Elektrophysiologische Untersuchungen mit Propafenon an myokardialen Einzelfasern. In: Hochrein H, Hapke H-J, Beck OA (eds) Fortschritte in der Pharmakotherapie von Herzrhythmusstörungen. Fischer, Stuttgart New York, pp 29–34
Blanke H, Aschbrenner B, Karsch KR, Kreuzer H (1979) Plasmaspiegel-Wirkungs-Beziehung und Organverteilung von Propafenon. Dtsch Med Wochenschr 104: 587–591
Brode E, Bühler V (1981) Zur Pharmakokinetik von Propafenon. Internal report. Knoll AG, Ludwigshafen
Dieckmann W, Fischer A, Heimann W, Schnitzlein W, Träger H (1981) Exposé of propafenone HCl. Toxicological part. Internal report VP/FBA 8126. Knoll AG, Ludwigshafen
Govier WC (1965) The mechanism of the atrial refractory period change produced by ouabain. J Pharmacol Exp Ther 148: 100–105
Hapke H-J (1977) Pharmakologische Wirkungen von Propafenon. In: Hochrein H, Hapke H-J, Beck OA (eds) Fortschritte in der Pharmakotherapie von Herzrhythmusstörungen. Fischer, Stuttgart New York, pp 2–8
Hapke H-J, Prigge E (1976) Zur Pharmakologie von 2′-[2-Hydroxy-3-(propylamino)-propoxy]-3-phenylpropiophenon (Propafenon, SA 79)-hydrochlorid. Arzneimittelforsch 26: 1849–1857

Hochrein H, Hapke H-J, Beck OA (1977) Fortschritte in der Pharmakotherapie von Herzrhythmusstörungen. Fischer, Stuttgart New York

Keller K, Meyer-Estorf G, Beck OA, Hochrein H (1978) Correlation between serum concentration and pharmacological effect on atrioventricular conduction time of the antiarrhythmic drug propafenone. Eur J Clin Pharmacol 13: 17–20

Kleinsorge H, Pfennigsdorf G (1980) Potenz- und Spermiogenesestörungen durch Propafenon. Dtsch Med Wochenschr 105: 1395–1396

Körst HA, Brandes J-W, Littmann K-P (1980) Potenz- und Spermiogenesestörungen durch Propafenon. Dtsch Med Wochenschr 105: 1187–1189

Kohlhardt M (1977) Der Einfluß von Propafenon auf den transmembranären Na^+- und Ca^{++}-Strom der Warmblüter-Myokardfasermembran. In: Hochrein H, Hapke H-J, Beck OA (eds) Fortschritte in der Pharmakotherapie von Herzrhythmusstörungen. Fischer, Stuttgart New York, pp 35–38

Kohlhardt M, Seifert C (1980) Inhibition von $\dot{V}_{max}$ of the action potential by propafenon and its voltage-, time and pH-dependence in mammalian ventricular myocardium. Naunyn-Schmiedebergs Arch Pharmacol 315: 55–62

Kukovetz WR, Pöch G, Holzmann S, Wurm A, Paietta E (1977) Wirkung von Propafenon auf Phosphodiesterase, Koronararterien und Herz. In: Hochrein H, Hapke H-J, Beck OA (eds) Fortschritte in der Pharmakotherapie von Herzrhythmusstörungen. Fischer, Stuttgart New York, pp 9–19

Ledda F, Mantelli L, Manzini S, Amerini S, Mugelli A (1981) Electrophysiological and antiarrhythmic properties of propafenone in isolated cardiac preparations. J Cardiovasc Pharmacol 3: 1162–1173

Lüderitz B (1978) Fortschritte in der medikamentösen Arrhythmiebehandlung. Herz Kreisl 10: 99–106

Lüderitz B (1981) Therapie der Herzrhythmusstörungen. Springer, Berlin Heidelberg New York

Meyer-Estorf G, Keller K, Beck OA, Hochrein H (1978) Antiarrhythmische Wirksamkeit von Propafenon in Abhängigkeit von Serumkonzentration und Erregungsleitungshemmung. Z Kardiol 67: 352–356

Meyer-Estorf G, Keller K, Beck OA, Hochrein H (1980) Serumkonzentration und AV-Überleitungszeit unter mehrtägiger oraler Behandlung mit Propafenon. Z Kardiol 69: 417–420

Neuss H, Buss J (1978) Wirkungsspektrum neuer Antiarrhythmika. Internist 19: 234–240

Paietta E, Pöch G, Kukovetz WR (1977) Analyse der β-Blockerwirkung von Propafenon (SA 79). In: Hochrein H, Hapke H-J, Beck OA (eds) Fortschritte in der Pharmakotherapie von Herzrhythmusstörungen. Fischer, Stuttgart New York, pp 20–28

Petri H, Rudolph W (1979) Medikamentöse Therapie tachykarder Rhythmusstörungen. Herz 4: 344–358

Philipsborn G von (1981) Überblick über pharmakologische Arbeiten mit Propafenon. Internal report VP/FBP 8109. Knoll AG, Ludwigshafen

Schmitz W (1980) Klassifizierung neuerer Antiarrhythmika nach elektrophysiologischen Gesichtspunkten. Klin Wochenschr 58: 907–918

Scholz H (1981) Therapie der Arrhythmien. Neue Antiarrhythmika. Verh Dtsch Ges Herz Kreislaufforsch 47: 18–33

Seipel L, Breithardt G (1980) Propafenone – a new antiarrhythmic drug. Eur Heart J 1: 309–313

Theisen K (1978) Medikamentöse Therapie tachykarder Herzrhythmusstörungen. Klin Wochenschr 56: 153–168

Vaughan Williams EM (1975) Classification of antidysrhythmic drugs. Pharmacol Ther B 1: 115–138

Wiebringhaus E, Seipel L, Breithardt G, Loogen F (1977) Langzeitergebnisse mit dem neuen Antiarrhythmikum Propafenon unter Berücksichtigung der Plasmaspiegel. Z Kardiol 66: 625–632

Klinische Pharmakologie von Propafenon

H. Neuss und M. Schlepper

Teilaspekte der klinischen Pharmakologie von Propafenon werden bereits in anderen Referaten dieses Symposiums dargestellt. Der vorliegende Beitrag soll sich daher auf eine Diskussion klinisch-elektrophysiologischer Befunde sowie auf Fragen zur klinischen Wirkung und dem Auftreten von Nebenwirkungen beschränken.

Klinisch-elektrophysiologische Befunde

Die klinische Elektrophysiologie von Propafenon soll anhand eigener Befunde dargestellt werden, die im Rahmen einer His-Bündel-Elektrographie an 41 Patienten erhoben wurden (Tabelle 1). Bei diesen Patienten wurde Propafenon in einer Dosis von 2 mg/ kg KG als Bolus i. v. verabreicht; die Untersuchung war in aller Regel 20 min nach der Applikation der Substanz beendet.

Beeinflussung der Sinusknotenfunktion

Im Gegensatz zu den Berichten anderer Autoren (Beck et al. 1975; Seipel et al. 1975) fanden wir keine signifikante Beeinflussung der Sinusfrequenz (Tabelle 2); freilich war bei 8 Patienten eine Verlängerung des Sinusintervalls um mehr als 100 ms festzustellen. Sinusknotenerholungszeit und Sinusknotenleitungszeit wurden in unserem Kollektiv nicht systematisch untersucht. Einzelbeobachtungen bestätigen jedoch die Beobachtungen der Düsseldorfer Arbeitsgruppe (Breithardt et al. 1975) über eine Verlängerung dieser Parameter (Abb. 1).

Tabelle 1. Krankengut der elektrophysiologischen Studie (41 Patienten, 23 Männer und 18 Frauen, Alter: 18–73 Jahre)

Diagnosen	
Wolff-Parkinson-White-Syndrom	18 Patienten
AV-Knoten-Reentry-Tachykardien	13 Patienten
Intraventrikuläre Leitungsstörungen	8 Patienten
(davon 3 Pat. mit dokumentiertem kompletten AV-Block)	
Ektope atriale Tachykardien	2 Patienten

Tabelle 2. AV-Leitungszeiten und Refraktärparameter

	n	Kontrolle	Propafenon	% Zunahme	P
PA-Intervall	41	34 ± 11	47 ± 17	38	0,001
ERP A	38	223 ± 27	247 ± 29	11	0,001
FRP A	38	263 ± 30	287 ± 31	9	0,001
PP-Intervall	41	758 ± 119	760 ± 120	0	n. s.
AH-Intervall	35	79 ± 23	96 ± 26	22	0,01
Wenckebach-Punkt	21	294 ± 72	387 ± 53	32	0,01
FRP AVN	26	392 ± 47	432 ± 54	9	0,01
ERP AVN	14	283 ± 34	322 ± 29	14	0,05
HV-Intervall	35	44 ± 10	57 ± 12	29	0,001
QRS	35	98 ± 22	114 ± 26	16	0,001
QT_c	35	395 ± 36	423 ± 16	7	0,05
ERP V	32	209 ± 17	233 ± 10	11	0,001

PA-Intervall = intraatriale Leitungszeit; *ERP A, ERP AVN,* und *ERP V* = effektive Refraktärzeit des Vorhofmyokards *(A),* des AV-Knotens *(AVN)* und des Ventrikelmyokards *(V); FRP* = funktionelle Refraktärzeit; *PP-Intervall* = Sinusintervall; *AH-Intervall* = nodale Leitungszeit; *Wenckebach-Punkt* = atriales Stimulationsintervall bei dem ein AV-Block II. Grades supra His auftritt; *HV-Intervall* = Leitungszeit im His-Purkinje-System; *QRS* = Breite des Kammerkomplexes; QT_c = frequenzkorrigiertes QT-Intervall; alle Werte in ms

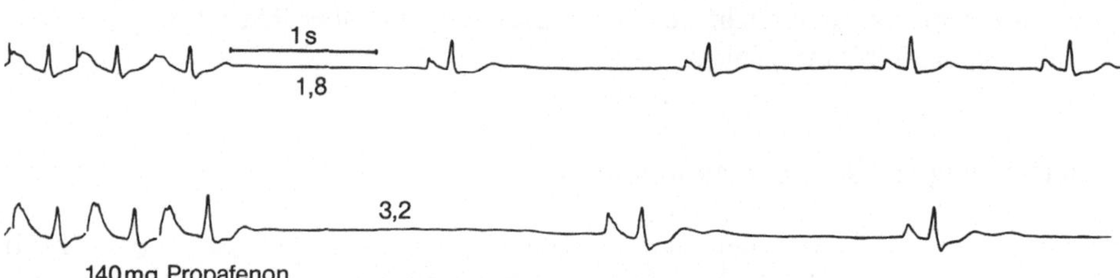

Abb. 1. EKG (Abl. I) nach atrialem Overdrive vor *(oben)* und nach i. v. Gabe *(unten)* von 140 mg Propafenon i. v. Verlängerung der Sinusknotenerholungszeit von 1,8 auf 3,2 s

Wirkung auf Vorhofebene

Auf Vorhofebene ließen sich eine signifikante Zunahme der Leitungszeit (Abb. 2) – also des PA-Intervalls – sowie der funktionellen und effektiven Refraktärzeit nachweisen (Tabelle 2). Die Veränderungen waren etwa 5 min nach Bolusinjektion am stärksten ausgeprägt, klangen aber bis zum Ende der Untersuchung nicht völlig ab.

Wirkung auf den AV-Knoten

Auch auf AV-Knoten-Ebene war gleichfalls eine deutliche Verlängerung der Leitungszeit – d. h. des AH-Intervalls – nachzuweisen (Abb. 2). AV-Blockierungen II. Grades traten bei einer signifikant niedrigeren Stimulationsfrequenz auf. Auch die funktionelle und effektive Refraktärzeit des AV-Knotens verlängerten sich deutlich (Tabelle 2).

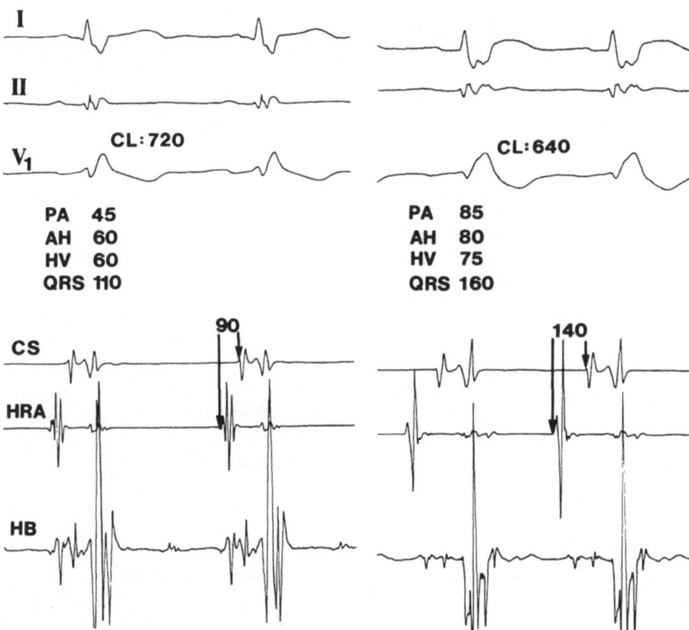

Abb. 2. EKG (Abl. I, II und V₁), Elektrogramme vom linken Vorhof *(CS)*, aus dem hohen rechten Vorhof *(HRA)* und vom His-Bündel *(HB)* eines 49jährigen Patienten mit ektopen atrialen Tachykardien. Alle Intervalle in ms. Nach Propafenon verlängern sich alle intrakardialen Leitungszeiten *(rechts)*

Kammerebene

Auch auf Ventrikelebene war eine deutliche Zunahme des HV-Intervalls und der QRS-Dauer festzustellen. Die Zunahme der QT_c-Dauer ging wohl im wesentlichen auf eine Verbreiterung von QRS zurück, denn das JT-Intervall zeigte keine signifikanten Veränderungen. Ähnlich wie auf Vorhofebene verlängerte sich auch die effektive Refraktärzeit des Kammermyokards (Tabelle 2).

Propafenon bei AV-Knoten-Reentry

Bei allen 13 Patienten führte Propafenon zu einer Verlangsamung der Tachykardiefrequenz, d. h. das RR-Intervall verlängerte sich von 339 ± 55 ms auf 400 ± 50 ms. Bei 11 der 13 Patienten endete die Tachykardie unmittelbar nach der Bolusinjektion (Abb. 3), in 10 Fällen durch Block im retrograden Schenkel des Reentry-Weges. Neben einer Depression des retrograd leitenden Schenkels (VA-Block vor Propaferon bei einem Stimulationsintervall von: 281 ± 27 ms; nach Propafenon: 449 ± 94 ms) war auch eine Beeinträchtigung des antegrad leitenden Schenkels festzustellen (vor Propafenon 1:1-AV-Leitung bis zu einem Stimulationsintervall von 268 ± 54 ms; nach Propafenon: 392 ± 49 ms). Bei 8 von 13 Patienten war ein Verschwinden der Echozone festzustellen.

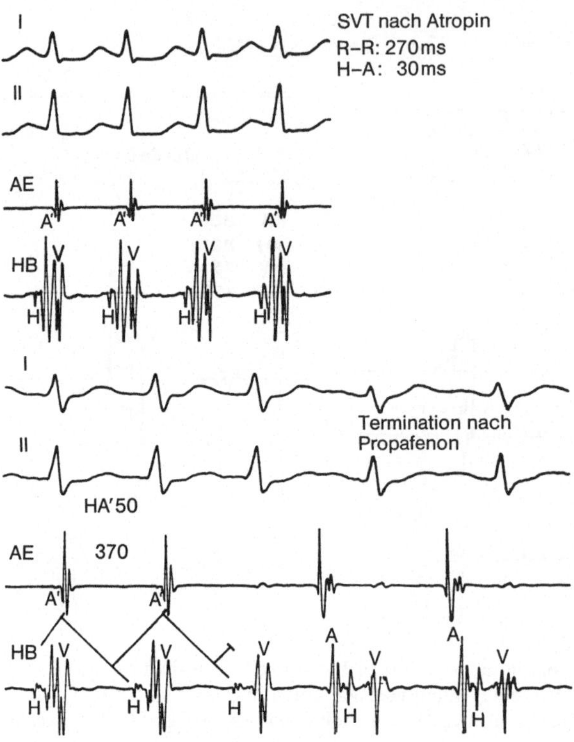

Abb. 3. EKG (Abl. I, II), Elektrogramm aus dem hohen rechten Vorhof *(AE)* und vom His-Bündel *(HB)* einer 27jährigen Patientin mit AV-Knoten-Reentry-Tachykardien. *Oben:* Stabile Tachykardie (nach Atropinprämedikation) mit einem RR-Intervall von 270 ms. *Unten:* Nach Propafenon deutliche Verlangsamung der Tachykardiefrequenz (RR-Intervall 370 ms) durch vorzugsweise Zunahme der Leitungszeit im antegraden Schenkel des Reentry-Weges (Zunahme von A'H von 240 auf 320 ms) und Termination durch Block im retrograd leitenden Schenkel (Ende der Tachykardie mit einem Kammerkomplex, dem keine retrograde Vorhoferregung folgt)

In 4 Fällen konnten freilich innerhalb von 20 min erneut Tachykardien ausgelöst werden, z. T. bei einer deutlich verbreiterten Echozone (Abb. 4).

Propafenon bei WPW-Syndrom

Auch bei 12 Patienten mit WPW-Syndrom und supraventrikulären Reentry-Tachykardien führte Propafenon zu einer Verlangsamung der Tachykardiefrequenz (RR-Intervall vor Propafenon: 318 ± 34 ms; nach Propafenon: 397 ± 66 ms) und bewirkte bei 10 Patienten eine Termination durch Block in der akzessorischen Bahn. Eine Depression der retrograden Leitfähigkeit der akzessorischen Bahn konnte durch schnelle Kammerstimulation gesichert werden (1:1-VA-Leitung vor Propafenon bis zu einem Stimulationsintervall von 275 ± 29 ms, nach Propafenon: 418 ± 104 ms). Ferner nahm die effektive Refraktärzeit der akzessorischen VA-Leitung deutlich zu (vor Propafenon: 286 ± 24 ms,

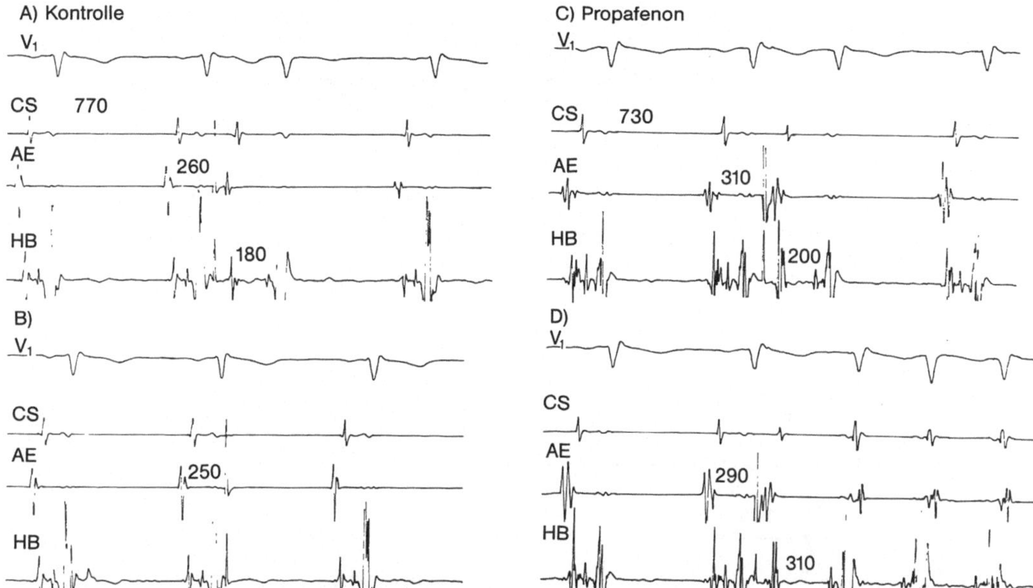

Abb. 4 A–D. EKG (Abl. V_1), Elektrogramme aus dem Koronarsinus *(CS)*, dem hohen rechten Vorhof *(AE)* und vom His-Bündel *(HB)* eines 30jährigen Patienten mit AV-Knoten-Reentry-Tachykardien. Unter Kontrollbedingungen konnte bei Sinusrhythmus kein Paroxysmus ausgelöst werden, bis zum Erreichen der effektiven Refraktärzeit des Vorhofs **(B)** war nur eine ungenügende Verlängerung des AH-Intervalls induzierter atrialer Extrasystolen zu erreichen. Nach Propafenon **(C u. D)** kommt es ab einem Kopplungsintervall von 290 ms zu einer sprunghaften Verlängerung des AH-Intervalls der atrialen Extrasystole (die effektive Refraktärzeit der schnell leitenden AV-Bahn ist erreicht) und damit zu einer Erleichterung der Tachykardieauslösung

nach Propafenon: 338 ± 43 ms). Auch die anterograde Leitfähigkeit der akzessorischen Bahn war deutlich beeinträchtigt. In 6 Fällen trat ein Block der akzessorischen Bahn bereits bei Sinusrhythmus auf (unter Kontrollbedingungen bei 335 ± 100 ms), bei 9 Patienten lag die Stimulationsfrequenz, die zu einem Block der akzessorischen Bahn führte, deutlich niedriger als unter Kontrollbedingungen (Kontrolle: 227 ± 26 ms, Propafenon: 494 ± 125 ms) (Abb. 5).

Bei induziertem Vorhofflimmern (9 Patienten) senkte Propafenon die mittlere Kammerfrequenz deutlich (mittleres RR-Intervall vor Propafenon: 375 ± 66 ms, nach Propafenon: 525 ± 118) (Abb. 6).

Trotz deutlicher Depression der Leitfähigkeit der akzessorischen Bahn kam es auch in dieser Gruppe bei 2 Patienten zur Erleichterung der Tachykardieauslösung infolge Verbreiterung der Echozone (Abb. 7).

Propafenon bei intraventrikulären Leitungsstörungen

Besonders ausgeprägte Verlängerungen des HV-Intervalls und der QRS-Breite wurden bei den 8 Patienten mit intraventrikulären Leitungsstörungen beobachtet. Nur bei einem

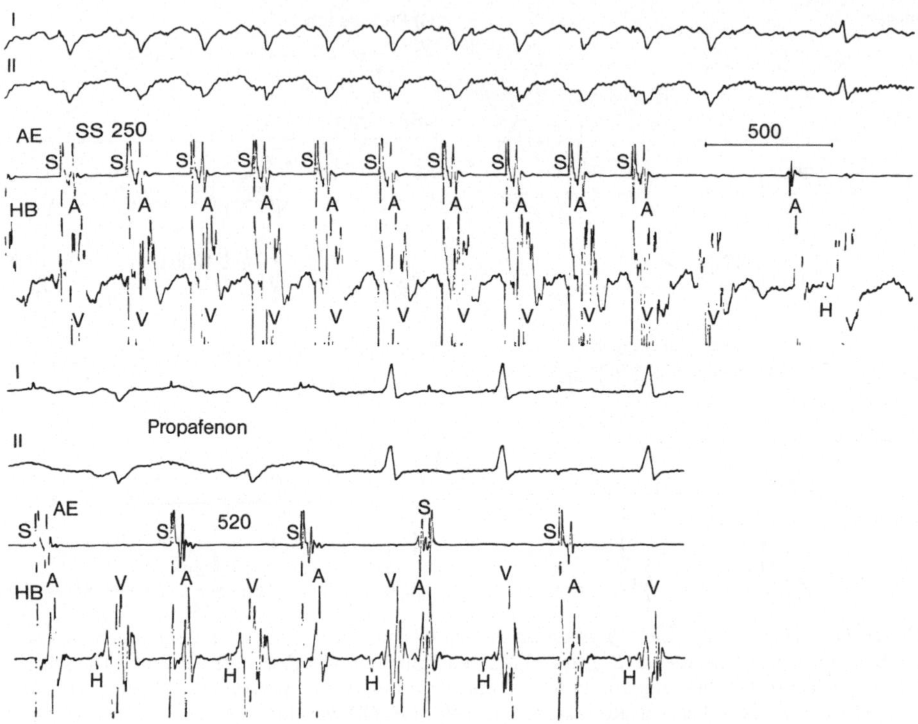

Abb. 5. EKG (Abl. I, II), Elektrogramm aus dem hohen rechten Vorhof *(AE)* und vom His-Bündel *(HB)*. *Oben:* Unter Kontrollbedingungen 1:1-AV-Leitung über eine akzessorische Bahn bis zu einem Stimulationsintervall von 250 ms. *Unten:* Nach Propafenonmedikation tritt unter atrialer Stimulation ein Block der akzessorischen AV-Leitung bereits bei einem Stimulationsintervall von 520 ms auf

von 3 Patienten mit dokumentiertem paroxysmalem AV-Block entwickelte sich ein kompletter trifaszikulärer Block (Abb. 8 und 9).

Die geschilderten elektrophysiologischen Befunde weisen Propafenon als antiarrhythmische Substanz aus, die zu einer Depression der Erregungsleitung und zu einer Verlängerung der Refraktärzeiten in allen Abschnitten des Herzens führt. Ohne Zweifel erklärt sich daraus die breite Palette der klinischen Indikationen.

In Einzelfällen können sich diese deutliche Depression der Erregungsleitung und die Verlängerung der Refraktärzeiten jedoch arrhythmogen auswirken, besonders wenn bei Reentry-Vorgängen die Zunahme der Refraktärzeiten durch eine erhebliche Verlängerung der Leitungszeiten im Re-entry-Kreis neutralisiert wird.

Die klinisch-elektrophysiologischen Befunde weisen auf eine Gefährdung von Patienten mit manifesten oder latenten Läsionen der Sinusknotenfunktion und der AV-Erregungsleitung hin. Die klinische Bedeutung dieser Nebenwirkungen ist damit freilich noch nicht abzuschätzen.

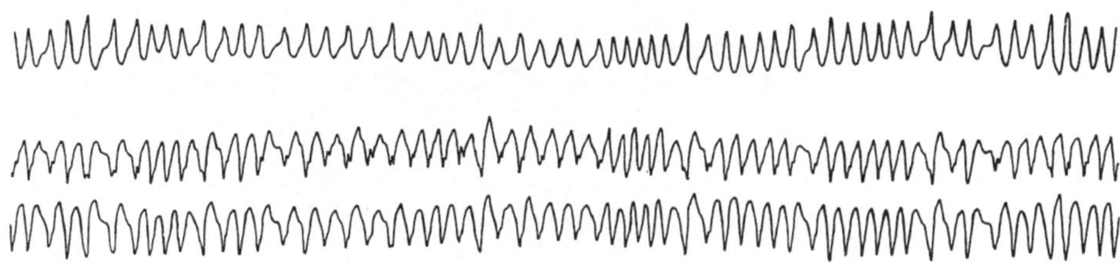

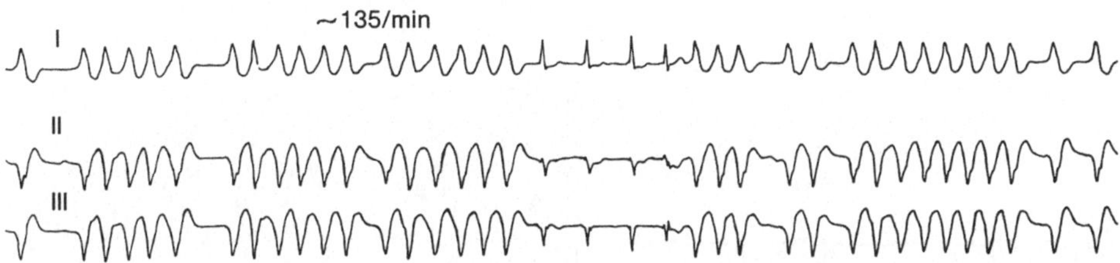

Abb. 6. EKG (Abl. I, II und III) eines Patienten mit Vorhofflimmern bei WPW-Syndrom. *Oben:* Unter Kontrollbedingungen liegt die mittlere Kammerfrequenz bei etwa 220/min. *Unten:* Propafenongabe senkt die Kammerfrequenz durch Depression der akzessorischen Bahn auf im Mittel 135/min

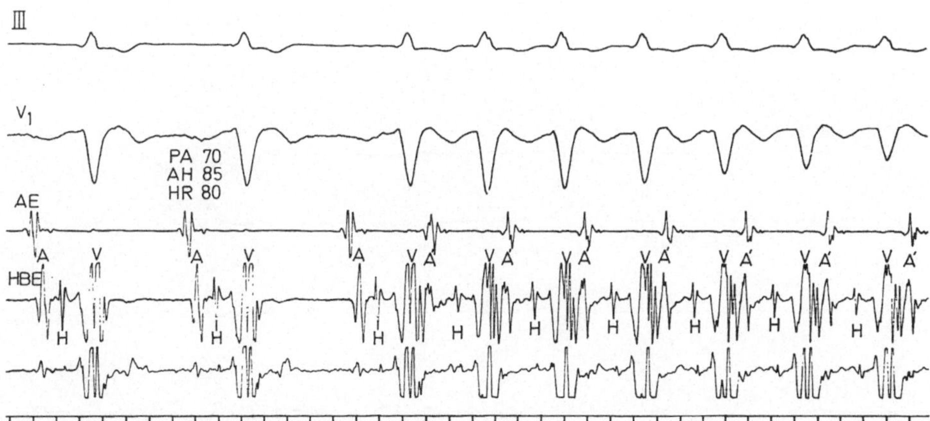

Abb. 7. Erleichterung der Tachykardieauslösung bei WPW-Syndrom. EKG (III und V_1), Elektrokardiogramm aus dem hohen rechten Vorhof *(AE)* und vom His-Bündel *(HBE)* eines 28jährigen Patienten mit WPW-Syndrom. Nach Propafenongabe ist die akzessorische Bahn antegrad bereits bei Sinusrhythmus blockiert (die Zeichen der Präexzitation sind geschwunden). Durch die Verlängerung der AV-Leitungszeiten (Verlängerung von *PA, AH, HV* sowie Auftreten eines Linksschenkelblocks) kann eine Sinuserregung über die akzessorische Bahn das Vorhofmyokard außerhalb dessen Refraktärzeit wiedererregen und so eine typische Reentry-Tachykardie auslösen

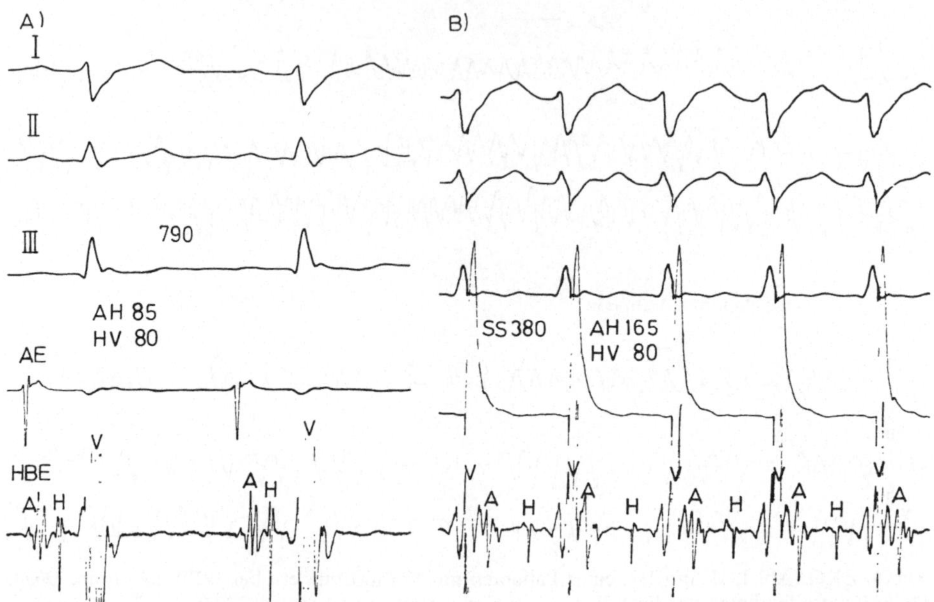

Abb. 8 A u. B. EGK (Abl. I, II, III), Elektrogramm aus dem hohen rechten Vorhof *(AE)* und vom His-Bündel *(HBE)* eines Patienten mit dokumentiertem komplettem AV-Block. Unter Kontrollbedingungen finden sich im EKG die Zeichen eines bifaszikulären Blocks, das HV-Intervall ist auf 80 ms verlängert **(A)**. Bei Frequenzbelastung **(B)** ist bis zum Erreichen der Leitungskapazität des AV-Knotens (Stimulationsintervall von 380 ms) keine weitere Beeinträchtiung der intraventrikulären Erregungsleitung festzustellen

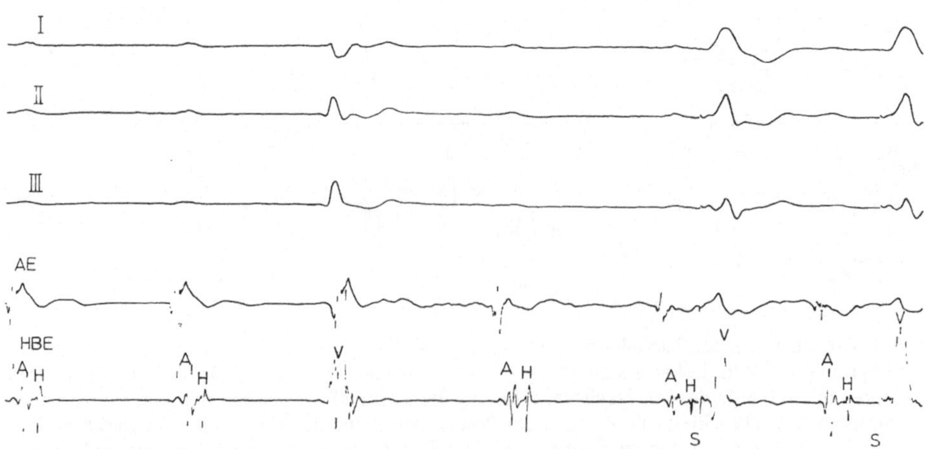

Abb. 9. Gleicher Patient wie in Abb. 8. Nach Injektion von Propafenon stellt sich ein kompletter trifaszikulärer Block ein, jede Vorhoferregung wird unterhalb vom His-Bündel blockiert

Therapeutische Wirksamkeit von Propafenon

Offene klinische Studien sprechen für eine therapeutische Wirksamkeit bei der Konversion von Vorhofflimmern (Ivancic u. Goldner 1977; Beck et al. 1978), der Termination und Prävention supraventrikulärer Tachykardien beim WPW-Syndrom oder durch AV-Knoten-Reentry (Wiebringhaus et al. 1978; Neuss et al. 1979; Petri et al. 1978), der Termination und Prävention ventrikulärer Tachykardien (Baedeker et al. 1977; Theisen et al. 1977; Breithardt et al. 1980) und der Minderung bzw. Beseitigung ventrikulärer Extrasystolen (Aldor u. Heeger 1976; Beck et al. 1977; Fischer u. Seipel 1977; Koch 1977).

Die Zahl der bisher publizierten kontrollierten klinischen Studien ist freilich gering (Rutsch 1978; Wieser et al. 1979; Klein et al 1980), z.T. sind methodische Vorbehalte angebracht, so daß die Frage nach dem Stellenwert der Substanz in der Behandlung tachykarder Herzrhythmusstörungen schwer zu beantworten ist.

Hier sollen nur zwei Probleme angesprochen werden, die sich aus der Diskussion der Ergebnisse zweier eigener kontrollierter Studien ergeben.

Vergleich Propafenon versus Disopyramid

In dieser Studie wurde in einem randomisierten Einfachblindversuch mit Crossover die antiarrhythmische Wirksamkeit von Propafenon (3 × 150 mg/Tag) und Disopyramid (4 × 150 mg/Tag) bei stabiler ventrikulärer Extrasystolie überprüft (> 300 VES/h). Der Plan der Studie ist der Abb. 10 zu entnehmen.

Beide Substanzen erwiesen sich als vergleichbar wirksam (Tabelle 3). Einzelverläufe sprachen dafür, daß Propafenon in der gewählten Dosierung keinen vollen antiarrhythmischen Schutz über 24 h entfaltete, sondern daß es z.T. (4 Patienten) 4–6 h nach Einnahme des Medikaments zu einem Wirkverlust kam. Dies kann am ehesten durch die relativ kurze Eliminationshalbwertszeit von ca. 3–4 h erklärt werden. Wahrscheinlich fällt bei der hier gewählten niedrigen Dosis die Plasmakonzentration am Ende eines Dosierungsintervalls (8 h) in subtherapeutische Bereiche.

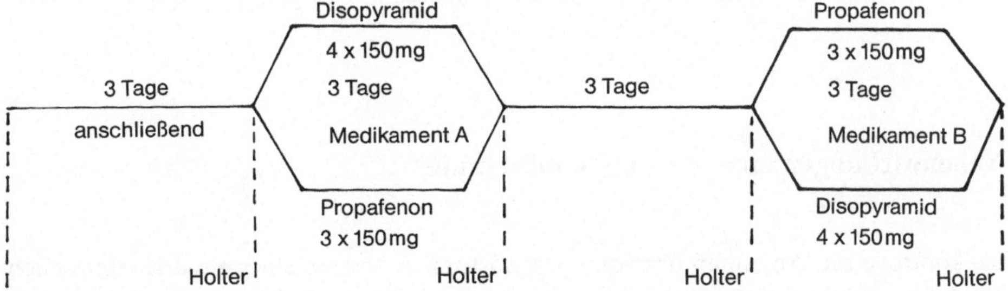

Abb. 10. Schema über den Versuchsablauf einer kontrollierten Studie zum Vergleich der antiarrhythmischen Wirkung von Propafenon (3 × 150 mg/Tag) mit Disopyramid (4 × 150 mg/Tag) bei stabiler ventrikulärer Extrasystolie. Die zweite im Text genannte Studie war ähnlich geplant, Propafenon und Tocainide wurden über jeweils 6 Tage verabreicht. Für Propafenon wurde die Tagesdosis mit 3 × 300 mg und für Tocainid mit 3 × 400 mg festgelegt

Tabelle 3. Randomisierte Einfachblindstudie Propafenon versus Disopyramid (12 Patienten mit stabiler ventrikulärer Extrasystolie (300/h))

Kontrolle:	1096 ± 544 VES/h
Propafenon (3×150 mg/Tag)	612 ± 503 VES/h (Reduktion um 44%)
Disopyramid (4×150 mg/Tag)	560 ± 471 VES/h (Reduktion um 49%)

Kontrolle gegen Propafenon: $P < 0,01$
Kontrolle gegen Disopyramid: $P < 0,005$
Disopyradmid gegen Propafenon: n.s.

Tabelle 4. Doppelblindstudie Propafenon versus Tocainid (12 Patienten mit koronarer Herzerkrankung und stabiler ventrikulärer Extrasystolie (> 300 VES/h))

Kontrolle:	689 ± 351 VES/h
Propafenon (3×300 mg/Tag)	151 ± 198 VES/h (Reduktion um 78%)
Tocainide (3×400 mg/Tag)	191 ± 221 VES/h (Reduktion um 72%)

Kontrolle gegen Propafenon: $P < 0,001$
Kontrolle gegen Tocainid: $P < 0,001$
Tocainid gegen Propafenon: n.s.

Vergleich Propafenon versus Tocainide

Die zweite Studie war identisch angelegt (Abb. 10): Verglichen wurden Propafenon (3×300 mg über 6 Tage) mit Tocainide (3×400 mg über 6 Tage) bei chronischer ventrikulärer Extrasystolie. Wie zu erwarten brachte die höhere Dosis ein weitgehendes Schwinden der ventrikulären Extrasystolen (Tabelle 4). Auch im Tagesverlauf war der antiarrhythmische Effekt gleichmäßiger. Wesentliche Schwankungen der stündlichen Extrasystoliehäufigkeit traten nicht mehr auf, und es ließ sich auch keine Beziehung zu den Dosierungsintervallen herstellen.

Allerdings brachte die höhere Dosis auch deutliche Nebenwirkungen. Ein Patient klagte über Orthopnoe und bot deutliche Zeichen der Lungenstauung. Ein zweiter Patient entwickelte sinuatriale Blockierungen mit Pausen bis 3 s, und ein dritter Patient mußte wegen Kammerflimmern (nach der 2. Einzeldosis aufgetreten) konvertiert werden.

Nebenwirkungen einer Propafenontherapie

Bei kontroversen Ansichten über den prognostischen Nutzen einer antiarrhythmischen Therapie gewinnt das therapeutische Risiko entscheidende Bedeutung, um in der Auswahl der verschiedenen Substanzen Prioritäten zu setzen.

Nach Art und Häufigkeit unterscheiden sich die unter einer Propafenonbehandlung berichteten Nebenwirkungen kaum von den Nebenwirkungen anderer Antiarrhythmika der Gruppe I (Tabelle 5). Freilich fehlen auch hier vergleichende Studien, ohne die eine

Tabelle 5. Berichtete Nebenwirkungen (Exposé for clinical investigation, Knoll 1980)

Kardiale Nebenwirkungen	223 Fälle (von 1723 Patienten)
1. Schwächung der Sinusknotenfunktion	38 Fälle
2. AV-Block	46 Fälle
3. Auslösung von Herzrhythmusstörungen	3 Fälle
4. Herzversagen	4 Fälle
5. Niedriger Blutdruck	8 Fälle
Nichtkardiale Nebenwirkungen	88 Fälle (von 614 Patienten)
1. Anorexie, Nausea, Erbrechen	23 Fälle
2. Schwindel	20 Fälle
3. Geschmacksirritation	18 Fälle
4. Getrübtes Sehvermögen	11 Fälle
5. Verstopfung	13 Fälle
6. Cholestatische Hepatitis	2 Fälle

Wertung der Substanz nicht möglich ist. Von besonderer Bedeutung wären hier vergleichende Studien an Patienten mit prognostisch relevanten Herzrhythmusstörungen, die ja oft genug hämodynamische und elektrokardiographische Hinweise auf eine mehr oder weniger diffuse myokardiale Schädigung aufweisen. Bei der Behandlung dieser Patienten und nicht in der Therapie, z. B. einer ventrikulären Extrasystolie ohne organpathologisches Substrat, werden sich noch am ehesten Nutzen und Risiko einer antiarrhythmischen Behandlung abschätzen lassen.

Literatur

Aldor E, Heeger H (1976) Propafenon – ein neues Antiarrhythmikum. Dtsch Med Wochenschr 101: 1318

Baedeker W, Wirtzfeld A, Sack D, Oversohl K (1977) Die antiarrhythmische Wirkung von Propafenon bei ventrikulären Tachykardien. Herz Kreislauf 9: 348

Beck OA, Witt E, Hochrein H (1975) Der Einfluß des Antiarrhythmikums Propafenon auf die intrakardiale Erregungsleitung. Z Kardiol 64: 179

Beck OA, Abdulla S, Hochrein H (1977) Wirkung und Dosis-Wirkungs-Beziehung von Propafenon nach peroraler Anwendung. In: Hochrein H, Hapke H-J, Beck OA (Hrsg) Fortschritte in der Pharmakotherapie von Herzrhythmusstörungen. Fischer, Stuttgart

Beck OA, Lehmann H-U, Hochrein H (1978) Propafenon und Lidoflazin bei chronischem Vorhofflimmern und -flattern. Dtsch Med Wochenschr 103: 1068

Breithardt G, Seipel L, Höhfeld E, Both A, Loogen F (1975) Pharmakologische Beeinflussung der "sinu-atrialen Leitungszeit" und der Sinusknotenautomatie beim Menschen. Z Kardiol 64: 895

Breithardt G, Seipel L, Abendroth RR, Loogen F (1980) Serial electrophysiological testing of antiarrhythmic drug efficacy in patients with recurrent ventricular tachycardia. Eur Heart J 1: 11

Fischer G, Seipel L (1977) Klinische Erfahrung mit der oralen Propafenon-Therapie. In: Hochrein H, Hapke H-H, Beck OA (Hrsg) Fortschritte in der Pharmakotherapie von Herzrhythmusstörungen. Fischer, Stuttgart

Ivancić R, Goldner V (1977) Propafenon in der Therapie der Extrasystolien – unsere Erfahrungen. In: Hochrein H, Hapke H-H, Beck OA (Hrsg) Fortschritte in der Pharmakotherapie von Herzrhythmusstörungen. Fischer, Stuttgart

Klein G, Wirtzfeld A, Schlegel J, Himmler C, Neiß A (1980) Antiarrhythmika bei chronischer ventrikulärer Extrasystolie. Dtsch Med Wochenschr 105: 189

Koch R (1977) Zur Propafenon-Wirkung bei ventrikulärer Arrhythmie. In: Hochrein H, Hapke H-H, Beck OA (Hrsg) Fortschritte in der Pharmakotherapie von Herzrhythmusstörungen. Fischer, Stuttgart

Neuss H, Mitrovíc V, Schlepper M, Thormann J (1979) Propafenon bei supraventrikulären Tachykardien durch Re-entry in der AV-Region. Z Kardiol 68: 256

Petri H, Kafka W, Rudolph W (1978) Der Einfluß von Propafenon auf das akzessorische Bündel (AB) bei Patienten mit WPW-Syndrom. Z Kardiol [Suppl] 5: 50

Rutsch W (1978) Beeinflussung der ventrikulären Extrasystolie durch Propafenon. Herz Kreislauf 10: 183

Seipel L, Breithardt G, Both A (1975) Elektrophysiologische Effekte der Antiarrhythmika Disopyramid und Propafenon auf das menschliche Reizleitungssystem. Z Kardiol 64: 731

Theisen F, Theisen K, Jahrmärker H, Rackwitz R (1977) Elektrophysiologische und therapeutische Beobachtungen bei lebensbedrohlichen Tachykardien. Z Kardiol [Suppl] 4: 39

Wiebringhaus E, Seipel L, Breithardt G (1978) Antiarrhythmische Therapie beim WPW-Syndrom mit Propafenon. Z Kardiol [Suppl] 5: 49

Wieser H, Philippi M, Schuler CF (1979) Die antiarrhythmische Wirkung von Propafenon bei stabiler ventrikulärer Extrasystolie. Herz Kreislauf 11: 71

Pharmakokinetik und Metabolismus
von Propafenon bei freiwilligen Versuchspersonen*

M. Hollmann, H. G. Hege, E. Brode, V. Bühler, D. Hotz, S. Kaumeier,
O. H. Kehrhahn, H. Lietz, J. A. Schwarz, B. Stieren und J. Weymann

Das Wissen über die Pharmakokinetik und das metabolische Verhalten von Propafenon beim Menschen war bisher eingeschränkt, was hauptsächlich auf Schwierigkeiten hinsichtlich der Analyse und des Gebrauchs radioaktiv markierter Substanz zurückzuführen ist. In früheren Untersuchungen von Wiebringhaus, Keller, Blanke et al. in Düsseldorf, Berlin, Göttingen sowie in unseren Versuchslabors in Ludwigshafen erlaubten die verwendeten Methoden ausreichend genaue Bestimmungen erst ab 200 ng/ml, wobei Unklarheiten über die Selektivität der Methode, den Eliminierungsprozeß und besonders die terminale Ausscheidung blieben.

Die hier vorgestellten Daten sind das Ergebnis mehrerer pharmakokinetischer und metabolischer Studien an Propafenon bei Freiwilligen, die 1981 nach der Entwicklung und Ausarbeitung einer sehr empfindlichen quantitativen Bestimmungsmethode und eines neuen Weges für die Strukturaufklärung von Metaboliten durchgeführt wurden. Die Darstellung wird sich auf die kinetischen Messungen der Elimination nach intravenöser Applikation sowie auf den Metabolismus konzentrieren.

Pharmakokinetik von Propafenon

Die Ergebnisse wurden mittels HPLC-Bestimmung mit interner Analogstandardisierung erhalten; mit 2-ml-Proben von Plasma erlaubt sie mit hoher Präzision und Genauigkeit eine Ermittlung von Werten bis 5 ng/ml. Die Metaboliten wurden bei Freiwilligen und bei einem Patienten mit einer Gallenfistel mit deuterierter Substanz untersucht, wobei die Anwendung von Radioaktivität vermieden werden konnte.

Die meisten Freiwilligen – in Abb. 1 sind ihre Daten gezeigt – waren Angehörige unseres Forschungszentrums. Ihr Durchschnittsalter betrug 33,5 Jahre, die Durchschnittsgröße 177 cm und das Durchschnittsgewicht lag bei 74 kg. Nach der schriftlichen Einverständniserklärung aller Teilnehmer wurden die Versuche in unserer Freiwilligenabteilung in Ludwigshafen ausgeführt.

Wenn wir uns nun den Ergebnissen dieser Untersuchungen zuwenden, so zeigt die Abb. 2 den Verlauf der Plasmawerte von Propafenon, die man bei 16 Personen nach einer intravenösen Injektion von 70 mg erhält. Angegeben sind dabei die Medianwerte mit dem 95%-Vertrauensbereich. Die Analyse der Einzelkurven zeigte, daß bei allen Personen ein offenes Zweikompartimentmodell angewendet werden konnte. Nach einer kurzen initialen Verteilungsphase fallen die 2-min-Spitzenwerte von etwa 1 000 ng/ml sehr

---

* Das Kapitel über Pharmakokinetik wurde von M. Hollmann et al., das über metabolische Studien von H. G. Hege vorgetragen

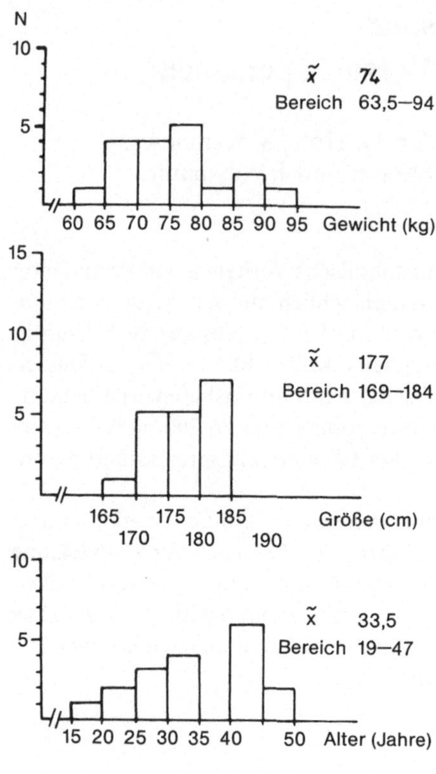

Abb. 1. Verteilung, Median ($\tilde{x}$) und Bereich für Körpergewicht, Körpergröße und Alter bei den Freiwilligen der Propafenonstudie

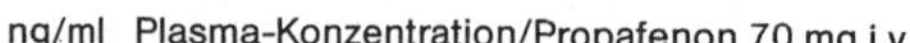

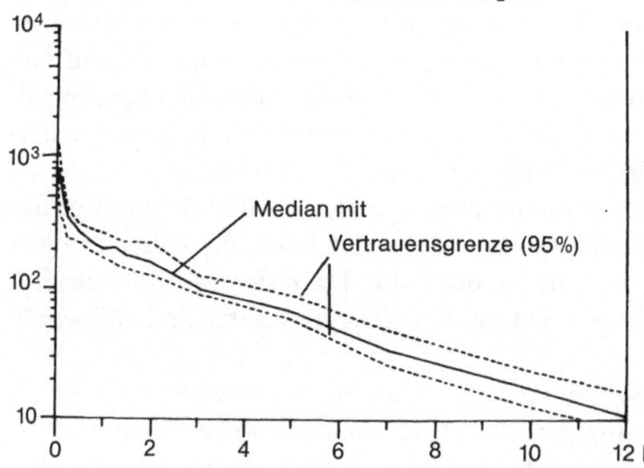

Abb. 2. Plasmakonzentration von Propafenon nach i. v. Injektion von 70 mg pro Proband

schnell auf einen Wert von 200–300 ng/ml ab und sinken dann mit einer Halbwertszeit von etwa 3 h. 24 h später haben nur noch 4 Probanden Plasmawerte über 5 ng/ml.

Die Tabelle 1 zeigt die Median- und Mittelwerte des zentralen Kompartiments (V_C) und des totalen Verteilungsvolumens (V_B). Die Werte des letztgenannten übersteigen mit 3–4 l/kg jeden realen Raum, so daß man unter zusätzlicher Berücksichtigung einer mehr

Tabelle 1. Pharmakokinetik von Propafenon (70 mg i. v.)

$n=16$	$\tilde{x}$ Median	$\bar{x}$ arithm. M.	Spanne
$T_{1/2}$ (h)	2,83	2,48	2,09– 5,21
V_C (l/kg)	1,23	1,01	0,45– 3,45
V_B (l/kg)	3,44	3,10	2,40– 5,61
Totale Clearance $_{iv}$ (ml/min)	1 061	1 129	441 –1 375

Tabelle 2. Vergleich zwischen Halbwertszeit und totaler Clearance nach Propafenoninjektion (70 mg i. v.) vor und nach 12 Tagen einer oralen Verabreichung (300 mg/Tag)

$n=8$		$\tilde{x}$ Median	$\bar{x}$ arithm. M.	Spanne
$T_{1/2}$ (h)	Vorher	2,82	2,48	2,31– 5,21
	Nachher	3,92	2,64	2,10– 9,42
Totale Clearance$_{iv}$	Vorher	1 012	1 075	441 –1 375
(ml/min)	Nachher	895	1 054	239 –1 271

als 95%igen Bindung an Plasmaproteine von einer beträchtlichen Bindung im Gewebe ausgehen kann. Die totale Clearance, die alle metabolischen und exkretorischen Vorgänge umfaßt, wurde auf mehr als 1 l/min geschätzt.

Berücksichtigt man ein Verteilungsverhältnis Plasma/Blut von mehr als 1,2 , dann nähert sich die totale Clearance dem Wert des mittleren hepatischen Durchflusses von 1,5 l/min. Da nur sehr geringe Mengen von Propafenon unverändert über Urin und Fäzes ausgeschieden werden, wird die totale Clearance vom Metabolismus bestimmt, wahrscheinlich vorwiegend hepatisch und abhängig vom Leberblutfluß.

Um mögliche Änderungen des pharmakokinetischen Verhaltens unter Steady-state-Bedingungen zu prüfen, wurde nach wiederholter oraler Applikation die intravenöse Injektion wiederholt. Wie aus der Tabelle 2 zu ersehen ist, ist die Änderung der Halbwertszeit statistisch nicht signifikant. Ebenso ist der leichte Abfall der totalen Clearance nicht signifikant, obwohl er bei zwei Freiwilligen mit der niedrigsten initialen Clearance weiter auf 239 und 308 ml/min absank.

Insgesamt bestätigen diese Ergebnisse mit exakten Methoden die früher erhaltenen Befunde. Mit einer totalen Clearance und einer Extraktionsrate, die numerisch die ungebundene Fraktion der Plasmakonzentration des Medikaments übersteigt, ist die Ausscheidung von Propafenon durch intensive Metabolisierung gekennzeichnet, die nicht durch Bindung an Plasmaproteine behindert wird.

Metabolismus von Propafenon beim Menschen

Wie im Vorhergehenden erwähnt, wird die totale Clearance von Propafenon vom hepatischen Stoffwechsel bestimmt, und es werden nur sehr geringe Anteile von Propafenon unverändert über Urin und Fäzes ausgeschieden.

Nach oraler Applikation liegen zum Zeitpunkt des Blutspiegelmaximums nur 10% von Propafenon als unveränderte Verbindung vor, während 90% um diesen Zeitpunkt als Metabolite in konjugierter oder polarer Form vorliegen. Daher stellt sich die Frage nach den Strukturen der Metaboliten und nach ihrer mengenmäßigen Bedeutung.

Bei Tierversuchen werden Untersuchungen zur Absorption, Verteilung, Metabolisierung und Ausscheidung normalerweise mit radioaktiv markierten Substanzen durchgeführt. Das Schicksal des Medikaments und seiner Abbauprodukte kann daher relativ einfach durch Messung der radioaktiven Substanzen verfolgt werden. Für diesen Zweck wurde ^{14}C-markiertes Propafenon synthetisiert, und bei verschiedenen Tierspezies wurden die zeitabhängigen Blutspiegel sowie die Ausscheidung von Propafenon und seiner Stoffwechselprodukte gemessen.

Die Struktur der Metaboliten wurde massenspektrometrisch aufgeklärt.

Dem Einsatz radioaktiver Isotope beim Menschen sind Grenzen gesetzt, und bevor man Untersuchungen am Menschen durchführen kann, ist eine ganze Reihe von Tierexperimenten notwendig. Beim Menschen ist daher bei Untersuchungen zum Metabolismus dem Einsatz von stabilen Isotopen der Vorzug zu geben. Mit dem Mikrowellenplasmadetektor haben wir ein System in Händen, das unserer Erfahrung nach sehr gut geeignet ist, genau und präzise deuterierte Substanzen in biologischen Materialien zu bestimmen.

Mit Hilfe dieses Detektors sind wir nach Verabreichung deuterierter Medikamente in der Lage, beim Menschen all diejenigen metabolischen Untersuchungen auszuführen, die früher bei Tieren mit radioaktiv markierten Substanzen durchgeführt wurden.

Die Abb. 3 zeigt die markierten Positionen im Propafenon Molekül.

Um klare Schlußfolgerungen ziehen zu können, sollten die markierten Positionen aus metabolischer Sicht so stabil wie möglich sein. Für die Synthese von mit ^{14}C- und Deuterium markierten Verbindungen haben wir daher Stellen im Propiophenonteil des Moleküls ausgesucht, die höchstwahrscheinlich diese Anforderungen erfüllen. Die Deuteriummarkierung ist im Phenylring auf der rechten Seite erfolgt, wo alle fünf Wasserstoffatome gegen Deuterium ausgetauscht sind.

Die Studien zum Metabolismus von Propafenon beinhalteten die in Tabelle 3 schematisch wiedergegebenen Untersuchungen.

Der bevorzugte Weg und die Zeitdauer der Ausscheidung sollten ermittelt werden. Zu diesem Zweck wurde in den Ausscheidungsprodukten der Deuteriumgehalt mit dem Mikrowellenplasmadetektor bestimmt.

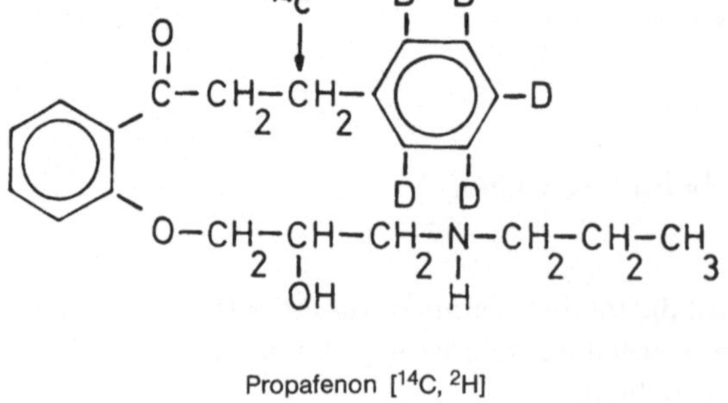

Propafenon [^{14}C, ^{2}H]

Abb. 3. Radioaktiv markiertes Propafenon. Markierungspositionen der ^{14}C- und ^{2}H-Markierung im Propafenonmolekül

Tabelle 3. Untersuchungen zum Metabolismus von Propafenon beim Menschen

Untersuchungsmethode	Untersuchter Vorgang	Ziel der Untersuchung
Messung des gesamten Deuteriumgehalts	Exkretion	Bestimmung der Menge und des Weges der Ausscheidungsprodukte
Chromatographie (Dünnschicht-, Flüssigkeits- und Gaschromatographie)	Metabolitenmuster	Vergleich mit anderen Spezies
Spektroskopie (Massenspektrometrie)	Isolierung von Metaboliten	Strukturaufklärung der Metaboliten

Anschließend wurde das Muster der Stoffwechselprodukte nach chromatographischer Auftrennung ermittelt, um einen Vergleich mit anderen Spezies zu ermöglichen.

Schließlich wurden die Metaboliten isoliert und ihre Struktur aufgeklärt. Die Strukturaufklärung wurde mit Hilfe der Massenspektrometrie und durch Vergleich chromatographischer sowie spektroskopischer Daten mit verfügbaren Referenzsubstanzen durchgeführt.

Exkretion

Die Abb. 4 zeigt bei einem Freiwilligen die Ausscheidung von Propafenon und seiner Metaboliten in Urin und Fäzes.

Die Ausscheidung verläuft hauptsächlich über die Fäzes. 57% der Gesamtdosis werden innerhalb von 55 h nach Einnahme über diesen Weg und 38% über den Urin ausgeschieden. Die Ausscheidung geht schnell vonstatten: 77% sind schon nach 30 h und 91% nach 48 h ausgeschieden.

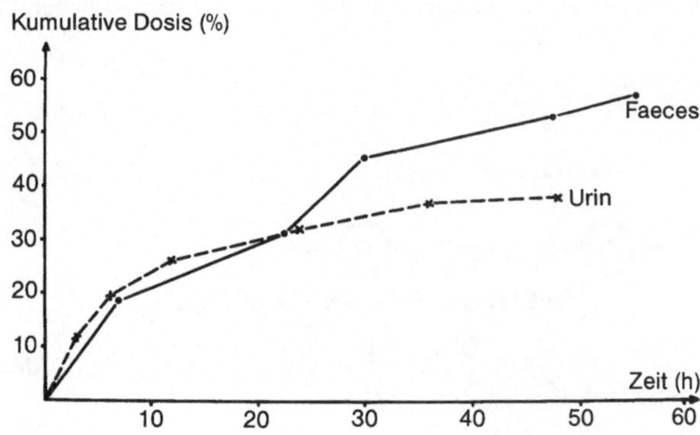

Abb. 4. Ausscheidung von Propafenon und seinen Metaboliten

Metabolitenmuster

Was die zweite Zielsetzung dieser Stoffwechseluntersuchungen betrifft, so sei auf das Metabolitenmuster im Plasma hingewiesen. In der Abb. 5 ist links das Metabolitenmuster vor und rechts nach der enzymatischen Spaltung zu sehen.

Ähnliche Stoffwechselprofile werden auch aus Urin und aus Galle erhalten. Es ist bemerkenswert, daß sowohl im Plasma als auch in beiden Ausscheidungsprodukten überwiegend konjungierte Metaboliten enthalten sind. Nur 10% der Metaboliten in Plasma, Urin und Galle sind nicht konjugiert.

Isolierung und Strukturaufklärung der Metaboliten

Die Abb. 6 zeigt die Struktur des Propafenonmoleküls.

Abb. 5. Metabolitenmuster von Propafenon im menschlichen Plasma

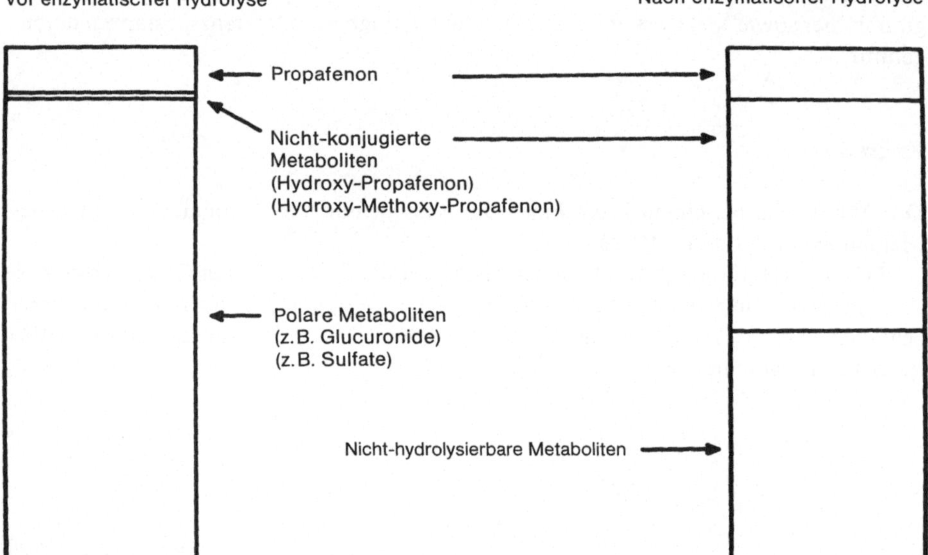

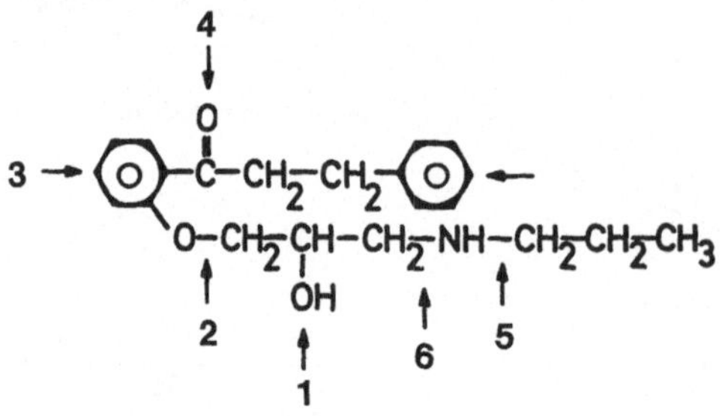

Abb. 6. Mögliche Angriffspunkte der metabolisierenden Enzyme auf das Propafenonmolekül

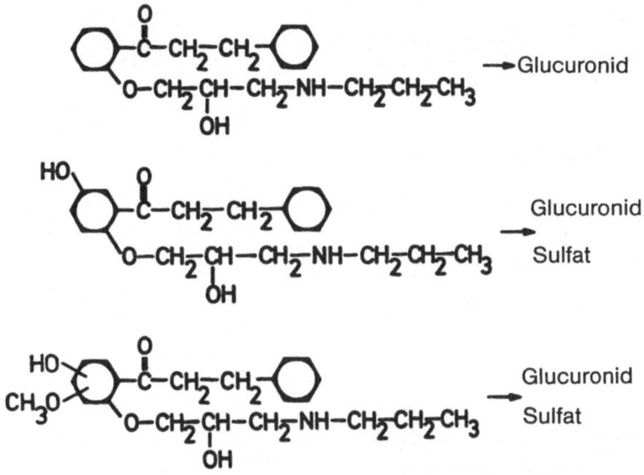

Abb. 7. Hauptmetaboliten von Propafenon beim Menschen

Analog zu anderen Verbindungen mit ähnlicher Struktur können folgende enzymatische Reaktionen erwartet werden:

1. Die Alkoholgruppe kann mit Glucuronsäure oder Schwefelsäure direkt konjugiert werden.
2. Ätherspaltung.
3. Hydroxylierung der aromatischen Ringe.
4. Die Ketogruppe kann enzymatisch angegriffen werden.
5. Desalkylierung.
6. Oxydative Desaminierung.

In Abb. 7 und Abb. 8 sind die bisher beim Menschen gefundenen Metaboliten gezeigt.

Abb. 7 repräsentiert die Hauptstoffwechselderivate, die insgesamt mehr als 80% des Anteils in Plasma, Urin, Galle und Fäzes ausmachen. Wie bereits erwähnt, erscheinen diese Verbindungen im Plasma und in den Ausscheidungsprodukten hauptsächlich in konjugierter Form. Nur ein etwa 10%iger Anteil wird in Form freier nichtkonjugierter Stoffwechselderivate ausgeschieden. Propafenon wird an der Alkoholgruppe mit Glucuronsäure konjugiert. Die zwei im Phenylring hydroxylierten Metaboliten können sowohl mit Glucuronsäure als auch mit Schwefelsäure konjugiert werden. Hier ist in quantitativer Hinsicht das Stoffwechselprodukt am wichtigsten, das in der Para-Position zum Äther-Sauerstoff hydroxyliert ist.

Eine analoge Substanz mit einer Hydroxysubstitution in der Meta-Position wurde bisher nicht gefunden.

Dagegen wurden zwei isomere Hydroxy-Methoxy-Verbindungen gefunden, wobei die genaue Position der Hydroxy- und der Methoxygruppe noch nicht bekannt ist. Die beiden Isomere werden wahrscheinlich über eine Dihydroxyverbindung als gemeinsame Vorstufe gebildet, die dann O-methyliert wird – was möglicherweise analog der O-Methylierung der Katecholamine abläuft.

Das Mengenverhältnis von Hydroxy-Propafenon zu Hydroxy-methoxy-Propafenon und Propafenon beträgt 3:2:1.

Überraschenderweise wird beim Menschen der aromatische Ring auf der rechten Seite des Moleküls nicht angegriffen. Hier zeigen sich speziesabhängige Unterschiede zu

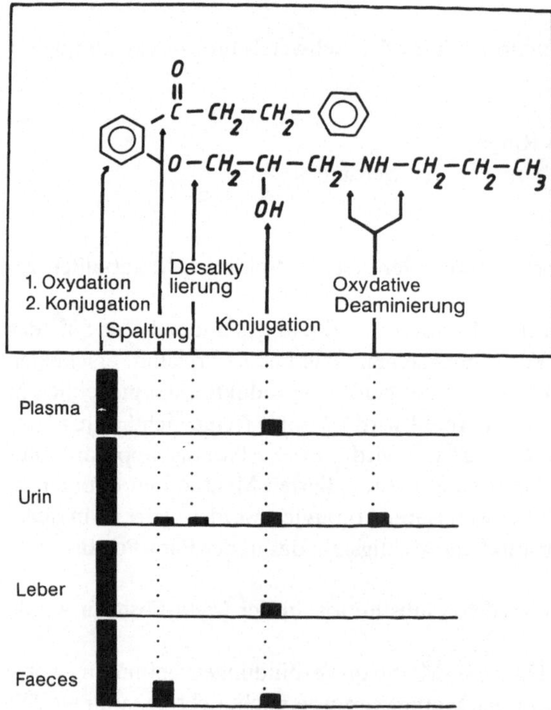

Abb. 8. Unkonjugiert ausgeschiedene Metaboliten

Abb. 9. Stoffwechselreaktionen von Propafenon beim Menschen

Ratte und Hund. Die Ratte oxidiert beinahe ausschließlich den terminalen Ring, während der Hund in der Lage ist, beide aromatische Ringe zu oxidieren.

In der Abb. 8 sind die Metaboliten zu sehen, die primär unkonjungiert ausgeschieden werden. Sie liegen nur in geringen Mengen vor.

Die Ätherspaltung, die zu der obersten Verbindung führt, spielt im Stoffwechsel von Propafenon beim Menschen nur eine untergeordnete Rolle.

Eine Spaltung neben der Ketogruppe ergibt die 3-Phenylpropionsäure. Der Reaktionsmechanismus, der zu dieser Verbindung führt, ist noch nicht aufgeklärt. Die Tatsache, daß dieses Stoffwechselprodukt primär in den Fäzes und nur in vernachlässigbar geringen Mengen in Urin und Galle gefunden wird, weist darauf hin, daß es möglicherweise nicht in der Leber, sondern erst durch den Angriff intestinaler Bakterien auf die enteral ausgeschiedenen Metaboliten gebildet wird.

Die beiden Metaboliten, die durch oxidative Desaminierung entstehen (Formel 3 und 4 in Abb. 8) werden ebenfalls nur in geringen Mengen gebildet. Nach Desalkylierung und Ammoniakabspaltung läuft die Reaktion wahrscheinlich zu einem Aldehyd als Zwischenstufe, der zu einem Alkohol reduziert und/oder zu einer Säure oxidiert werden kann. Als Endprodukt dieser Reaktionen konnten ein Glykolderivat und eine substituierte Milchsäure nachgewiesen werden.

Die Stoffwechselreaktionen von Propafenon kann man daher wie in Abb. 9 gezeigt zusammenfassen.

Die quantitative Bedeutung der einzelnen Metaboliten kann aus dem unteren Teil der Abb. 9 abgeschätzt werden.

Schlußfolgernd kann gesagt werden, daß Propafenon aus metabolischer Sicht gut in die Gruppe der lipophilen Medikamente mit ähnlicher Ätherseitenkette paßt. Beim Menschen stellen Hydroxylierung und Konjugation die Hauptstoffwechselwege dar.

Danksagung: Folgenden Mitarbeitern aus den verschiedenen biochemischen, pharmakologischen und biometrischen Abteilungen, die zu den Ergebnissen beigetragen haben sei hiermit gedankt: E. Brode, v. Bühler, H. G. Hege, D. Hotz, S. Kaumeier, O. H. Kehrhan, H. Lietz, J. A. Schwarz, B. Stieren und J. Weymann.

Wirkungen von Propafenon auf die Hämodynamik und die Inotropie des Herzens

M. Schlepper und H. Neuss

Ziel einer antiarrhythmischen Therapie ist neben der Verhinderung plötzlicher zum Tode führender Arrhythmien und der Beseitigung subjektiv störender Symptome auch die Verbesserung der hämodynamischen Situation bei schon bestehenden Rhythmusstörungen. Die durch akute oder chronische antiarrhythmische Therapie so erzielte Verbesserung der Kreislaufverhältnisse kann dabei einen möglichen negativ-inotropen Effekt der Antiarrhythmika maskieren. Ihn zu demaskieren, kann unter klinischen Bedingungen umso schwieriger sein, als Veränderungen der Kreislaufperipherie, wie z. B. der Vor- und Nachlast des Herzens die Pumpfunktion beeinflussen.

Im Gegensatz zu tierexperimentellen Untersuchungen ist die Analyse der Einzelfunktionen, die die Gesamt-Pumpfunktion des Herzens beeinflussen, am Patienten nicht leicht. Untersuchungen an Kollektiven Gesunder sind wichtig, können aber nicht zu allgemein gültigen Ergebnissen führen, da einmal Rhythmusstörungen nicht vorhanden sind, zum anderen aber hämodynamisch bedrohliche Rhythmusstörungen mit einigen Ausnahmen – z. B. paroxysmale Vorhofrhythmusstörungen und AV-Knoten-Reentry-Tachykardien und Reentry-Tachykardien bei Präexzitationssyndromen – fast ausschließlich bei erkrankten Herzen auftreten. Besondere Wichtigkeit erlangen hämodynamische und inotrope Auswirkungen dann, wenn trotz akuter Verabreichung antiarrhythmischer Pharmaka die Rhythmusstörung mit ihren bedrohlichen hämodynamischen Auswirkungen bestehen bleibt.

Vom theoretischen Standpunkt aus sollten daher Untersuchungen über die Wirkungen von Antiarrhythmika auf Hämodynamik und Inotropie des Herzens an verschiedenen Patientengruppen durchgeführt werden:
1. An Freiwilligen oder Patienten ohne Arrhythmien
   a) mit gesundem und
   b) mit erkranktem Herzen.
2. An Patienten, deren Rhythmusstörungen durch das Antiarrhythmikum zum Verschwinden gebracht werden und deren hämodynamische Situation damit verbessert wird und
3. An Patienten, bei denen trotz Anwendung des Antiarrhythmikums die Rhythmusstörung bestehen bleibt, eine im klinischen Alltag nicht ungewöhnliche Situation.

Auch bei denen unter 2. und 3. aufgeführten Gruppen können die Rhythmusstörungen sowohl bei zusätzlich nicht nachzuweisender Herzerkrankung als auch bei erkrankten Herzen auftreten. Die bei diesen Gruppen auftretenden Rhythmusstörungen können z. T. durch Anwendung spezieller Stimulationstechniken simuliert werden.

Die Erfassung der Kontraktilität und der allgemeinen Pumpfunktion des Herzens sowie der Komponenten, die diese Funktion verändern, bedingt unterschiedliches methodisches Vorgehen.

Neben den β-Blockern und antiarrhythmisch wirkenden Calciumantagonisten sind auch die membranaktiven Antiarrhythmika der Klasse 1 potentiell negativ-inotrop. Of-

fensichtlich bestehen jedoch in bezug auf die negativ-inotropen Wirkungen Unterschiede. Mexilitin, Tocainid und Encainid sollen erheblich weniger negativ-inotrop wirken
als Disopyramid [7]. Für diese Substanz gibt es sowohl bei akuter als auch bei chronischer Behandlung genügend Hinweise auf die negativ-inotrope Wirkung. Bei einer
durch Placebo kontrollierten Untersuchung verlängerte Disopyramid 100 mg i.v. bei
18 Patienten mit kürzlich erlittenem Herzinfarkt für über 5 min signifikant die Präejek-
tions-Periode (PEP), so daß sich das Verhältnis von PEP zur Gesamt-Auswurfzeit des
linken Ventrikels vergrößerte [5]. Bei 4 Patienten mit eingeschränkter kardialer Funktion
und bei 6 Patienten ohne erkennbare Funktionseinbuße wurden sowohl der Herzindex
als auch der Schlagarbeitsindex bei Sinusrhythmus und während einer durch Vorhofsti-
mulation konstant gehaltenen Herzfrequenz deutlich durch Disopyramid in einer Dosis
von 1,5 mg/kg über 2 min i.v. gegeben gesenkt. Die kardio-depressive Wirkung war ausgeprägter bei den Patienten mit eingeschränkter Ventrikelfunktion [11].

Von 100 konsekutiv mit Disopyramid oral behandelten Patienten kam es bei 16 zu
Zeichen einer Herzinsuffizienz, und die Mehrzahl dieser Patienten gab anamnestisch
bereits Symptome einer kardialen Dekompensation an [8]. Über das Auftreten einer
elektromechanischen Dissoziation nach Disopyramid-Gabe wurde bei Patienten mit hö-
hergradiger Herzinsuffizienz und eingeschränkter Nierenfunktion berichtet [3].

Über die Wirkung von Propafenon auf Hämodynamik und Inotropie liegen vergleichsweise wenig Untersuchungen vor. Breithardt u. Mit. [2] fanden in einer Ver-
gleichsstudie mit anderen Antiarrhythmika, daß auch oral verabfolgtes Propafenon bei
gesunden Probanden in Abhängigkeit von der gegebenen Dosis die systolischen Zeitintervalle im Sinne einer negativen-inotropen Wirkung veränderte.

Im Rahmen einer Untersuchung über die Wertigkeit der systolischen Zeitintervalle
bei der Erkennung der Herzinsuffizienz berichten Possinger und Mit. [9] über einen Patienten, bei dem Prajmalinbitartrat (60 mg/die) und Propafenon (450 mg/die) jeweils zu
einer Lungenstauung und zu einer parallel gehenden Zunahme des Verhältnisses PEP/
LVET führte, nicht jedoch eine Behandlung mit Mexilitin 600 mg/die.

Probst und Pachinger [10] untersuchten 5 Patienten mit nicht eingeschränkter Ventrikelfunktion und fanden nach 2 mg/kg Propafenon, das über 2 min i.v. gegeben wurde,
10 min nach Injektionsende einen geringen Abfall des linksventrikulären systolischen
Druckes und einen nicht signifikanten Anstieg des enddiastolischen linksventrikulären
Druckes. Die Kontraktilität, gemessen am dp/dt max nahm jedoch signifikant um
22,3% ab.

In einer umfangreicher angelegten Studie untersuchten Bachour u. Mit. [1] Patienten
mit koronarer Herzerkrankung, von denen 60% vorher einen Herzinfarkt erlitten hatten.
Nach 70 mg Propafenon i.v. kam es zu einem Abfall des systolischen Blutdruckes, der
Pulmonalkapillardruck und der mittlere Pulmonalarteriendruck stiegen jedoch um 17%
bzw. 8% an. Das HZV wurde im Mittel um 15% vermindert. Die maximale Wirkung
zeigte sich zwischen der 5. und 15. min nach der Injektion und hielt im Mittel für 16 min
an. Dabei wurde die günstige antiarrhythmische Wirkung von den negativ inotropen
Auswirkungen überspielt, so daß eine zweite ausgeprägtere kardio-depressive Wirkung
bei Patienten mit wiederauftretenden Rhythmusstörungen beobachtet werden konnte.

Die kursorische Übersicht macht deutlich, daß bisher im Vergleich mit Disopyramid
nur wenig Untersuchungen über Propafenon vorliegen. Diese lassen aber bereits deutlich und nicht überraschend erkennen, daß auch bei dieser Substanz mit negativ-inotropen Nebenwirkungen zu rechnen ist.

Untersuchungen, die die einzelnen Antiarrhythmika in ihrem Verhältnis von anti-arrhythmischer zu negativ-inotroper Wirkung vergleichen, fehlen bisher. Jewitt [6] zieht seine Vergleiche anhand der Literatur. In der Untersuchung von Breithardt u. Mit. [2] wurden die negativ-inotropen Auswirkungen verschiedener Antiarrhythmika mit den Veränderungen der systolischen Zeitintervalle bei gesunden freiwilligen Probanden ver-folgt. Von vier Antiarrhythmika der Klasse 1, Chinidinsulfat (3×250 mg), N-Prajmalin-bitartrat (4×20 mg), Disopyramid (4×100 mg) und von Propafenon (4×150 mg) wur-den die Einzelgaben in vergleichbaren Zeitintervallen verabfolgt und 4 Std nach der letz-ten Dosis die Messung vorgenommen. Dabei fanden sich keine Unterschiede in bezug auf das Ausmaß der negativ-inotropen Wirkungen, die nur in einer Verlängerung von PEP nachzuweisen war. Die Veränderungen dieses korrigierten Parameters waren nicht mit einer intraventrikulären Leitungsverzögerung verbunden, so daß eine echt negativ-inotrope Wirkung reflektiert wurde, wobei dieser Parameter im wesentlichen unabhän-gig von Veränderungen der Vor- und Nachlast des Herzens ist. Bei diesen Dosen wurde die linksventrikuläre Austreibungszeit (LVET) nicht verändert. Lediglich Propafenon wurde in einer höheren Dosis von 4×300 mg verabfolgt, und eine dosisabhängige Zu-nahme der negativ-inotropen Wirkung trat auf. Erst bei dieser therapeutisch unüblich hohen Dosis kam es auch zu einer Verkürzung von LVET.

Werden die zitierten Arbeiten an den eingangs aus theoretischen Überlegungen auf-gestellten Forderungen gemessen, wird klar, wie groß die Wissenslücke in bezug auf die hämodynamisch und negativ-inotropen Nebenwirkungen von Antiarrhythmika ist. Wie sehr der methodische Zugang das Ergebnis mitbestimmt, soll an zwei bisher noch nicht vollständig abgeschlossenen eigenen Untersuchungen aufgezeichnet werden.

Acht Patienten mit Aorteninsuffizienz des Schweregrades II NYHA wurden aus dia-gnostischen Gründen einem Belastungstest am Fahrradergometer in liegender Stellung unterzogen. Dabei wurde eine submaximale individuell angepaßte Belastungsstufe zwi-schen 75 und 125 Watt gewählt, und die Patienten bis zum steady state belastet. In Ruhe und unter Steady state-Bedingungen wurde das HZV nach dem Fick'schen Prinzip er-mittelt und zum gleichzeitig gemessenen mittleren Pulmonalarteriendruck (PAP_m) in Be-ziehung gesetzt. Peripherer Blutdruck und Herzfrequenz wurden jeweils zum gleichen Zeitpunkt bestimmt. Nach einer Erholungszeit bis zum Erreichen der Ausgangswerte wurde mit Einwilligung der Patienten die Untersuchung mit gleicher Belastung wieder-holt, nachdem vorher Propafenon im Bolus von 2 mg/kg über 5 min injiziert war und während des gesamten zweiten Untersuchungsvorganges $\frac{1}{6}$ der Initialdosis infundiert wurde. Abb. 1 zeigt, daß die unzugeordneten Einzeldaten vor (Abszisse) und unter (Or-dinate) Propafenon sich ohne signifikante Unterschiede um eine 45° Identitätsgerade gruppieren, so daß sich weder für PAP_m, den peripheren Blutdruck und die Herzfre-quenz noch für das HZV Wirkungen durch Propafenon erkennen lassen. Eine Signifi-kanz nach dem T-Test für verbundene Stichproben ließ sich nicht errechnen. Wer-den HZV und PAP_m (Abb. 2) jeweils vor und unter Propafenon in Beziehung gesetzt, so ergeben sich ebenfalls weder zwischen Ruhe und Belastung noch zwischen Leerversuch und Medikamentenwirkung signifikante Unterschiede, jedoch sind hier Streuungen und die mittleren Standardabweichungen so groß, daß auf ihre Wiedergabe verzichtet wurde.

Trotz der erkrankten Herzen und der relativ hohen Dosis von Propafenon ist somit aus diesen Untersuchungen [4] kein eindeutiger Hinweis auf ausgeprägte negativ-inotro-pe Effekte von Propafenon abzulesen. Da wesentliche periphere Auswirkungen im Sin-

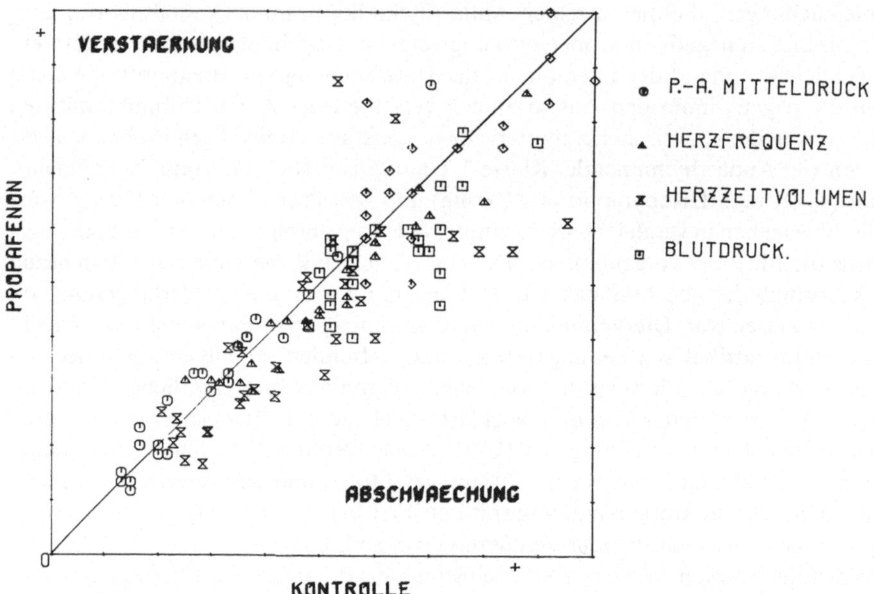

Abb. 1. Gruppierung der Meßwerte von PA-Mitteldruck, Herzfrequenz, Herzzeitvolumen und peripherem Blutdruck vor und nach Propafenon um 45° Identitätsgrade. Ein statistischer Unterschied für die 4 gemessenen Parameter läßt sich nicht feststellen

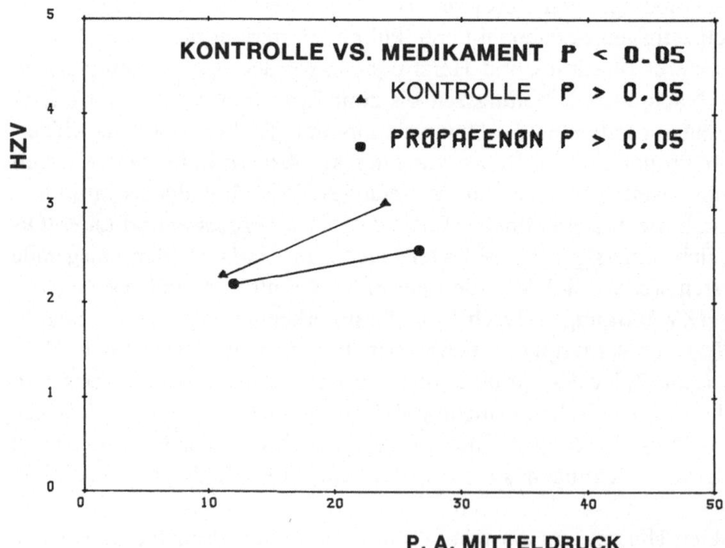

Abb. 2. Mittelwerte (ohne mittlere Standardabweichung) von 8 Patienten mit Aorteninsuffizienz Grad II. In Ruhe und unter Belastung, vor und nach Propafenon; keine statistischen Unterschiede

ne einer Vor- und Nachlaständerung nicht nachzuweisen sind, kann das Fehlen einer negativ-inotropen Wirkung nicht durch gegensätzliche Auswirkungen von daher erklärt werden. Wenngleich die Methode – angewandt in routinemäßigen Belastungsuntersuchungen – unsensibel im Vergleich zu Messungen der systolischen Zeitintervalle erscheinen mag, kann dennoch geschlossen werden, daß durchgreifende kardio-depressive Wirkungen in dieser Untersuchungsanordnung nicht festgestellt werden konnten. Es bleibt aber zu berücksichtigen, daß die unterschiedlichen Ausgangslagen der Patienten eine große Streuung und mittlere Standardabweichung bedingten und daß von den 8 Patienten 4 deutliche kardio-depressive Wirkungen zeigten, da bei ihnen nach Propafenon sich sowohl der Pulmonalarterienmitteldruck erhöhte, als auch unter Belastung stärker anstieg bei geringerem Anstieg des HZV als unter der Belastung ohne Medikament.

Um Aussagen über die hämodynamischen und negativ-inotropen Wirkungen von Propafenon bei „nicht erfolgreicher" Anwendung des Mittels zu erhalten, wurden ventrikuläre Tachykardien durch sequentielle Vorhof-Ventrikelstimulationen simuliert. Bei verschiedenen Herzfrequenzen wurde das PQ-Intervall von 10 ms bis zu einem „normalen" Abstand von 130 ms variiert. Die linksventrikulären Druck- und Kontraktilitätsparameter wurden über einen Tip-Katheter bestimmt, Ejektionsfraktion und HZV wurden gleichzeitig mit Technetium-Radionuklid-Ventrikulografie ermittelt. Aus den Werten konnten rechnergestützte Druckvolumen-Diagramme des linken Ventrikels angefertigt werden [7]. Die Untersuchungen wurden mit Einwilligung der Patienten im Rahmen einer vollständigen elektrophysiologischen Untersuchung zur Abklärung anfallsweiser Rhythmusstörungen vorgenommen.

Als Beispiel werden die Befunde einer 32jähr. Patientin mit AV-Knoten-Reentry-Tachykardien aber sonst gesundem Herzen wiedergegeben.

Bei sequentieller AV-Stimulation mit einer Frequenz von 75/min und einem AV-Intervall von 130 ms betrug der linksventrikuläre Druck 145/0–6 mmHg und dp/dt max 1 400 mmHg/s. Der Parameter t – dp/dt max wurde mit 150 ms, die Ejektionsfraktion (EF) mit 54% bestimmt.

Unter Propafenon (Bolusinjektion von 2 mg/kg über 3 min und anschließender Dauerinfusion von 0,7 mg/kg/h) fiel der systolische linksventrikuläre Druck (LVSP) auf 135 mmHg, der LVEDP stieg auf 12 mmHg an. dp/dt max wurde mit 950 mmHg/s bestimmt und t – dp/dt max verlängerte sich auf 205 ms. Die EF nahm um 17% auf 45% ab. Im Leerversuch bewirkte die Erhöhung der Herzfrequenz auf 180/min unter Beibehaltung des AV-Intervalles von 130 ms eine Veränderung der linksventrikulären Druckwerte auf 85/0–10 mmHg, wobei unter Propafenon LVSP sich auf 75 mmHg erniedrigte und LVEDP auf 15 mmHg anstieg. dp/dt max betrug bei dieser Frequenz ohne Medikament 1 300 mmHg/s und fiel auf 850 mmHg/s unter Propafenon ab. Während sich unter Propafenon t – dp/dt max bei 75/min um 36% verlängerte, trat bei der Frequenz 180/min eine Verlängerung dieses Parameters um 50% des Leerwertes auf. Gegenüber dem Leerwert bei Frequenz 75/min verminderte sich die EF von 54% auf 43% bei der tachykarden Frequenz und nahm dann unter Propafenon-Wirkung weiter um ca. 50% auf 21% ab.

Die Druckvolumendiagramme bei den 2 unterschiedlichen Frequenzen ohne und unter Propafenon-Wirkung machen die ungünstigen hämodynamischen und negativ-inotropen Veränderungen durch das Medikament deutlich (Abb. 3). Wird die Volumenveränderung pro Zeiteinheit betrachtet und der dazu aufgebrachte Druck, spiegelt die Fläche unter der Kurve die „Herzarbeit" oder die „Herzkraft" wider. Die Verminderung

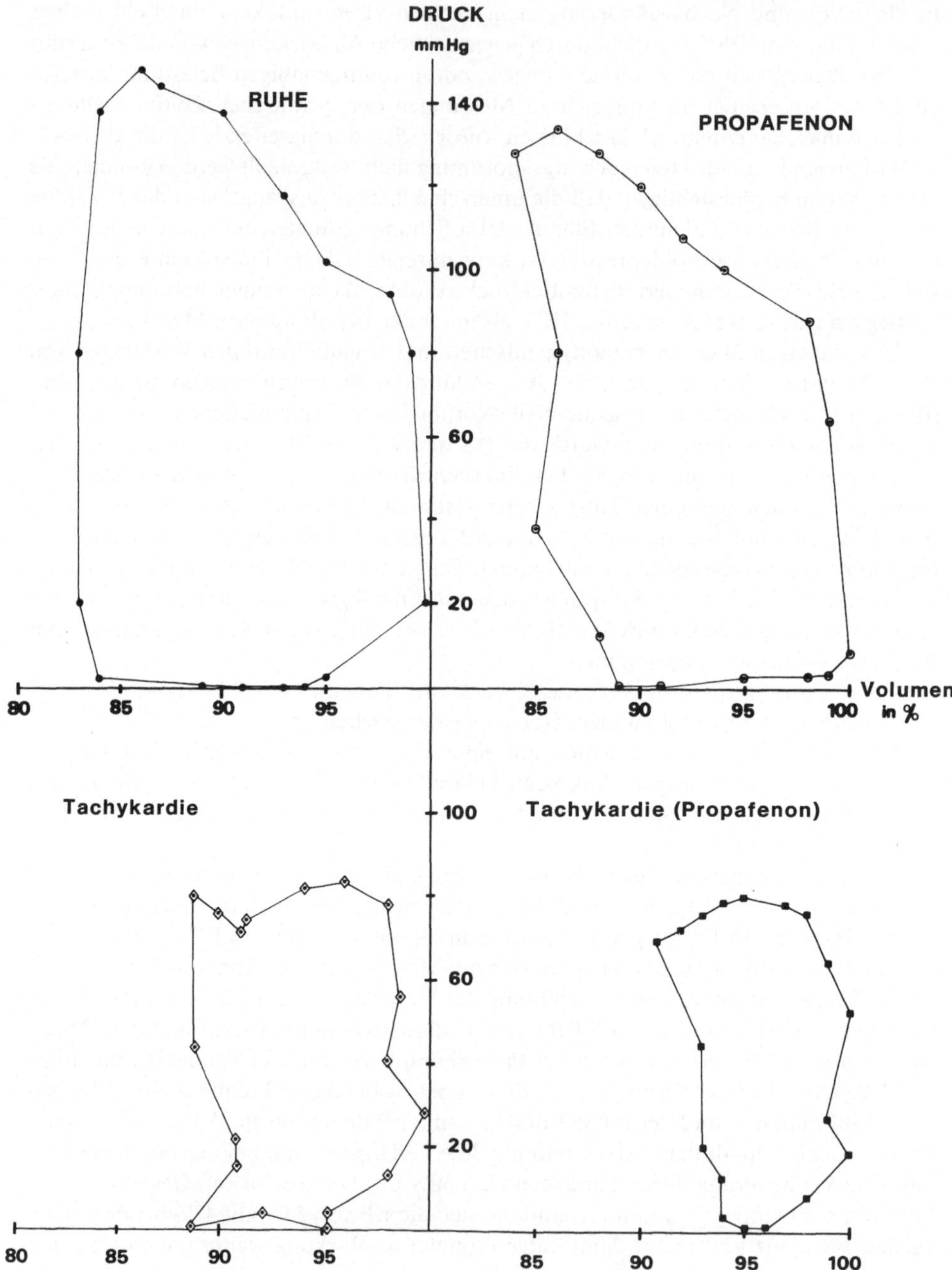

Abb. 3. Rechnergestützte Druckvolumendiagramme des linken Ventrikels einer 32jähr. Patientin ohne Herzerkrankung. Im oberen Anteil ist der Einfluß von Propafenon bei einer durch sequentielle AV-Stimulation erzeugten Frequenz von 75/min zu sehen, im unteren Teil bei einer Frequenz von 180/min (s. Text)

dieser Fläche unter Propafenon ist ein weiterer deutlicher Hinweis auf die Reduzierung des kontraktilen Zustandes des Herzens.

Diese Effekte waren deutlicher ausgeprägt, wenn durch Verkürzung des gewählten AV-Intervalles die Unterstützungspumpfunktion der Vorhöfe ineffektiv wurde und damit noch mehr eine ventrikuläre Tachykardie mit 1:1 VA-Rückwärtsleitung simuliert wurde.

Die hier aus eigenen Untersuchungen wiedergegebenen Ergebnisse deuten darauf hin, daß die Veränderung der Hämodynamik und der Inotropie auch von der angewandten Methode abhängen, darüber hinaus aber von dem zugrundeliegenden Funktionszustand des Herzens und dem Vorhandensein und Nichtvorhandensein von Arrhythmien.

Ohne Zweifel muß aber auch Propafenon als ein potentiell negativ-inotrop wirkendes Pharmakon angesehen werden. Da aber die Untersuchungen in dieser Richtung unvollständig sind, ist wenig über die Nebenwirkungen bekannt, und ihre Auswirkungen sind nicht vorhersehbar. Diese Wissenslücke bezieht sich aber keineswegs nur auf Propafenon, sondern auf viele gebräuchliche Antiarrhythmika.

Daher ist eine Warnung gegen den unkritischen Gebrauch antiarrhythmischer Pharmaka auch unter hämodynamischen Gesichtspunkten gerechtfertigt. Für den Arzt ist es erforderlich, mögliche elektrophysiologische Vorteile und damit Verbesserungen der Hämodynamik stets gegen drohende hämodynamische Risiken abzuwägen.

Literatur

1. Bachour G, Bender F, Beck OA, Wolf R, Hochrein H (1974) Untersuchungen zur Hämodynamik des Antiarrhythmikums Propafenon bei koronarer Herzkrankheit. Therapiewoche 24: 4979
2. Breithardt G, Jochum E, Kuhn H, Seipel L (1978) Die Wirkung verschiedener Antiarrhythmika auf die systolischen Zeitintervalle bei Normalpersonen. Z Kardiol 67: 680
3. Desai J, Hirschfeld D, Peters R, Scheinmann M, Gonzales R (1978) Electromedical dissociation associated with disopyramide. Circulation 58 (Suppl II): 178
4. Gigler G, Bilgin Y, Schlepper M: Unveröffentlichte Befunde.
5. Hillis WS, Tweddel A, Lorimer AR, Lawrie TDV (1976) Some aspects of the clinical pharmacology of intravenous disopyramide after myocardial infarction. J Int Med Res 4 (Suppl): 74
6. Jewitt DE (1980) Hemodynamic effects of newer antiarrhythmic drugs. Am Heart J 100: 984
7. Neuss H, Schlepper M: Unveröffentlichte Befunde.
8. Podrid PJ, Schoenberger A, Lown B (1980) Congestive cardiac failure caused by oral disopyramide. N Engl J Med 302: 614
9. Possinger K, Hegemann F, Engelhardt D (1980) Systolische Herzzeitintervalle bei Patienten mit Linksherzinsuffizienz. Intensivmed 17: 175
10. Probst P, Pachinger O (1976) Einflüsse von Propafenon auf die Hämodynamik des linken Ventrikels und die atrioventrikuläre Überleitung unter besonderer Berücksichtigung des WPW-Syndroms. Z Kardiol 65: 213
11. Sutton R (1976) Hemodynamics of intravenous disopyramide. J Int Med Res 4 (Suppl): 46

Wechselwirkungen zwischen Propafenon und anderen Pharmaka

K. Steinbach, K. Frohner, F. Meisl und G. Unger

Es existieren keine Untersuchungen betreffend den Prozentsatz der Patienten, die wegen ein und derselben Erkrankung oder mehrerer voneinander unabhängiger Erkrankungen mit zwei, drei oder mehreren Pharmaka gleichzeitik behandelt werden. Die Gefahr der gegenseitigen Beeinflussung – Verstärkung oder Abschwächung der Wirkung – ergibt sich daher bei einer großen, zahlenmäßig nicht annähernd erfaßbaren Patientengruppe. Es ist verständlich, daß die unendlich große Zahl von möglichen Pharmakakombinationen eine systematische Untersuchung der Wechselwirkung unmöglich macht. Es ist daher nicht verwunderlich, daß von 12 großen pharmazeutischen Firmen, die im Rahmen der Vorbereitung dieses Referats befragt wurden, eine systematische Austestung von neuentwickelten Pharmaka im Hinblick auf mögliche Interaktionen verneint wurde. Interaktionen von Pharmaka werden daher derzeit in der Regel durch klinische Beobachtungen aufgedeckt.

Im Rahmen dieser Übersicht sollen am Beispiel von Propafenon für die Gruppe der Antiarhythmika der Mechanismus, die methodischen Probleme der Erfassung und die klinische Bedeutung, insbesonders betreffend in der täglichen Praxis häufig verwendeter Pharmakakombinationen, besprochen werden.

Mechanismus

Der Versuch einer Beschreibung des Vorgangs der Interaktion stellt eine Simplifizierung eines sehr komplexen Geschehens dar. Die folgende allgemeine Klassifizierung ist aber akzeptiert.

Pharmakologische Interaktion

Diese Wechselwirkung kann durch Synergismus oder Antagonismus zweier Pharmaka bedingt sein. In beiden Fällen kann, muß aber nicht, dieser Effekt über denselben Rezeptor am Erfolgsorgan gehen. Experimentelle Untersuchungen zu dieser Frage liegen unter anderem von Doering am Sarkolemm von Schafherzen und von Straub an einer Natrium-Kalium-ATPase-Präparation von Rinderherzen vor, wobei bei einer unterschiedlichen Versuchsanordnung divergierende Ergebnisse betreffend die Verdrängung von Digitalis vom Rezeptor durch Chinidin gefunden wurden [2, 8]. Die in vivo von Schenck-Gustafsson festgestellte Änderung des Verteilungsvolumens von Digoxin unter dem Einfluß von Chinidin spricht ebenso wie die Ergebnisse von Straub für eine direkte kompetitive Wirkung von Digitalis und Chinidin am Herzmuskel [7]. Untersuchungen betreffend die pharmakologische Interaktion von Propafenon mit anderen Substanzen am Herz liegen nicht vor.

Pharmakokinetische Interaktion

Die Absorption, die Verteilung und Eiweißbindung, der Metabolismus und die Elimination sind, isoliert oder kombiniert, Angriffspunkte für Wechselwirkungen von Pharmaka [1]. Für die Beurteilung der Pharmakokinetik bieten sich vor allem Untersuchungen im Ganzkörperzähler, für die Beurteilung der Eiweißbindung die Gleichgewichtsdialyse nach Gabe von radioaktiven Substanzen an. Diese aufwendigen Methoden, die auch mit einer Strahlenbelastung für den Patienten verbunden sind, stehen für die Untersuchung von möglichen Interaktionen in der Klinik nicht zur Verfügung. Für Propafenon kann aber eine klinisch relevante Wechselwirkung betreffend die Eiweißbindung mit anderen Medikamenten bei einer Bindungsrate von 98% ausgeschlossen werden (Neumann 1978, Projektbericht BASF, unveröffentlicht). Zur Bindung von Propafenon an Gewebsproteine liegen wegen methodischer Schwierigkeiten keine Daten vor. Das relativ große Verteilungsvolumen von ca. 250 l läßt jedoch den Schluß zu, daß Propafenon auch an Gewebsproteine gebunden wird. Inwieweit eine Wechselwirkung bei einem anderen Antiarrhythmikum, nämlich Disopyramid, möglich ist, bei dem der Anteil an freier Substanz, abhängig von der totalen Plasmakonzentration in einem Bereich von 2–8 mg/l zwischen 0,19 und 0,46 schwankt, läßt sich nicht sicher beurteilen [6]. Für klinische Untersuchungen steht derzeit nur die Bestimmung der Serumkonzentration, die nur eine Globalinformation gibt und nicht die einzelnen pharmakokinetischen Stadien erfaßt, zur Verfügung.

Klinische Methoden

Pharmakologische Interaktion

Die Interaktion am Herz kann durch eine Änderung der Sinusknotenfrequenz, der AV-Überleitung und der Dauer der Kammerhauptschwankung im Körperoberflächen-EKG, zusätzlich die Wirkung auf den AV-Knoten, das His-Bündel im intrakardialen EKG erfaßt werden. Von klinischer Relevanz könnte diese Wechselwirkung bei Patienten sein, die unter einer Kombinationsbehandlung mit mehreren Antiarhythmika stehen. Eine Kombination eines Antiarrhythmikums der Klasse I mit einem Antiarrhythmikum der Klasse III wäre möglich. Im eigenen Patientengut wurde bei 3 Patienten unter einer Kombinationsbehandlung von Propafenon unter Amiodoron ein Absinken der Sinusknotenfrequenz auf 45 pro Minute beobachtet.

Bestimmung der Serumkonzentration

Diese Meßgröße gibt die im Serum aktuell verfügbare Menge des Antiarrhythmikums an. Sie ist abhängig von der Resorption, der Verteilung, dem Metabolismus und/oder der Elimination. Voraussetzung für die Verwendung der Serumkonzentration zur Beurteilung einer eventuellen Interaktion ist eine Zu- oder Abnahme der Serumkonzentration nach Gabe eines zweiten Pharmakons, die über die durch eine andere mögliche Ursache bedingte Schwankung hinausgeht. Dafür ist neben der Festlegung des therapeutischen Bereichs einer Substanz, die naturgemäß eine große Bandbreite aufweist, die Kenntnis der Schwankungen der Serumkonzentrationen beim einzelnen Patienten Voraussetzung [9]. Bei 15 Patienten die wegen ventrikukärer Rhythmusstörungen der Lown-Klasse IV Propafenon erhielten (10 Patienten täglich 900 mg, 5 Patienten täglich 600 mg), und bei denen unter gleichbleibender Dosis 3–14 Bestimmungen der Serumkonzentration an verschiedenen Tagen durchgeführt wurden, zeigten sich Abweichungen vom Mittelwert um 75% und vom Vorwert um −302 bis +332% (Abb. 1). Dies zeigt die Problematik auf, diesen Parameter für die Beurteilung eventueller Wechselwirkungen zu verwenden (Tabelle 1).

Bestimmung der Harnkonzentration

Mit dieser Untersuchung läßt sich eine eventuelle Beeinflussung der Elimination erfassen. Für Propafenon, das fast zur Gänze in der Leber metabolisiert wird, spielt diese Untersuchung keine Rolle.

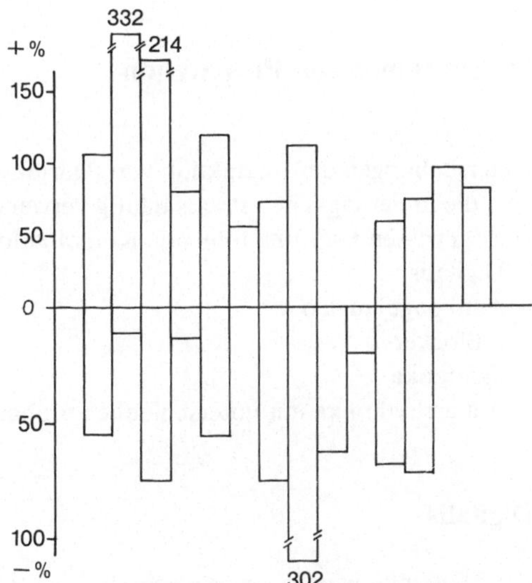

Abb. 1. Maximale Abweichung der Propafenonkonzentration gegenüber dem Vorwert (Propafenondosis von 450–1 200 mg/Tag)

Tabelle 1. Mittel-, Maximal- und Minimalwerte von 15 Patienten während Propafenonbehandlung

Pat.	Mittelwert	Maximum	Minimum	Zahl der Proben	H	Dosis
1	1328	2688	655	6	3	3 × 300
2	941	1338	309	4	3	3 × 300
3	1443	1861	1025	5	3	3 × 300
4	682	1144	578	9	3	3 × 300
5	307	599	144	5	3	3 × 300
6	1969	3692	433	3	3–5	3 × 300
7	829	1702	465	4	3–5	3 × 300
8	998	1139	824	3	3–5	3 × 300
9	1592	2229	748	4	3	3 × 300
10	2385	2976	1377	4	3–5	3 × 300
11	192	318	64	4	10	3 × 300
12	1458	3056	624	8	3	4 × 300
13	1388	2244	809	14	3	4 × 150
14	229	372	156	9	3	4 × 150
15	336	571	150	4	3–5	3 × 150
	1072			86		

Indirekte Erfassung von Interaktionen

Die Bestimmung der Parameter der Blutgerinnung geben einen indirekten Hinweis auf
eine durch Interaktion mit anderen Pharmaka veränderte Kinetik oraler Antikoagulanzien.

Interaktionen von Propafenon

Untersuchungen der Interaktion von Pharmaka sind nur bei solchen Kombination sinn-
voll, die in der täglichen Praxis häufig verwendet werden. Bei Antiarrhythmika sind mit
einer gewissen Häufung folgende Kombinationsbehandlungen anzutreffen. Mit
- Digitalis
- Antikoagulanzien
- β-Blocker
- Saluretika
- Antiarrhythmika mit unterschiedlicher pharmakologischer Wirkung.

Digitalis

Bei 5 Patienten wurde keine wechselseitige Beeinflussung der Serumkonzentration von
Digoxin und Propafenon beobachtet. Dies entspricht den Ergebnissen von Doering, der
den Effekt von Propafenon auf die Serumdigoxinkonzentration untersuchte und ebenfalls keinen Einfluß festgestellt hat [2].

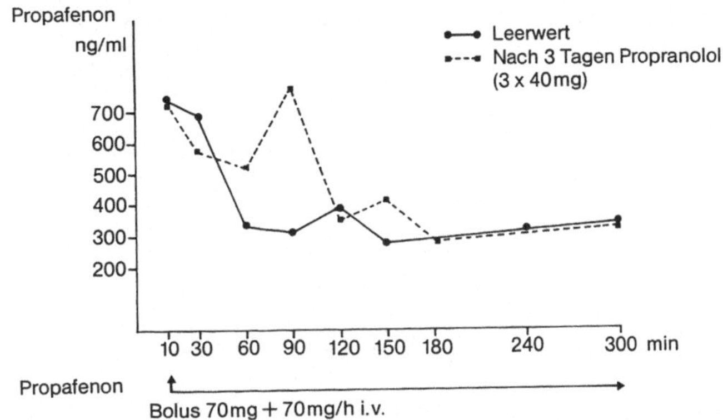

Abb. 2. Propafenonkonzentration nach i. v. Gabe vor und während einer Therapie mit 3×40 mg Propranolol

β-Blocker

Bei 4 Patienten wurde die Wirkung von Propranolol auf die Serumkonzentration von Propafenon geprüft. Dabei war keine Interaktion feststellbar. Bei einer Patientin, bei der die Propafenonkonzentration während i. v. Zufuhr (70 mg/h) vor und während Propranolol (3×40 mg oral) geprüft wurde, fand sich 60–90 min nach Beginn der i. v. Therapie eine deutlich über dem Vergleichswert liegende Propafenonkonzentration (Abb. 2). Es ist nicht erlaubt, auf Grund einer Einzelbeobachtung Rückschlüsse für eine geänderte Pharmakokinetik zu ziehen. Dies um so mehr, als Propranolol in die Bestimmung der Serumkonzentration von Propafenon eingehen soll. Allerdings lagen bei den 3 anderen Patienten die Serumspiegel nicht über denen der Kontrollperiode vor Propranolol ($1\,248$ mg/ml $\pm\,248$, $1\,123$ mg/ml $\pm\,201$).

Antikoagulanzien

Eine Interaktion von Propafenon mit Warfarin ist anzunehmen. Auch über eine Interaktion zwischen Disopyramid und Warfarin wurde berichtet [3]. Bei 3 von 5 Patienten, die unter Warfarin standen, nahm die PTZ bei gleichbleibender Antikoagulanziendosis ab und erforderte bei 2 Patienten die Unterbrechung der Medikation (Tabelle 1). Eine Interaktion zwischen Propafenon und Antikoagulanzien wurde auch von Körst beobachtet [4].

Saluretika

Die Beurteilung einer eventuellen Saluretikawirkung auf die Pharmakokinetik von Propafenon erfordert die Verwendung radioaktiv markierter Substanzen zur Bestimmung des Verteilungsvolumens bzw. seiner Änderung durch Saluretika. Aus technischen Gründen wurden derartige Untersuchungen bisher nicht durchgeführt [10].

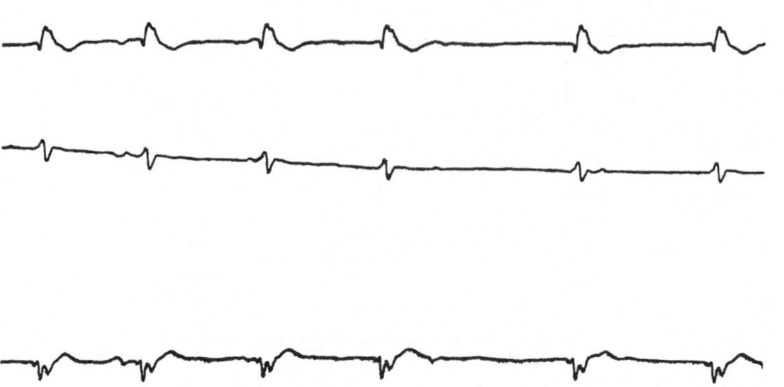

Abb. 3. Patient R. L., 60 Jahre. Diagnose: dilatitive Kardiomyopathie. Unter oraler Therapie mit 3 × 300 mg Propafenon und 2 × 200 mg Amiodarone Absinken der Sinusfrequenz bis 40/min, Interferenzdissoziation

Antiarrhythmika mit unterschiedlicher pharmakologischer Wirkung

Bei 3 Patienten, bei denen Propafenon (900 mg/Tag), das als Monotherapie zur Unterdrückung ventrikulärer Tachykardien nicht ausreichte, mit Amiodaron (600 mg/Tag) kombiniert wurde, nahm die Herzfrequenz kritisch ab (Abb. 3). Die Patienten mußten über eine passagere Schrittmachersonde stimuliert werden. Nach Absetzen von Propafenon normalisierte sich die Herzfrequenz. Da die maligne ventrikuläre Rhythmusstörung nur durch eine Antiarrhythmikakombination zu unterdrücken war, wurde bei 2 Patienten ein AV-sequentiell stimulierender Schrittmacher implantiert.

Bei beiden Patienten traten bei einer Beobachtungszeit von 10 und 8 Monaten seither keine ventrikulären Tachykardien auf.

Probleme der Erfassung von Interaktionen

Es ist grundsätzlich problematisch, ein Phänomen, das mit den derzeit zur Verfügung stehenden Methoden nur unzureichend erfaßt werden kann, klinisch zu evaluieren. Dazu kommt, daß das Auftreten von Interaktionen von patientenbezogenen Faktoren abhängig und daher als pharmakologisches und pharmakokinetisches Ereignis nicht obligat ist. Als patientenbezogene Faktoren spielen vor allem Erkrankungen des Magen-Darm-Traktes, der Leber und der Niere, sowie eine geänderte Zusammensetzung der Serumproteine eine Rolle.

Ebenso ist eine eventuelle Interaktion von der Art der Applikation – oral- oder intravenös – abhängig, wobei der Nachweis im Einzelfall unter klinischen Bedingungen schwierig ist.

Diese Vielzahl möglicher Einflüsse demonstiert die methodischen Probleme, die unter klinischen Bedingungen einer systematischen Erfassung von Interaktionen entgegenstehen.

Schlußfolgerungen

1. Eine Interaktion zwischen Propafenon einerseits und Amiodonron sowie Warfarin andererseits ist anzunehmen.
2. Der Vorgang der Interaktion ist komplex und wird durch zahlreiche Faktoren, die im Einzelfall kaum erfaßt werden können, beeinflußt.
3. Der Einfluß patientenbezogener Faktoren betreffend das Auftreten von Interaktionen macht wahrscheinlich, daß diese keine obligaten pharmakologischen oder pharmako-kinetischen Ereignisse sind.
4. Prospektive klinische Studien zur Erfassung von Interaktionen sind wegen methodischer Probleme und aus ethischen Gründen nicht möglich.
5. Interaktionen werden derzeit „zufällig" durch klinische Beobachtung erfaßt. Die berichteten Fallzahlen sind daher klein.
6. Die Bestimmung der Serumkonzentration eines Pharmakons ist für die Erfassung von Interaktionen von geringem Wert.

Literatur

1. Chien YW, Akers MJ, Yonan PK (1975) Effect of pKb on lipophilic binding of disopyramide derivates to human plasma. J Pharm Sci 64: 1632–1635
2. Doering (1979) Chinidine-digoxin interaction. N Engl J Med 301: 400–404
3. Haworth E, Burroughs (1977) Disopyramide and warfarin interaction. Br Med J 84: 866–867
4. Körst HA, Brandes JW, Littmann KP (1981) Propafenon potenziert Wirkung von oralen Antikoagulanzien. Med Klin 51: 349–350
5. Matos JA, Fischer JD, Kim SG (1981) Disopyramide – phenytoin interaction. Circulation [Suppl] 64: 4–264
6. Meffin JM, Robert EW, Winkler RA, Harapat SFA, Harrison DC (1979) Role of concentration-dependent plasma protein binding in disopyramide disposition. J Pharmacokinet Biopharm 7: 29–46
7. Neumann B (1978) Bindung von Propafenon an Plasmaproteine. Project report (unpublished) BASF, Sparte Plasma
8. Schenck-Gustafsson K, Jogestrand T, Nordlaner R, Dahlquist R (1981) Effect of guinidine in digoxin concentration in skeletal muscle and serum in patients with atrial fibrillation. N Engl J Med 305: 209–211
9. Straub KD, Kane JJ, Bissett JK (1978) Alterations of digitalis binding by chinidine: A mechanism of digitalis-guinidine interaction. Circulation 58 [Suppl] 2: 11–58
10. Wiebinghaus E, Seipel L, Breithardt G, Loogen F (1977) Langzeitergebnisse mit dem neuen Antiarrhythmicum Propafenon unter Berücksichtigung der Plasmaspiegel. Z Kardiol 66: 625–632
11. Wilkenson RD (1981) Acute effects of intravenous furosemide administration on serum digoxin concentration. Am Heart J 102: 63–65

Vergleich der Wirksamkeit von Rytmonorm und Lidocain bei Patienten mit akutem Myokardinfarkt und ventrikulären Extrasystolen – Ergebnis eines 24stündigen Holter-monitorings

N. Rehnqvist

Die Behandlung ventrikulärer Arrhythmien beim akuten Myokardinfarkt hat sich im Laufe der Zeit geändert. Die Indikation zur Therapie wird heute seltener als früher gestellt. Im allgemeinen stellt Lidocain das Medikament dar, das für Patienten mit Myokardinfarkt und ventrikulären Arrhythmien verwendet wird. Lidocain kann jedoch nur intravenös gegeben werden. Daher wird natürlich ein Medikament mit spezifischen antiarrhythmischen Eigenschaften, das auch oral appliziert werden kann, eine Bereicherung des therapeutischen Spektrums darstellen. Wenn sich das Medikament bei Patienten mit Myokardinfarkt als ebenso wirksam wie Lidocain erweist, wird es sicher für einige der Patienten, die an ventrikulären Arrhythmien anderer Genese leiden, von Nutzen sein. Heutzutage stellen die therapiebedürftigen Patienten mit symptomatischen ventrikulären Arrhythmien eine problematische Gruppe dar; die Verbesserung und Entwicklung von Antiarrhythmika wird für diese Gruppe sicher Bedeutung erlangen.

Es war Ziel dieser Studie, die Wirksamkeit von standardisiert verabfolgten Lidocain mit der des neuen Klasse-I-Antiarrythmikums Propafenon zu vergleichen.

Methoden

In die Untersuchung wurden Patienten unter 70 Jahren aufgenommen, die mit Schmerzen in der Brust und Verdacht auf Myokardinfarkt eingeliefert wurden und die während der Routineregistrierung höhergradige ventrikuläre Arrhythmien aufwiesen (Grad zwei bis fünf nach der Einteilung von Lown). Die Ausschlußkriterien entsprachen den bei der antiarrhythmischen Prüfung üblichen, wie z. B. signifikante Herzinsuffizienz, kardiogener Schock, schwere Bradykardie, Sick-sinus-Syndrom, supraventrikuläre und ventrikuläre Überleitungsstörungen, Überempfindlichkeit gegen Lokalanästhetika, Behandlung mit Antiarrhythmika – außer mit Digitalis oder mit β-Blockern –, Hypotension, schwere obstruktive Lungenerkrankung oder schwere Nieren- sowie Leberinsuffizienz.

Nach einstündiger Beobachtungszeit wurden die Patienten für die Propafenon- oder Lidocaintherapie randomisiert. Die Randomisierung erfolgte durch die Klärung der Frage, ob begleitend mit β-Blockern therapiert wurde oder nicht. Lidocain wurde als Bolusinjektion von 1 mg/kg KG verabreicht, und anschließend wurde eine Infusion von 3 000 mg in 24 h durchgeführt. Propafenon wurde als Bolusinjektion von 1 mg/kg KG bis zur Grenze von 70 mg gegeben. Eine Stunde nach dieser Bolusinjektion wurden 150 mg Propafenon verabreicht und anschließend alle sechs Stunden 150 mg. Während dieser Studie wurde eine Einkanal-EKG-Registrierung mit einem Papiervorschub von 10 mm pro Sekunde angefertigt. Die Arrhythmien wurden anschließend manuell ausgewertet. Während der Therapie wurde 24 h lang aufgezeichnet, und stündlich wurden Blutdruck und Herzfrequenz sowie bei den Patienten unter Propafenon das QT-Intervall bestimmt.

Ergebnisse

Bei 20 Patienten wurde eine Einbeziehung in die Studie für möglich gehalten. Bis heute haben 8 Patienten – 4 von jeder Gruppe – die Studie beendet. Das Durchschnittsalter betrug in der Lidocaingruppe 62 Jahre und in der Propafenongruppe 61 Jahre. Alle Patienten hatten einen akuten Myokardinfarkt. Die ventrikulären Extrasystolen wurden im Mittel bei der Lidocaingruppe um 79% und bei der Propafenongruppe um 81% reduziert. Beide Medikamente reduzieren in signifikanter Weise das Auftreten von Arrhythmien innerhalb von 24 h. Im gleichen Maße wurde in beiden Therapiegruppen die Anzahl der 5-min-Perioden vermindert, in denen höhergradige Arrhythmien auftraten.

Nebenwirkungen

Zwei Patienten beklagten sich über Schweißausbrüche während der Bolusinjektion von Propafenon. Ein Patient wurde aus der Studie herausgenommen, weil er Perioden von Sinusasystolie während der oralen Applikation von Propafenon zeigte. Ein Patient der Lidocaingruppe beklagte sich über Klingeln im Ohr und bei einem Patienten mußte die Dosis wegen Symptomen des Zentralnervensystems reduziert werden. Ein Patient der Lidocaingruppe entwickelte ein Kammerflimmern etwa 55 min nach Therapiebeginn. Ein weiterer Patient, auf den in dieser Studie nicht eingegangen wird, entwickelte während der Propafenontherapie eine torsade-depointe ventrikuläre Tachykardie, welche sich bei erhöhter Propafenondosis verschlimmerte. Bei diesem Patienten verschwanden die Arrhythmien gänzlich nachdem er mit Lidocain behandelt wurde.

Diskussion

Diese vorläufigen Ergebnisse zeigen, daß Propafenon ein wirksames Antiarrhythmikum zu sein scheint. Die Verabreichung während eines akuten Myokardinfarkts scheint auch sicher zu sein. Auch Patienten, die unter β-Blockertherapie stehen, können Propafenon in diesen Dosierungen erhalten. Diese Ergebnisse sind jedoch vorläufig, und bevor endgültige Schlußfolgerungen gezogen werden können, müssen alle 20 Patienten die Studie beendet haben.

Beobachtung zur antiarrhythmischen Wirkung von Rytmonorm

Ku Fu-sheng, Lin Jui-Chin, Liu Pei-Tsun, Li Qing-lang, Chang Jang-thi, Shen Lu-hua und Yang Shi Hau

Rytmonorm, wie der Handelsname von Propafenon-Hydrochlorid heißt, stellt ein synthetisches Antiarrhythmikum dar, das von der Helopharm-Gesellschaft in Westdeutschland hergestellt wird. Seine chemische Formel lautet 2′-2-Hydroxy-3-propylaminopropoxy)-3-phenylpropiophenon-Hydrochlorid. Es ist sowohl in Form von Tabletten (150 mg und 300 mg) als auch in parenteraler Zubereitung (70 mg pro Viole) erhältlich. Über die antiarrhythmischen Eigenschaften dieses Pharmakons bei Tier und Mensch wurde vom Berliner Pharmazeutischen Institut 1979 berichtet. Es zeigte sich als sehr effektiv bei der Behandlung ventrikulärer und supraventrikulärer Arrhythmien.

Ab Mai 1980 benützten wir Rytmonorm bei 97 chinesischen Patienten in 106 Versuchen im Peking Friendship Hospital (Volksrepublik China). Wir fanden heraus, daß dieses Pharmakon bemerkenswert effektiv bei der Behandlung von häufigen Extrasystolen und Tachyarrhythmien ist, die ihren Ursprung entweder junktional im AV-Knoten oder intraventrikular haben. Es werden sowohl klinische Indikation, antiarrhythmische Wirkungen als auch Nebenwirkungen dieses Pharmakons vorgestellt.

Methoden

Aus unserer kardiologischen Klinik wurden 97 Patienten ausgesucht. Es handelte sich um 40 Patienten mit funktionellen oder idiopathischen Arrhythmien sowie bei 57 Patienten um Arrhythmien bei organischen Herzerkrankungen. Die meisten Patienten hatten eine normale Herzfunktion während dagegen acht Fälle an kongestiver Herzinsuffizienz litten. Alle Patienten wurden sorgfältig untersucht und durch erfahrene Kardiologen diagnostiziert. Bei den meisten Fällen mit wiederholten ventrikulären Extrasystolen, die sich gegenüber allen anderen Antiarrhythmika resistent gezeigt hatten, wurde nach der Verabreichung von Rytmonorm eine sorgfältige Untersuchung durchgeführt, um die therapeutische Langzeitwirkung zu bestimmen. Daneben wurde den Klinikpatienten, deren Arrhythmien durch Hypokaliämie kompliziert waren sowie den Patienten, die sich im akuten Stadium eines Myokardinfarkts befanden, besondere Aufmerksamkeit in bezug auf eine zusätzliche Therapie geschenkt.

Klinische Beobachtungen

35 der 97 Patienten wurden stationär behandelt, die anderen wurden ambulant mit der Möglichkeit telemetrischer EKG-Aufzeichnung betreut. Vor der Beobachtung wurden alle antiarrhythmischen Therapien abgesetzt. Eine halbe Stunde vor und unmittelbar

nach der Verabreichung von Rytmonorm wurden kontinuierlich EKG-Aufzeichnungen durchgeführt. Die EKG-Daten eines jeden Versuches wurden durch Kardiologen analysiert, die sich auf EKG spezialisiert haben. Es wurde sowohl auf den unmittelbaren Effekt nach der Bolusdosis als auch auf den therapeutischen Langzeiteffekt geachtet. In 51 Fällen, wo eine unmittelbare, gute Reaktion vorlag, wurde die Behandlung für zwei weitere Wochen fortgesetzt. Die Patienten wurden am 2., 3., 7. und 14. Tag untersucht, es wurde telemetrisch das EKG gemessen, außerdem wurden die Patienten nach Absetzen des Pharmakons 2 Tage lang überwacht.

Rytmonorm wurde entweder intravenös oder oral verabreicht. Alle Patienten, die an verschiedenen paroxysmalen Tachykardien litten, wurden durch intravenöse Injektionen behandelt, während diejenigen mit chronischen Arrhythmien mittels oraler Applikation versorgt wurden. Bei der Gruppe der mit intravenösen Injektionen Behandelten wurde eine andere intravenöse antiarrhythmische Therapie 2 h vor der Verabreichung von Rytmonorm abgesetzt. Jeder Patient erhielt eine Initialdosis von 70 mg, die in 20 ml Dextroselösung langsam injiziert wurde (3–5 min). Die meisten Patienten dieser Gruppe sprachen unmittelbar an. Die Injektionen wurden abgesetzt, sobald sich die Tachyarrhythmie in einen Sinusrhythmus umwandelte. Die erforderliche Dosis variierte individuell sehr stark. Bei einigen Patienten betrugen die Dosen weniger als 70 mg, d. h. 10–35 mg für Kleinkinder und Kinder sowie 35–50 mg für Erwachsene. In den Fällen, wo 70 mg für eine Kontrolle der Tachyarrhythmie nicht ausreichten, wurde eine zweite Dosis von 70 mg nach einem Intervall von 10–20 min verabreicht. Bei drei Fällen waren Dosen bis zu 350 mg nötig, um die Arrhythmie unter Kontrolle zu bringen. Sie kamen ohne Nebenwirkung zu einem Sinusrhythmus zurück.

Bei Patienten mit chronischen Arrhythmien, die mit Tabletten behandelt wurden, wurden alle antiarrhythmischen Substanzen mindestens 1 Woche vorher abgesetzt. Dann wurde Rytmonorm in Abhängigkeit vom Körpergewicht verabreicht. Die Initialdosis betrug 600 mg, die Erhaltungsdosis variierte zwischen 150–300 mg zwei- oder dreimal täglich.

Die Kriterien für die therapeutische Einschätzung waren wie folgt:

1. Besonders wirksam (A)
   a) Bei der intravenösen Gruppe: Diese Tachyarrhythmien verschwanden sofort oder innerhalb von 30 min nach der intravenösen Injektion von Rytmonorm.
   b) Bei der per os-Gruppe: Diese Arrhythmien verschwanden komplett innerhalb von 6 h nach Gabe der Initialdosis.

2. Wirksam (B)
Die Arrhythmien verschwanden nicht durch eine Bolusdosis von Rytmonorm, aber die Symptome verbesserten sich:
   a) Bei chronischem Vorhofflimmern sank die Ventrikelfrequenz um mehr als 20 Schläge pro Minute.
   b) Beim Wolff-Parkinson-White-Syndrom mit Vorhofflimmern verschwand das Präexzitationsphänomen.
   c) Bei Patienten mit anhaltenden ventrikulären Extrasystolen wurde die Anzahl bis zu 50% reduziert.

3. Nicht wirksam (C)
Patienten, die keine Reaktion auf die Verabreichung von Rytmonorm zeigten.

Tabelle 1. Sofort einsetzende therapeutische Wirkung von intravenös appliziertem Rytmonorm in 50 Fällen

Form der Arrhythmie	n	Therapeutische Wirkung		Erforderliche intravenöse Dosis für die Behebung					
		Abschätzung	n	<70	70	140	210	280	>280
Supraventrikuläre Tachykardie	23	A	23	4	9	7	1	2	
Ventrikuläre Tachykardie	5	A	5		1	1	1		350 mg 2
Wolff-Parkinson-White-Syndrom mit Vorhofflimmern	3	A	2				2		
		B	1		1Δ				
Vorhofflimmern	10	A	3		1	1		1	
		B	2		2				
		C	5		1			3	420 mg 1
Vorhofflattern	3	C	3			1	1	1	
Vorhoftachykardie	3	A	1		1				
		C	2		2				
Wolff-Parkinson-White-Syndrom	3	A	3		3				

A = Besonders wirksam   B = Wirksam   C = Ohne Wirkung

Ergebnisse

Paroxysmale Tachykardie

Wie Tabelle 1 zeigt, wurde bei der intravenösen Injektion von Rytmonorm eine besondere Wirksamkeit beobachtet, die bei allen 23 Patienten mit supraventrikulären Tachykardien und bei 5 Fällen mit ventrikulären Tachykardien zu normalen Sinusrhythmus führten. Diese Ergebnisse sind um so beeindruckender als 14 der 27 Patienten an organischen Krankheiten litten. Der jüngste Patient war nur 40 Tage alt, und dieses Kleinkind hatte einen Anfall von supraventrikulären Tachykardien mit einer Herzfrequenz von 230 Schlägen pro Minute. Sofort nach Injektion von 10 mg Rytmonorm wurde die Tachykardie gestoppt. Bei 4 Fällen verschwanden bei einer Bolusinjektion unter 70 mg die supraventrikulären Tachykardien. Die meisten Patienten benötigten zwischen 70 und 140 mg während bei 2 von 5 Fällen mit ventrikulären Tachykardien erst bei Dosen bis 350 mg eine Überführung in Sinusrhythmus beobachtet wurde.

Vorhofflimmern

Bei 5 von 13 Fällen von paroxysmalem Vorhofflimmern ergab sich ein Sinusrhythmus nach einer intravenösen Injektion von Rytmonorm (Abb. 1). Unter diesen 5 Fällen waren 2 mit Wolff-Parkinson-White-Syndrom verknüpft. Die anderen 6 Fälle sprachen nicht auf die Therapie an. 2 Fälle wurden als wirksam bezeichnet, da das Wolff-Parkinson-White-Syndrom unterdrückt wurde, obgleich Sinusrhythmus nicht wiederhergestellt

                                                    Ku Fu-sheng et al.

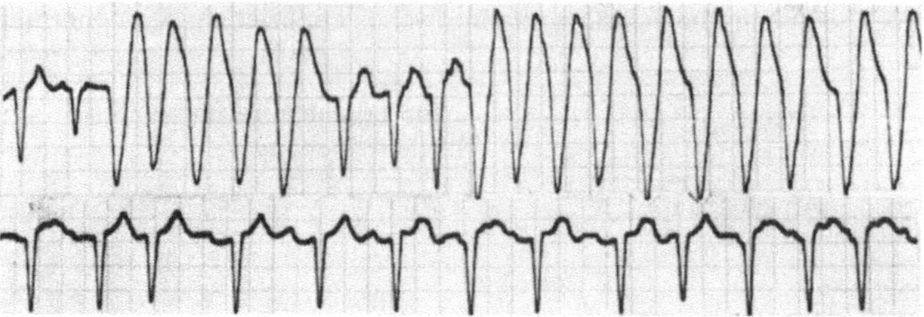

Abb. 1. Atriale Fibrillation wurde durch die i. v. Gabe von 4 × 70 mg Rytmonorm in Sinusrhythmus verwandelt. Auf dem ersten Streifen sieht man sich verbreiternde F-Wellen und QRS

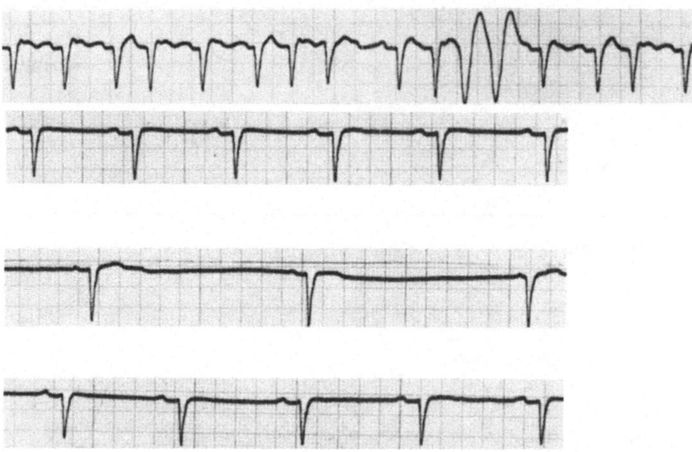

Abb. 2. In einem Fall von W-P-W und atrialer Fibrillation wurde die Präexzitation durch die i. v. Gabe von 70 mg Rytmonorm beseitigt. Die Herzschlagfrequenz verlangsamte sich von 171 Schläge/min auf 88 Schläge/min

wurde (Abb. 2). Nur einer von 6 Patienten mit paroxysmalem Vorhofflattern sprach auf dieses Pharmakon gut an. Während der Behandlung dieser schnellen Vorhofarrhythmie konnte das Absinken der Frequenz der F-Welle gezeigt werden, obwohl der Sinusrhythmus nicht wiederhergestellt wurde. Das Vorhofflattern wurde in eine atriale Tachykardie mit niedrigerer ventrikulärer Frequenz umgewandelt. Das weist darauf hin, daß Rytmonorm die Leitfähigkeit der atrialen Ektopien inhibiert hat.

Wirkung auf chronische Arrhythmien bei einer oralen Dosis von Rytmonorm

53 Patienten mit verschiedenen Arrhythmien erhielten eine einzige orale Dosis von Rytmonorm, während ihr EKG telemetrisch aufgezeichnet wurde (Tabelle 2). Es ist ganz offensichtlich, daß man die wirkungsvollste Reaktion in den Fällen mit junktionalen und ventrikulären Extrasystolen sieht. Bei derartigen Patienten verschwanden bei 39 von 40 Fällen die ektopen Schläge. Die therapeutische Wirksamkeit tauchte für gewöhnlich 1–2 h nach der Applikation des Pharmakons auf. Insgesamt ist die therapeutische Ant-

Tabelle 2. Sofortige therapeutische Wirkung von oral verabreichtem Rytmonorm in 53 Fällen

Form der Arrhythmie	n	Dosierung (mg)	1h	1½h	2h	2½h	3h	4h	6h	7h	Effektiv	Ineffektiv
Häufige Vorhof-extrasystolen	3	300									1	2
Häufige Vorhof-extrasystolen mit paroxysmalen, atrialen Tachykardien	4	300							1			2
		600									1	
Häufige Vorhof-extrasystolen mit Vorhofflimmern oder Vorhofflattern	2	600										2
Junktionale Extrasystolen	4	300									1	
		600		3								
Häufige ventrikuläre Extrasystolen	36	300		10	2		3				1	
		600	6	6	2	1	2	1		1	1	
Übergangsweise ventrikuläre Extrasystolen	2	300									2	
Wolff-Parkinson-White-Syndrom	2	300					1					1
Gesamt	53		6	19	4	1	6	1	1	1	7	7

wort auf die Gabe von 300 oder 600 mg Rytmonorm ziemlich gleich. In 6 Fällen zeigte sich die therapeutische Wirkung schon 1 h nach der Gabe von 600 mg – in anderen Fällen dagegen mit der gleichen Dosis zeigte sich die therapeutische Reaktion ziemlich spät. Da bei einer Verabreichung von 600 mg öfters Nebenwirkungen zu sehen waren, ist unserer Auffassung nach die Gabe von 300 mg Rytmonorm ausreichend, um zufriedenstellende therapeutische Ergebnisse bei Chinesen zu erzielen.

Therapeutischer Langzeiteffekt von Rytmonorm

In 51 Fällen, wo der unmittelbare antiarrhythmische Effekt von Rytmonorm gesehen wurde, wurde die orale Therapie fortgesetzt. Die Patienten wurden 1–4 Wochen einer derartigen Therapie unterworfen, im Mittel 2 Wochen (Tabelle 3). Die therapeutische Wirkung war wieder sehr gut unter den Patienten mit ventrikulären Extrasystolen. Diese verschwanden allmählich, wenn die Verabreichung Rytmonorm aufrechterhalten wurde. In 4 Fällen mit supraventrikulären Tachykardien, die unter intravenöser Injektion von Rytmonorm in Sinusrhythmus umgewandelt worden waren, tauchte diese Arrhythmie nicht wieder auf, wenn man den Patienten oral mit diesem Pharmakon versorgte. In einem Fall eines Präexzitationssyndroms, das durch Vorhofflimmern kompliziert wurde, tauchte das letztere während eines halben Jahres nicht auf, wenn man die Rytmonormtherapie fortsetzte. In diesem besonderen Fall war das Vorhofflimmern vor der Verabreichung von Rytmonorm resistent gegen verschiedene bekannte Therapiemöglichkeiten. Während der relativen Langzeittherapie wurde wiederholt gezeigt, daß Rytmonorm bei der Kontrolle der meisten anderen atrialen Arrhythmien ineffektiv ist.

Tabelle 3. Therapeutischer Langzeiteffekt oral verabreichten Rytmonorms in 51 Fällen

Form der Arrhythmie	n	Therapeutische Wirksamkeit		
		Besonders wirksam	Wirksam	Unwirksam
Supraventrikuläre Tachykardie	4	4		
Ventrikuläre Tachykardie	3	1	2	
Vorhofarrhythmie (Vorhofextrasystole, Vorhofextrasystole mit Kammerflattern oder -flimmern)	7		1	6
Wolff-Parkinson-White mit Vorhofflimmern	2	1	1	
Junktionale Extrasystolen	2		2	
Ventrikuläre Extrasystolen	33	32	1	
Gesamt	51	38	7	6

Aus Tabelle 2 und 3 ergibt sich, daß oral verabreichtes Rytmonorm bei der Kontrolle von Vorhofextrasystolen und Vorhofflimmern weniger effektiv ist. Bezüglich der Patienten mit Präexzitationssyndrom war oral verabreichtes Rytmonorm bei der Eliminierung des Präexzitationsphänomens in 3 Fällen erfolgreich und in einem erfolglos.

Beobachtung von Nebenwirkungen von Rytmonorm

Zusammen mit der unmittelbar einsetzenden antiarrhythmischen Wirkung von oral verabreichtem Rytmonorm wurde ein zeitweiser Blutdruckabfall in 14 Fällen, Schwindel in 26 Fällen, Übelkeit in 12 Fällen, Erbrechen in 5 Fällen und Mundtrockenheit in 19 Fällen beobachtet. Diese Nebenwirkungen waren dosisabhängig und tauchten für gewöhnlich in den Fällen auf, die 600 mg Rytmonorm per os erhalten hatten. Schwindel tauchte auch gelegentlich bei den Patienten auf, die unter Erhaltungsdosis standen und verschwanden, wenn die Dosis reduziert wurde. Bei keinem der untersuchten Patienten konnten irgendwelche Anzeichen von Toxizität gesehen werden.

Dauer der therapeutischen Wirkung von Rytmonorm

Bei den Patienten, die oral verabreichtes Rytmonorm erhalten haben, können die ventrikulären Extrasystolen etwa 8 h nach einer einzelnen Dosis wiederkehren. Bei der Langzeittherapie kann die Arrhythmie am zweiten oder dritten Tag nach Absetzen der Erhaltungsdosis wieder auftreten. Wurde ein Anfall einer Tachykardie durch intravenös verabreichtes Rytmonorm kontrolliert, so war eine Langzeiterhaltungsdosis nötig, um die Patienten vor wiederkehrenden Episoden zu schützen.

Diskussion

Wirkung auf den S-A-Knoten

Rytmonorm übte keine offensichtliche herabsetzende Wirkung auf den Sinusrhythmus wie andere antiarrhythmische Medikamente aus. Weder im Einzeldosistest noch in der Langzeittherapie war eine Sinusbradykardie zu sehen. Während der Umwandlung der Tachyarrhythmie durch intravenöse Injektion hatten 2 Fälle eine abnormal lange Pause von 2,44 und 2,66 s, bevor der Sinusrhythmus sich wieder einstellte. In beiden Fällen litten die Patienten jedoch an koronarer Herzkrankheit. Die längeren Pausen sind wohl eher der Ischämie der S-A-Region als dem Effekt von Rytmonorm zuzuschreiben.

Wirkung auf die intraatriale Leitung

Die intraatriale Leitung wurde nach einer relativ großen Bolusdosis von Rytmonorm bemerkenswert verlangsamt, ganz gleich ob es intravenös oder per os verabreicht wurde. Die inhibitorische Wirkung von Rytmonorm auf die intraatriale Überleitung zeigt sich durch mehrere Aspekte: Nach einer Bolus-Dosis verbreiterten sich die P-Wellen allmählich durchschnittlich um 30%. Die verlängerte atriale Depolarisierung erreichte etwa 4–5 h nach der oralen Dosis ihr Maximum. Darüber hinaus änderten sich in den Fällen von Vorhofflimmern, die durch intravenös verabreichtes Rytmonorm therapiert wurden, die f-Wellen zu F-Wellen und anschließend verlängerte sich das FF-Intervall allmählich, wodurch eine Verlangsamung der Überleitungszeit im intraatrialen Weg gekennzeichnet ist. Obwohl die wiedereintretende Erregung verlangsamt wurde, war ein totaler Block selten, da nur 5 von 13 Fällen von Vorhofflimmern eine sinoaurikulare Frequenz ergaben. Unter den Letztgenannten konnte man keinen im AV-Knoten stattfindenen Block ausmachen. Jedenfalls kann man Rytmonorm zu den Substanzen zählen, die bei der Verlangsamung der Ventrikelfrequenz bei Vorhofflimmern wirksam sind – ungeachtet der Tatsache, daß ein therapeutischer Effekt bei atrialen Arrhythmien nicht so zufriedenstellend ist als bei supraventrikulären (wahrscheinlich junktionalen), ventrikulären Tachykardien und ventrikulären Extrasystolen.

Wirkung auf das AV-junktionale Gewebe

Nach Rytmonormgabe wurde ausnahmslos eine Verlängerung des RR-Intervalls beobachtet. Diese Verlängerung war zurückzuführen auf 1 Verlangsamung der intraatrialen Überleitungszeit, die durch eine Verbreiterung der F-Wellen wiedergegeben war und 2. Verlangsamung der AV-junktionalen Leitung, die durch die Verlängerung des PR-Segments abgeschätzt werden kann. Diese Verbreiterung taucht ziemlich früh auf und erreicht ihr Maximum nach der zweiten bis dritten Stunde nach der oralen Applikation. Es ist klar, daß Rytmonorm eine Verlängerung des PR-Intervalls induziert, aber bei keinem unserer Fälle wurde weder ein teilweiser noch ein kompletter Herzblock beobachtet. 3 von 15 Fällen wiesen eine Verlängerung des PR-Intervalls von 0,21–0,24 s während

2–6 h nach oraler Applikation von 300 mg Propafenon auf, während die 600-mg-Dosis eine Verlängerung von 0,21–0,26 s bei 12 von 22 Fällen induzierte. Die maximale Verbreiterung des PR-Intervalls wurde 1–5 h nach oraler Applikation erreicht.

Wirkung auf akzessorische AV-Bündel

Das Phänomen der Präexzitation verschwand in 8 von 10 Fällen nach Gabe von Rytmonorm, was auf eine starke blockierende Wirkung auf die Impulsleitung im akzessorischen AV-Bündel hinweist. Diese Aktion erklärt die Wirksamkeit von Rytmonorm bei der Behandlung von Tachyarrhythmien, die mit Präexzitationssyndrom assoziiert sind.

Wirkung auf das His-Bündel

Nach oraler Applikation von Rytmonorm wurde eine allmähliche QRS-Verbreiterung gefunden, die ihr Maximum in der dritten Stunde erreichte. In 7 Fällen betrug das QRS-Intervall über 0,12 s, und es reichte in 1 Fall bis 0,16 s. Bei anderen Patienten war das QRS-Intervall zwar verbreitert, aber es bewegte sich innerhalb normaler Grenzen. Verbreiterte QRS-Intervalle wurden entweder bei überdosierten Patienten oder bei Patienten mit organischen Herzerkrankungen gesehen. In 4 Fällen waren vorübergehende fasciculäre Hemiblockierungen aufgetaucht, sobald sich ein therapeutischer Effekt zeigte.

Auswirkung auf das QT-Intervall

Bei 12 Fällen wurde zusammen mit der unmittelbaren Wirkung von Rytmonorm ein verlängertes QT-Intervall im Bereich von 0,41–0,51 s gefunden. Diese Befunde tauchten nur innerhalb 6 h nach der Verabreichung von Rytmonorm auf, was darauf hinweist, daß der inhibitorische Effekt auf die Myokardzelle nur ein vorübergehendes Phänomen ist. Bei den Langzeitbeobachtungen wurde eine derartige Verlängerung des QT-Intervalls nicht gesehen. Diese Tatsache weist darauf hin, daß kein kumulativer toxischer Effekt von Rytmonorm vorliegt.

Zusammenfassung

Bei 97 Patienten wurde Rytmonorm 106mal als Antiarrhythmikum verwendet. Therapeutische Wirkung von intravenöser und oraler Applikation wurde beobachtet. Es konnte gezeigt werden, daß dieses Pharmakon höchst wirksam sowohl bei der Kontrolle junktionaler und ventrikulärer Tachykardien als auch bei junktionalen und ventrikulären Extrasystolen ist. Für diese Arrhythmieformen reichte die Wirksamkeit von Rytmonorm bis zu 100%. 38% der Formen von Kammertachykardien wurden durch dieses Pharmakon kontrolliert. Bei der Behandlung von atrialen Arrhythmien, wie z. B. atriale Extrasystolen, Vorhofflattern und atriale paroxysmale Tachykardien, war Rytmonorm weniger effektiv.

Rytmonorm weist folgende Eigenschaften auf:
1. Es ist therapeutisch ziemlich rasch wirksam.
2. Die therapeutische Wirksamkeit hält lediglich 5–6 h an.
3. Es gibt keinen kumulativen Effekt.

Bei der Behandlung junktionaler und ventrikulärer Tachyarrhythmien hat es sich als klinisch wirksam erwiesen. Es kann ebenfalls bei der Therapie von paroxysmalem Vorhofflimmern versucht werden.

Vergleichende Studie über die therapeutische Wirkung von Propafenon und Disopyramid bei der peroralen Behandlung chronischer ventrikulärer Extrasystolen

J. Clementy, M. Dallocchio und H. Bricaud

Ziel der vorliegenden Studie war es, die Wirksamkeit und Verträglichkeit von Propafenon und Disopyramid (Rythmodan) bei der Behandlung ventrikulärer Extrasystolen (VES) in einem Doppelblindversuch zu erproben.

Methodik

Auswahl der Patienten
- Alle im Rahmen dieser Untersuchung behandelten Patienten zeigten dieselben Rhythmusstörungen: ventrikuläre Extrasystolen (VES). Es wurden aber nur die Patienten behandelt, die mindestens eine VES pro Minute hatten; diese Frequenz wurde in einem Langzeit-EKG über einen Tag ermittelt.
- Ausgeschlossen wurden folgende Patienten: mit atrioventrikulärem (AV-)Block, irreversibler Herzinsuffizienz, schwerer Niereninsuffizienz, frischem Infarkt, Prostataadenom, Glaukom und Patienten, bei denen eine zusätzliche antiarrhythmische Behandlung des Herzens angezeigt war.

  10 Patienten haben an dem Versuch teilgenommen: 4 Frauen und 6 Männer mit einem mittleren Lebensalter von 52,5 Jahren (Altersbereich 35–67 Jahre).
- In 3 Fällen (Patient Nr. 2, 4 und 7) traten die VES unter der Behandlung einer hypertensiven Kardiopathie auf.
- In 2 Fällen (Patient Nr. 1 und 8) waren sie idiopathischer Natur.
- In 2 Fällen (Patient Nr. 3 und 9) wurden sie bei Patienten festgestellt, die eine ischämische Kardiopathie aufwiesen.
- In 2 Fällen (Patient Nr. 5 und 6) traten sie während einer Myokardiopathie auf.
- In einem Fall schließlich (Patient Nr. 10) traten sie plötzlich – bei einem Mitralsegelprolaps – auf.

Durchführung der Behandlung

Die zwei untersuchten Medikamente (Propafenon und Rythmodan) kamen bei den Patienten in zwei aufeinanderfolgenden Zeiträumen zur Anwendung, welche durch eine Zwischenzeit – genannt „Wash-out"-Zeit – unterbrochen waren.

   Die Patienten und das jeweils verwendete Medikament wurden nach einem System von Zufallszahlen bestimmt.
- Während der ersten Behandlungsperiode erhielten die Patienten Nr. 2, 3, 4, 5 und 10 Propafenon (P) in einer Tagesdosis von 450 mg (3 Tabletten à 150 mg) über einen Zeit-

raum von 5 Tagen; die Patienten Nr. 1, 6, 7, 8, 9 erhielten Rythmodan (R) in einer Tagesdosis von 300 mg (3 Kapseln à 100 mg) über eine Periode von 5 Tagen.

– Während der anschließenden 5tägigen Pause erhielten alle Patienten 3 Tabletten eines Placebos (LP3).

– Während der zweiten Behandlungsperiode erhielten die Patienten Nr. 2, 3, 4, 5 und 10 Rythmodan in einer Tagesdosis von 300 mg (täglich 3 Kapseln) über 5 Tage hinweg; die Patienten Nr. 1, 6, 7, 8 und 9 bekamen Propafenon in einer Tagesdosis von 450 mg (3 Tabletten à 150 mg) ebenfalls 5 Tage lang.

Am Ende der beiden Behandlungszeiträume wurde den Patienten, bei denen kein hinreichender Rückgang der VES-Häufigkeit, bezogen auf die VES-Häufigkeit zu Anfang der Periode (für den ersten Behandlungszeitraum die mittleren Anfangswerte, für die zweite Behandlungsperiode die Mittelwerte aus der „Wash-out"-Periode), eintrat, während der folgenden 5 Tage eine doppelte Dosis verabreicht: 900 mg pro Tag (3 Tabletten à 300 mg) für die Patienten, welche Propafenon einnahmen, mit Ausnahme von Patient Nr. 7[a], und 600 mg täglich (6 Kapseln à 100 mg) für die Patienten, welche Rythmodan bekamen, alle Patienten außer Nr. 1, 3 und 4[b].

Bewertungskriterien

Wirksamkeit

Das Hauptkriterium bei der Bewertung der Untersuchungen und Ergebnisse war die stündliche Absoluthäufigkeit an VES, welche mit einem kontinuierlich arbeitenden Datenregistriergerät Typ „Holter" über 24 h aufgenommen wurde.

Das zusätzliche Kriterium war die Anzahl der Kammerkomplexe im EKG (bzw. der Systolen), welches ein Maß für die Zeitabhängigkeit der Behandlung war. Bei jedem Patienten wurden 6 Registrierungen durchgeführt:

– vor der ersten Behandlung (H0)
– am Ende der schwachen Dosierung (3 × 150 mg Propafenon bzw. 3 × 100 mg Rythmodan; 1. Periode) (H1)
– nach der ersten starken Dosierung (3 × 300 mg Propafenon bzw. 6 × 100 mg Rythmodan) (H1′)
– am Ende der „Wash-out"-Zeit (H0′)
– nach der niedrigen Dosierung in der zweiten Periode (H2).
– nach der starken Dosierung innerhalb der zweiten Periode (H2′).

Lediglich die Patienten 1, 3, 4 und 7 wurden nur 5mal registriert (vgl. die Fußnoten unten).

Das Endziel dieser statistischen Analyse war es, die Wirksamkeit dieser Behandlung unter Beweis zu stellen, wobei die wechselnden Versuchsbedingungen sich in verschie-

---

[a] Bei Patient Nr. 7 war eine Abnahme der VES-Häufigkeit um 99,9% mit 3 Tabletten täglich während der 5 ersten Tage der zweiten Behandlungsperiode eingetreten

[b] Bei Patient Nr. 1 war ein Rückgang der VES-Häufigkeit um 99,8% bei 3 Kapseln pro Tag während der ersten 5 Tage des zweiten Behandlungszeitraums eingetreten, die Patienten Nr. 3 und 4 zeigten Nebenwirkungen, welche eine weitere Anwendung von Rythmodan in erhöhten Dosen nicht zuließen

denen Auswirkungen niederschlagen sollten, nämlich einer Auswirkung der Reihenfolge, des Medikaments selbst, des Tag-Nacht-Rhythmus und der Dosis.

Die Gesamtheit dieser Einzeleffekte und ihres eventuellen Zusammenwirkens wurden von Fall zu Fall mit Hilfe der Varianzanalyse ausgewertet, ferner durch T-Tests von paarweisen Serien der erhaltenen Mittelwerte und durch nichtparametrische Tests, um den Effekt der Dosierung zu erforschen. Für jeden der untersuchten Effekte wird die angewandte Methode genau erklärt, gerechtfertigt und belegt.

Verträglichkeitskriterien

- Die klinische Verträglichkeit wurde geprüft durch Befragung der Patienten und durch eine klinische Untersuchung nach jeder Behandlungsperiode.
- Die biologische Verträglichkeit wurde durch den Vergleich vor und nach der Behandlung (Rythmodan und Propafenon) von folgenden Parametern beurteilt:
  - Auszählungsergebnisse
  - Blutzusammensetzung
  - Kaliumgehalt
  - Harnstoffgehalt im Blut
  - Kreatiningehalt
  - Blutzucker
  - Transaminasen
  - Alkalische Phosphatasen
  - Bilirubin.

Ergebnisse und Diskussion

Analyse des Hauptbeurteilungskriteriums: Anzahl an VES

Untersuchung der Wechselbeziehung von Behandlung und Reihenfolge

Die beiden Effekte Behandlung (als solche) und Reihenfolge (der Medikamente) wurden in einer Faktorenanalyse untersucht. Bevor man jeden dieser beiden Effekte abschätzen kann, muß man zunächst eine mögliche Wechselwirkung zwischen Behandlung und Reihenfolge auf ihr Bestehen untersuchen. Die angewandte Untersuchungsmethode ist eine Vereinfachung der kürzlich von Hills und Armitage [1] vorgestellten Methode. Der Mittelwert der VES-Häufigkeit bei jedem Patient wird in Abhängigkeit von der Behandlung ermittelt. Wenn keine Wechselbeziehung zwischen Behandlung (an sich) und Reihenfolge besteht, darf der Mittelwert der Gruppe, welche zuerst P und dann R erhält (414,10) keinen Unterschied zeigen zum Mittelwert der anderen Gruppe, welche zuerst R und dann P bekommt (228,08). Die Differenz dieser Mittelwerte wird einem T-Test nach Student unterzogen, wobei als gemeinsame Varianz aus beiden Gruppen eine gewichtete Varianz genommen wird:

$$t_8 = \frac{414,10 - 228,08}{\sqrt{2 \cdot \left(\frac{78047,17}{5}\right)}} = 1,05$$

Tabelle 1. Analyse der Wirksamkeit der Behandlung durch vollständige gewichtete Blöcke

Herkunft der Fluktuation	ddj	Abschätzung der Varianz	F_{920}	Signifikanz
Unter den Behandlungen	3	11 557 600	147,3	$p < 0,001$
Unter den Personen	9	8 986 560	114,5	$p < 0,001$
Wechselwirkung Behandlung × Personen	27	1 653 050	21,07	$p < 0,001$
Restliche (residuelle)	920	78 448	–	–

Diese Differenz ist nicht signifikant: Es läßt sich keine Wechselwirkung zwischen Behandlung (an sich) und Medikamentenreihenfolge ableiten. Die Analyse kann also unter Berücksichtigung der beiden Behandlungsperioden fortgesetzt werden.

Wirkung der Behandlung (schwache Dosierung)

Die Wirkung der Behandlung wurde durch eine Varianzanalyse vom Typ vollständiger gewichteter Blöcke untersucht [2], in welcher die Hauptvariable durch den Faktor „Behandlung" dargestellt wird; die Antworten auf die Behandlungen sind 4 an der Zahl: H0 – H1 – H0′ und H2. Die zusätzlich beeinflussende Variable ist der Faktor Patient, eingeteilt in 10 Blöcke, sowie die jeweils 24 Iterationen, welche die absoluten Stundenwerte an VES über den Tag-Nacht-Rhythmus darstellen, registriert von 9.00 h am Morgen bis 8.00 h am anderen Morgen. Tabelle 1 enthält die Ergebnisse dieser Untersuchungen.

Die Wechselwirkung zwischen Behandlung und Person ist signifikant. Das heißt, daß die Patienten nicht alle in der gleichen Weise auf die verschiedenen Behandlungen reagieren, d.h. zum Beispiel daß ihre Reaktion auf Propafenon oder auf Rythmodan nicht „proportional" ist zur Anzahl an VES vor der ersten Behandlung oder zur Anzahl an VES während der Zwischenperiode („wash out").

Dies behindert aber nicht die Interpretation der Signifikanz des Effekts Behandlung, zumal wenn dieser Effekt mit Hilfe eines T-Tests ausgewertet wird, für den die verwendete Varianz die sich aus der Analyse ergebende residuelle Varianz ist [3]. Der T-Test zur Untersuchung der Differenz der stündlichen VES-Mittelwerte nach P (274,74) und R (367,34) ist von hoher Signifikanz ($p < 0,001$):

$$t_{920} \simeq \varepsilon = \frac{274,74 - 367,34}{\sqrt{2\left(\frac{78448}{240}\right)}} = -3,62 \; (p < 0,001)$$

Es gibt wesentlich weniger VES unter Propafenon als unter Rythmodan.

In gleicher Weise ergibt sich die Beurteilung der Wirkung des „wash out" aus dem Test der mittleren VES-Stundenwerte, und zwar aus der Differenz der Werte „vor jeglicher Behandlung" (H0) und nach „wash out" (H0′) entsprechend:

$$t_{920} \simeq \varepsilon = \frac{707,4 - 656,8}{\sqrt{2\left(\frac{78448}{240}\right)}} = 1,98$$

ein Test, der an der Signifikanzgrenze liegt ($p \cong 0,05$).

Es existiert also wahrscheinlich eine Restwirkung der ersten Behandlung am Ende der Wash-out-Periode. Dennoch hat diese Restwirkung keinen Einfluß auf die Analyse, denn die beiden Behandlungen mit P und R verteilen sich symmetrisch beiderseits auf die Wash-out-Zwischenperiode. Die Analyse kann jedenfalls so fortgesetzt werden, als ob es keinen Effekt der Reihenfolge gibt.

Untersuchung der Wirkung der Reihenfolge (schwache Dosierung)

Die Wirkung der Reihenfolge wurde in ähnlicher Weise durch eine Varianzanalyse vom Typ vollständiger gewichteter Blöcke untersucht, in welcher die wichtigste Variable der Faktor Reihenfolge ist (H1 bzw. H2); die zusätzliche Variable ist der Faktor Patient sowie die Reihe von Meßwerten (Iterationen), welche die Absolutzahl an stündlichen VES über den Tag-Nacht-Rhythmus darstellen.

Hier ist die Wechselbeziehung Reihenfolge × Patienten noch signifikant ($p < 0,001$). Die Patienten reagieren nicht alle in gleicher Art und Weise auf die erste und die zweite Behandlung (sei es die Behandlung mit P oder die Behandlung mit R); es gibt in gewisser Weise einen „individuellen" Effekt der Reihenfolge. Die Analyse des globalen Effekts der Reihenfolge kann nun mit Hilfe der Berechnung eines entsprechenden F erfolgen, wobei jedoch als Varianz nicht mehr die residuelle Varianz verwendet wird, sondern die Varianz der Wechselwirkung nach Tabelle 2 [4], welche sich aus der Tatsache des „individuellen" Effekts der Reihenfolge ergibt (Tabelle 2).

Tabelle 2. Abgeschätzte Varianzen aus der Analyse des Effekts der Reihenfolge in vollständigen gewichteten Blöcken

Herkunft der Fluktuation	ddl	Abschätzung der Varianz
Reihenfolge	1	3 204 110
Patienten	9	3 788 790
Wechselwirkung Patienten × Reihenfolge	9	701 827
Restliche (residuelle)	460	60 647

$$F_9^1 = \frac{3\,204\,110}{701\,827} = 4,57 \text{ (NS)}$$

Es gibt keinen signifikanten Unterschied zwischen den beiden Behandlungsperioden H1 und H2; eine globale Wirkung der Reihenfolge läßt sich nicht nachweisen.

Untersuchung der Wirkung des Tag-Nacht-Rhythmus (schwache Dosierung)

Die Wirkung des Tag-Nacht-Rhythmus, d.h. die Untersuchung der Variation der mittleren VES-Anzahl – hier betrachtet als mittlerer Stundenwert bzw. als Mittel aus den 3 Perioden über 8 h – wurde mit Hilfe einer Varianzanalyse vom Typ vollständiger gewichteter Blöcke analysiert, in welcher die Hauptvariable der Tag-Nacht-Rhythmus ist, die zweite Variable ist der Faktor Patient. In dem Fall, wo man jede Stunde eines Tagesablaufs betrachtet oder in dem Fall, wo man den Mittelwert über eine Periode von 8 h betrachtet, gibt es keine Iteration; in dem Fall, wo man jede einzelne Stunde der 8-h-Periode untersucht, gibt es 8 Iterationen.

Die Wirkung des Tag-Nacht-Rhythmus wurde vor der Behandlung (H_0 und H_0') abgeschätzt: Stunde für Stunde ohne Iteration durch ein $F_{207}^{23} = 0,59$, bzw. durch Perioden von 8 h, wobei man jede der 8 h der drei Perioden (8 Iterationen) betrachtet, $F_{210}^2 = 2,75$, oder indem man den Mittelwert der drei Perioden zu 8 h (ohne Iteration) betrachtet (F_{18}^2) $= 0,51$. In keinem Fall ergibt sich ein signifikanter Unterschied: Ein Tag-Nacht-Effekt läßt sich nicht nachweisen, wenn man Stunde für Stunde oder in Perioden von 8 h untersucht. Anscheinend ist das Fehlen eines deutlich nachweisbaren globalen Tag-Nacht-Effekts durch die starke (individuelle) Wechselbeziehung Tages-/Nacht-Zeit $\times$ Patient bedingt, wobei die einzelnen Patienten von Person zu Person ein stark unterschiedliches Tag-Nacht-Verhalten zeigen.

Unter Propafenon existiert eine starke (individuelle) Wechselwirkung zwischen Tages-/Nacht-Zeit und Patient, wenn man die drei Perioden zu 8 h (mit 8 Iterationen) untersucht, $F_{210}^{18} = 7$ ($p < 0,001$); die Veränderungen über den Tag-Nacht-Ablauf sind also von einem Patienten zum anderen unterschiedlich; man kann also nicht auf die Bedeutung der Unterschiede zwischen den drei Perioden zu 8 h schließen; $F_{210}^2 = 6,04$. Die Ergebnisse sind die gleichen, wie wenn man den Tag-Nacht-Effekt Stunde für Stunde untersucht (ohne Iterationen). Alle diese Schlußfolgerungen haben auch für Rythmodan in schwacher Dosierung ihre Gültigkeit.

Untersuchung des Einflusses der Dosierung (schwache und starke Dosierung)

Die Wirkung der Dosierung wurde durch einen T-Test nach Student in paarweisen Serien getestet. Die Verringerung der VES-Zahl bei Dosiserhöhung (doppelte Dosis) wird deutlich bei den Patienten, bei welchen sich die erwartete Wirkung vorher nicht gezeigt hatte – die 9 Patienten, welche die entsprechende Behandlung mit Propafenon erhalten hatten und die 7 Patienten, welche die entsprechende Behandlung mit Rythmodan erhalten hatten –, im letzteren Fall ist die Wirkung jedoch geringer:
– unter Propafenon $t_8 = 2,89$ $p = 0,02$
– unter Rythmodan $t_6 = 2,75$ $p < 0,05$.

Die Abnahme der VES-Zahl als Funktion der angewandten Dosierung ist in Abb. 1 in Prozenten der anfänglichen VES-Zahl dargestellt (vor der ersten Behandlung für die erste Periode, zur Zeit des „wash out" für die zweite Periode). Bezogen auf einen Schwellenwert von 80% Abnahme der VES – dies wird als akzeptables Minimum dafür erachtet, daß eine antiarrhythmische Behandlung als wirksam angesehen wird – können folgende Aussagen getroffen werden: Unter den 10 Patienten, welche mit Propafenon in schwacher Dosierung behandelt wurden, haben 4 Patienten diesen Schwellenwert übertroffen, nämlich die Patienten 1, 3, 5 und 7 (der letztere hat auf Anhieb ein sehr günstiges Ergebnis bei schwacher Dosierung gezeigt), während nur ein Patient von 10, welche die schwache Dosis von Rythmodan erhielten, diesen Schwellenwert überschritten hat; es handelt sich um den Patient Nr. 1, welcher auf Anhieb ein sehr günstiges Ergebnis trotz schwacher Dosierung zeigte.

Der Vergleich der Wirksamkeit der gesamten Behandlung – starke Dosierung nach schwacher Dosierung – zwischen Propafenon und Rythmodan wurde mit den Patienten diesseits und jenseits der 80%-Schwelle durchgeführt. Die Patienten, welche auch nach der starken Dosierung die 80%-Schwelle überschritten haben, sind nach Anwendung von Propafenon die Patienten Nr. 1, 2, 3, 5, 9 und 10 und nach Anwendung von Rythmodan die Patienten 2, 5, 6, 7, 8, 9 und 10. Es gibt keinen signifikanten Unterschied zwi-

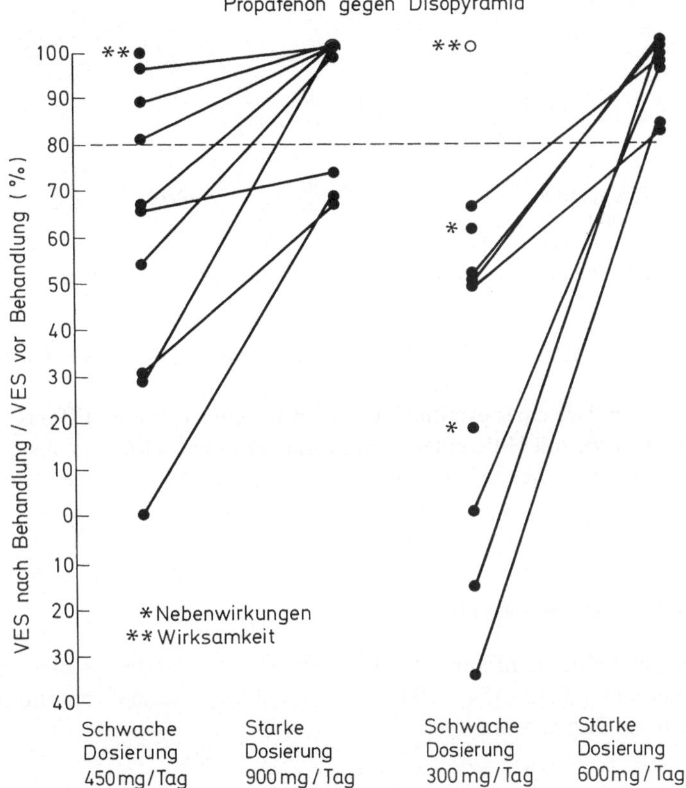

Abb. 1. Abnahme der VES als Funktion der Dosierung dargestellt in Prozent der anfänglichen VES-Zahl (für die erste Periode vor der ersten Behandlung, für die zweite Periode zur Zeit des „wash out")

schen der Zahl der Patienten, welche diesen Schwellenwert in der Gruppe P (6 Patienten) und in der Gruppe R (7 Patienten) überschritten haben; die Anwendung eines Tests mit gepaarten Serien ergibt: F = 0,52 (NS). Der exakte Vergleich der Wirksamkeit von P und R nach starker Dosierung wurde durch einen Rang-Test – einem nicht parametrischen U-Test nach Mann und Whitney [5] – durchgeführt. Die Ergebnisse sind in Abb. 2 dargestellt.

$$U_{R<P} = 36,5 \ (n_P + n_R = 6 + 7 = 13 \ \text{und} \ n_P \times n_R = 42) = \frac{36,5 - \frac{1}{2} \times 42}{\sqrt{42 \times \frac{13+1}{12}}} = 2,21 \ p < 0,03$$

Es existiert ein signifikanter Unterschied zwischen den Erfolgen mit P (welche viel höher liegen) und denen mit R. Bei wirksamer Dosierung (80%-Schwellenwert überschritten) ist die Wirkung von Propafenon deutlich stärker als die von Rythmodan.

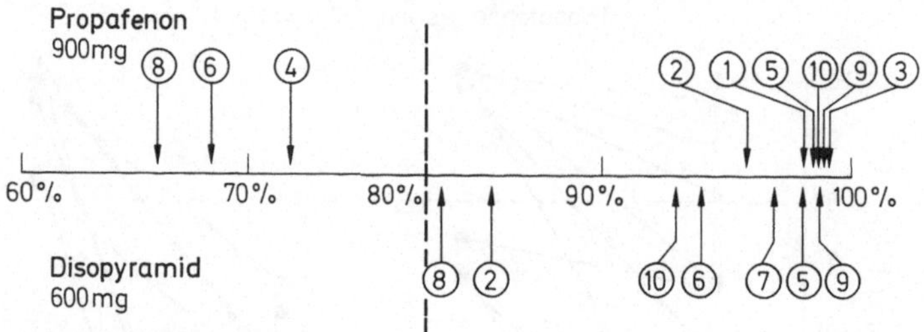

Abb. 2. Abnahme der Anzahl der VES (in % des anfänglichen Werts)

Analyse des zusätzlichen Kriteriums: Anzahl der QRS-Komplexe (Systolen)

Die Analyse eines eventuell auftretenden chronotropen Effekts für jede der Behandlungen wurde mit Hilfe einer Varianzanalyse in gewichteten vollständigen Blöcken [2] über 2 Faktoren durchgeführt. Der erste Faktor war die „Periode" ohne Iteration (die resultierende Zahl war für jede der drei Perioden der Mittelwert über die 8 h), der zweite Faktor war der „Patient" (10 Personen).

Ohne jegliche Behandlung

Es gibt eine signifikante Veränderung der Anzahl an Systolen in Abhängigkeit von der Periode, $F^2_{18} = 23{,}15$ (p < 0,001). Die Zahl der Systolen während der Nacht ist kleiner als die bei Tag beobachtete.

Behandlung mit Propafenon und Rythmodan

Bei schwacher Dosierung zeigt sich unter P eine sehr wesentliche mittlere Abnahme der Anzahl an Systolen pro Stunde (209): Der T-Test in gepaarten Serien ergibt

$$t_{239} = 6{,}10 \ (p \ll 0{,}001).$$

Daraus resultiert ein negativer chronotroper Effekt von Propafenon.

In gleicher Weise ergibt sich eine sehr wesentliche Abnahme der Anzahl an Systolen pro Stunde (358) unter R: negativer chronotroper Effekt von R.

Bei starker Dosierung (für die 7 Patienten, welche eine starke Dosis von jedem Medikament erhalten haben) bleibt der negative chronotrope Effekt von Propafenon und Rythmodan deutlich derselbe wie bei schwacher Dosierung: 210 anstelle 209 für P und 325 anstelle von 358 für R.

Vergleich der Abnahme der Anzahl der Systolen unter P und unter R

Bei schwacher Dosierung ist die Abnahme der Anzahl an Systolen zwischen P und R nicht merklich verschieden. Der negative chronotrope Effekt (Effekt „Behandlung"), welcher unter P und R beobachtet wurde, wurde in einer Varianzanalyse nach 2 Faktoren analysiert: Der eine Faktor stellt die Abnahme der VES-Zahlen bei jeder Behandlung mit P und R – bezogen auf die entsprechenden Werte ohne Behandlung – dar, und der andere, den Faktor Patient, wie in Tabelle 3 dargestellt.

Tabelle 3. Analyse des negativen chronotropen Effekts in vollständigen gewichteten Blöcken – Vergleich zwischen P und R

Ursprung der Fluktuation	ddl	Abschätzung der Varianz	F_{40}	Signifikanz
Negativer chronotroper Effekt, verglichen P mit R	1	30858	0,60	NS
Unter den Patienten	9	434027	8,42	$p < 0,001$
Wechselwirkung Behandlung × Patient	9	61168	1,19	NS
Restliche (residuelle)	40	51556	–	–

$$F_{40}^1 = 0,60 \ (\text{NS}).$$

Bei schwacher Dosierung zeigte sich also kein Unterschied zwischen dem negativen chronotropen Effekt unter P und demselben unter R. Dagegen zeigte sich (wie immer) ein Effekt „Patient" mit $F_{40}^9 = 8,42$ ($p < 0,001$), während es jedoch keine Wechselbeziehung „Behandlung" × „Patienten" gab.

Bei starker Dosierung wurde der Unterschied zwischen P und R in der gleichen Weise untersucht; die Ergebnisse sind ähnlich: Bei starker Dosis konnte kein Unterschied zwischen dem negativen chronotropen Effekt unter P und R nachgewiesen werden: $F_{28}^1 = 2,79$ (NS).

Statistische Interpretation

Dieser therapeutische Versuch, welcher so angelegt war, daß der Patient als sein eigener Beobachter die Wirksamkeit der beiden Antiarrhythmika auf ventrikuläre Extrasystolen an sich selbst beurteilen konnte, hat folgende Ergebnisse:

- Einen Effekt „Behandlung": Die Abnahme an VES, hervorgerufen durch Propafenon, ist viel bedeutender als die Abnahme an VES durch Rythmodan, und zwar bei allen angewandten Dosierungen.
- Einen Effekt „Dosis": Die Abnahme der VES ist signifikant größer nach Dosiserhöhung von Propafenon als nach Dosiserhöhung von Rythmodan, wenn die 80%-Schwelle bei der Abnahme der VES, welche als Maßzahl für die Wirksamkeit erachtet wird, überschritten wird.
- Einen negativen chronotropen Effekt ohne signifikante Unterschiede unter den beiden Behandlungen.

Es ergab sich keine Wechselbeziehung zwischen der Art der Behandlung (P bzw. R) und der Reihenfolge ihrer Anwendung, ebenso wie es keinen Effekt der Reihenfolge und keinen Tag-Nacht-Effekt gab. In diesem Zusammenhang ist anzumerken, daß der Tag-Nacht-Effekt stündlich untersucht wurde, und zwar über drei Perioden zu je 8 h, wie das in der Literatur üblich ist [6].

Diese Ergebnisse zeigen auf statistischer Ebene die Wichtigkeit der Faktorenanalyse, wobei der Patient sein eigener Beobachter ist und sich einer größeren Anzahl von Meßreihen unterzieht; sie zeigen ferner auf medizinisch/therapeutischer Ebene bei wirksamer Dosierung die Überlegenheit von Propafenon gegenüber Rythmodan.

Verträglichkeit

Klinische Verträglichkeit

Tabelle 4. Begleiterscheinungen, welche zum Abbruch der Behandlung führten

Behandlung	Beobachter Patient Nr.	Dosierung [mg/Tag]	Begleiterscheinungen
Rythmodan	3	300	Sodbrennen
		600	Sodbrennen
			Schwindel
			Doppelsehen
			Miktion
	4	600	Störungen im Harnwegsbereich
	6	600	Störungen im Harnwegsbereich
	8	600	Schwindel
	9	600	Sodbrennen
	10	600	Doppelsehen
			Sodbrennen
Propafenon	5	450	Sodbrennen
	6	900	Sodbrennen

Während der Behandlung mit Rythmodan wurden zahlreichere und intensivere Nebenwirkungen beobachtet: 6 von 10 Patienten gegenüber 2 von 10 unter der Behandlung mit Propafenon. In 2 Fällen (Patient Nr. 3 und 4) führte die Schwere der Nebenwirkungen zur Unterbrechung der Behandlung mit Rythmodan. In keinem Fall wurde die Behandlung mit Propafenon unterbrochen.

Biologische Verträglichkeit

Die biologische Verträglichkeit (s. Tabellen 5 und 6) war sowohl mit Propafenon als auch mit Rythmodan ausgezeichnet. Es wurde kein signifikanter Unterschied der Zahlenwerte der analysierten Parameter vor und nach der Behandlung festgestellt.

Allgemeine Schlußfolgerungen

In dieser quantitativen Untersuchung, bei welcher der Patient sein eigener Beobachter ist, haben wir eine therapeutische Überlegenheit von Propafenon gegenüber Disopyramid (Rythmodan) bei der Indikation „ventrikuläre Extrasystolen" nachgewiesen.

Die Reihenfolge der Anwendung von Propafenon bzw. Disopyramid wurde durch Losziehung festgelegt.

Eine anfängliche Periode von 2 Tagen ohne Behandlung diente als Beweisgrundlage.

Tabelle 5. Biologische Verträglichkeit von Propafenon (n = 10)

Parameter	Vor Behandlung		Nach Behandlung		„t"	Signifi-kanz
	Mittel-wert	Typ. Ab-weichung	Mittel-wert	Typ. Ab-weichung		
Erythrozyten (/mm^3)	4760000	500000	4700000	260000	0,50	NS
Leukozyten (/mm^3)	5380	680	5720	1390	1,21	NS
Neutrophile (%)	58,99	5,41	59,82	4,93	0,87	NS
Eosinophile (%)	2,46	0,95	2,31	0,90	0,53	NS
Basophile (%)	0,92	0,50	0,82	0,34	0,62	NS
Lymphozyten (%)	31,11	4,76	31,43	5,58	0,49	NS
Monozyten (%)	6,12	3,51	5,88	2,36	0,29	NS
Kalium (mÄq/l)	4,30	0,18	4,32	0,24	0,21	NS
Transaminasen						
GPT (IE/l)	17,20	8,73	18,20	9,05	0,87	NS
SGOT (IE/l)	15,10	2,51	15,50	3,64	0,33	NS
Blutzucker (g/l)	0,89	0,09	0,91	0,09	1,07	NS
Harnstoff (g/l)	0,38	0,10	0,36	0,09	0,62	NS
Kreatin (mg/l)	11,14	1,24	11,04	0,95	0,23	NS
Bilirubin (mg/l)	6,90	1,87	6,56	1,75	0,37	NS
Alkalische Phospha-tasen (IE/l)	52,20	14,70	52,40	12,90	0,07	NS

Tabelle 6. Biologische Verträglichkeit von Rythmodan (n = 10)

Parameter	Vor Behandlung		Nach Behandlung		„t"	Signifi-kanz
	Mittel-wert	Typ. Ab-weichung	Mittel-wert	Typ. Ab-weichung		
Erythrozyten (/mm^3)	4760000	500000	4840000	410000	0,63	NS
Leukozyten (/mm^3)	5380	680	5690	890	1,83	NS
Neutrophile (%)	58,99	5,41	59,24	5,28	0,50	NS
Eosinophile (%)	2,46	0,95	2,48	1,27	0,04	NS
Basophile (%)	0,92	0,50	0,82	0,34	0,62	NS
Lymphozyten (%)	31,11	4,76	31,40	4,33	0,39	NS
Monozyten (%)	6,12	3,51	5,88	2,36	0,29	NS
Kalium (mÄq/l)	4,30	0,18	4,32	0,24	0,21	NS
Transaminasen						
SGPT (IE/l)	17,20	8,73	16,90	6,74	0,19	NS
SGOT (IE/l)	15,10	2,51	15,50	3,54	0,33	NS
Blutzucker (g/l)	0,89	0,09	0,87	0,10	0,64	NS
Harnstoff (g/l)	0,38	0,10	0,29	0,11	0,29	NS
Kreatin (mg/l)	11,14	1,24	10,88	0,74	0,49	NS
Bilirubin (mg/l)	6,9	1,87	7,77	3,52	0,71	NS
Alkalische Phospha-tasen (IE/l)	52,20	14,70	57,00	15,97	1,83	NS

Anschließend dauerte jede Behandlungsphase 10 Tage.

Eine zeitliche Zwischenphase von 5 Tagen, in denen der Patient ein Placebo erhielt, diente zum „wash out".

Zwei unterschiedliche Dosierungen von jedem der beiden Medikamente wurden nacheinander im Laufe jeder Behandlungsphase angewandt:

Für Propafenon: 3 × 150 mg/Tag während 5 Tagen, dann 3 × 300 mg/Tag in den 5 darauffolgenden Tagen.

Für Rythmodan: 3 × 100 mg/Tag in den ersten 5 Tagen, dann 6 × 100 mg täglich an den 5 darauffolgenden Tagen.

Die Kontrolle der Wirksamkeit wurde durchgeführt mit Hilfe eines Langzeit-EKG über 24 h, und zwar vor jeglicher Behandlung, nach der Wash-out-Periode sowie nach jeder Behandlungsperiode bei jeder Dosierung.

Das festgesetzte Wirksamkeitskriterium war die Abnahme der Anzahl der ventrikulären Extrasystolen (VES) um 80%, bezogen auf dieselbe Größe vor der Behandlung.

Die statistische Interpretation der Ergebnisse zeigte eine Abnahme der VES viel deutlicher und nachhaltiger unter der Gabe von Propafenon als von Rythmodan, und zwar bei allen angewandten Dosierungen.

Darüber hinaus liegt die Abnahme der VES nach starker Dosierung von Propafenon viel näher bei 100% als bei starker Dosierung von Rythmodan.

Beide Präparate zeigten einen negativen chronotropen Effekt.

Allgemein liegt die minimale, therapeutisch wirksame Dosierung von Propafenon von Fall zu Fall zwischen 450 und 900 mg pro Tag.

Die klinische Verträglichkeit von Propafenon war sehr gut bei allen untersuchten Dosierungen. Dagegen wurden Nebenwirkungen – Miktionsstörungen und Magenbeschwerden – mit Rythmodan in der 600-mg-Tagesdosierung beobachtet. Diese führten in zwei Fällen zum Abbruch der Behandlung.

Die biologische Verträglichkeit war bei beiden Medikamenten sehr gut.

Zusammengefaßt bietet sich Propafenon als das viel wirksamere und verträglichere Präparat gegenüber Disopyramid als Antiarrhythmikum der Wahl bei der Behandlung von ventrikulären Extrasystolen an.

Propafenon, Flecainid und Mexiletin bei stabiler, ventrikulärer Extrasystolie

H.-W. Klempt und A. Nayebagha

Bei 12 Patienten mit koronarer Herzkrankheit und behandlungsbedürftiger, ventrikulärer Extrasystolie wurden die antiarrhythmischen Effekte oraler Gaben von Propafenon (P.), Flecainid (F.) und Mexiletin (M.) miteinander verglichen.

Untersucht wurden 12 Männer im Alter von 40–67 Jahren ($\bar{x}$ = 55,6 Jahre) und Körpergewichten zwischen 67,5 und 100,5 kg ($\bar{x}$ = 80,4 kg). Bei 11 Patienten handelte es sich um einen Zustand nach transmuralem Herzinfarkt, bei einem Patienten um einen Zustand nach prothetischem Mitralklappenersatz und aortokoronarem Bypass auf die RCA.

Die Untersuchung begann mit einer 3tägigen Leerphase, darauf folgte eine 4tägige Verumphase, danach eine Placebophase von 3 Tagen usw. (Tabelle 1). Insgesamt dauerte die Untersuchung 24 Tage. Die Verabreichung der Antiarrhythmika erfolgte im Einfachblindversuch. Die Reihenfolge der Medikamente richtete sich nach einer Randomliste, also nach Zufallskriterien.

Die Tagesdosis für P. betrug 900 mg, für F. 400 mg und für M. 600 mg täglich. F. wurde 2mal täglich in 12stündigem Abstand, M. und P. 3mal täglich im Abstand von jeweils 8 h eingenommen.

Es erfolgte täglich zwischen 12.30 Uhr und 13.30 Uhr eine 1stündige EKG-Aufzeichnung auf der Lown-Trommel. Am Ende der Leerphase sowie am Ende einer jeden Verum- und Placeboperiode wurde eine 24stündige Bandspeicher-EKG-Aufzeichnung angefertigt. Bei jedem Patienten wurden insgesamt 24 Trommel-EKG-Registrierungen und 7 Bandspeicher-EKG-Aufzeichnungen durchgeführt.

Das Zählen und Klassifizieren der ventrikulären Extrasystolen (VES) erfolgte durch 3 erfahrene Hilfskräfte, denen die Patienten, nicht jedoch die Therapie bekannt waren. Die VES wurden einzeln auf dem Großbildsichtgerät der benutzten Camscan-Auswertungseinheit gezählt, auf dem jeweils sämtliche Herzaktionen innerhalb von 60 s dargestellt werden. Das bespielte Band kann jeweils um exakt 1 min weitertransportiert werden, so daß eine Dauerregistrierung über 24 h in 1 440 min zerlegt wird, die dann einzeln manuell ausgewertet werden.

Die statistischen Berechnungen erfolgten, soweit nicht anders angegeben, mit dem gepaarten T-Test.

Tabelle 1. Untersuchungsgang

Tag	1	2	3	4	5	6	7	8	9	10	11	12	13	14	15	16	17	18	19	20	21	22	23	24
	Leer			Test I				Placebo			Test II				Placebo			Test III				Placebo		
Standard-EKG			X				X			X				X			X				X			X
1-h-EKG	X	X	X	X	X	X	X	X	X	X	X	X	X	X	X	X	X	X	X	X	X	X	X	X
24-h-Bandspeicher			X				X			X				X			X				X			X
Plasmaspiegel			X	X	X	X	X	X	X	X	X	X	X	X	X	X	X	X	X	X	X	X	X	X
Laborchemie			X				X			X				X			X				X			X

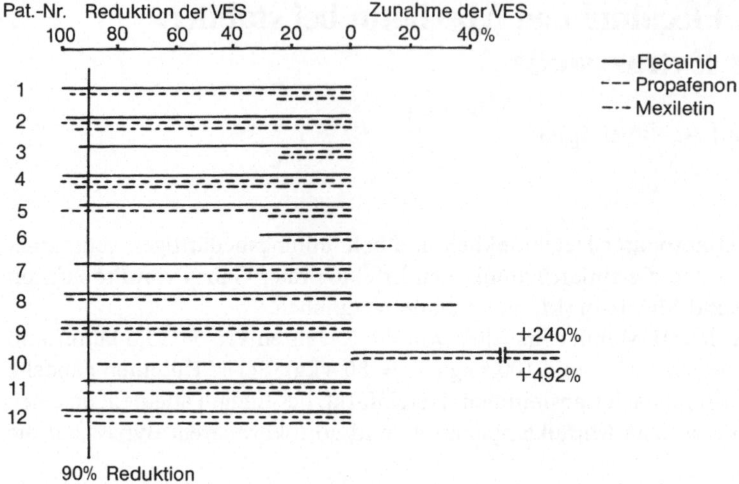

Abb. 1. Prozentuale Veränderungen der VES unter der antiarrhythmischen Behandlung. Dargestellt sind die Ergebnisse der Bandspeicher-EKG

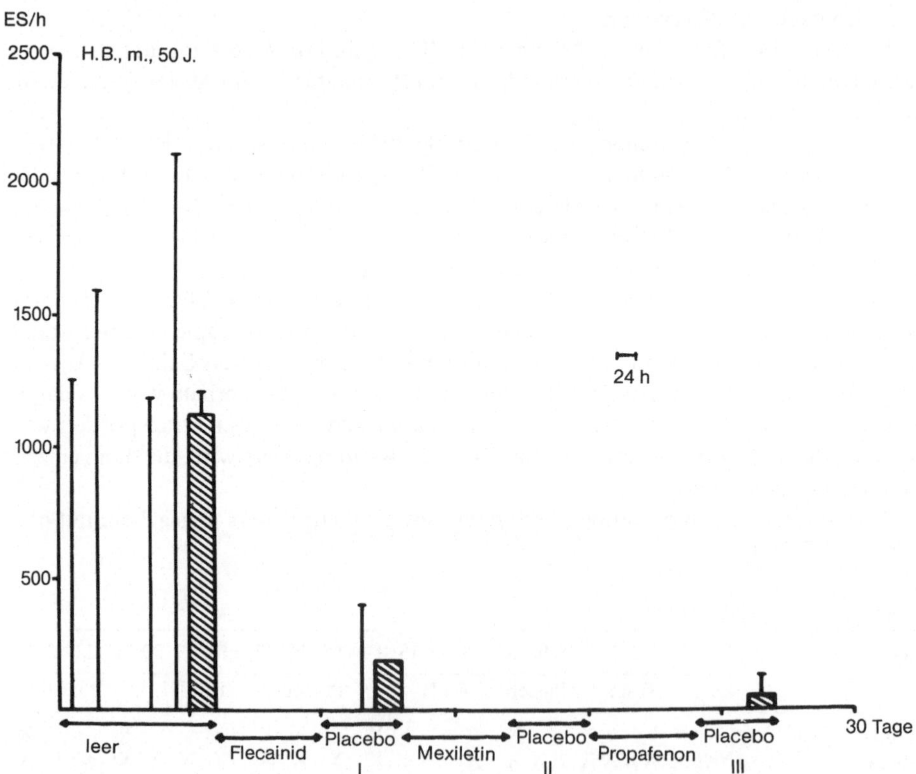

Abb. 2. Schwerwiegender Verdacht auf spontanes Sistieren der VES bei einem 50jährigen Patienten mit Zustand nach Hinterwandinfarkt. Säulen: 24stündiges Bandspeicher-EKG; Striche: 1stündiges Langzeit-EKG

Ergebnisse

In Abb.1 sind die prozentualen Veränderungen der VES unter den 3 Antiarrhythmika im Vergleich zur Leerphase dargestellt. Bei Pat. Nr.10 handelt es sich um einen rhythmogenen Effekt von F. und P., während M. zu einer relativ befriedigenden Reduktion der VES führt. Bei Pat. Nr.6 müssen alle 3 Antiarrhythmika als unwirksam bezeichnet werden. Der beste antiarrhythmische Effekt scheint bei Pat. Nr.9 gegeben zu sein. Aus Abb.2 ist jedoch erkennbar, daß die in der Leerphase massiv ausgeprägte, ventrikuläre Extrasystolie schlagartig mit der Einnahme von F. sistiert, um auch im weiteren Verlauf nur in geringem Umfang wieder aufzutreten. Es kann damit, trotz der relativen Konstanz der VES in der Leerphase, ein spontanes Sistieren der VES angenommen werden. Statistische Berechnungen müssen demnach ohne die Werte dieses Patienten vorgenommen werden.

In Abb.3 ist das Verhalten der VES bei den verbleibenden 11 Patienten dargestellt. Es muß betont werden, daß diese Abbildung nicht dem chronologischen Ablauf der Untersuchung entspricht, da nur 4 Patienten als erstes Antiarrhythmikum F., je 4 andere hingegen P. bzw. M. erhielten. Im Vergleich zum Leerwert führt F. zu einer Reduktion der VES um 94,2% (p < 0,001), P. zu einer Reduktion um 80,2% (p = 0,005–0,001) und

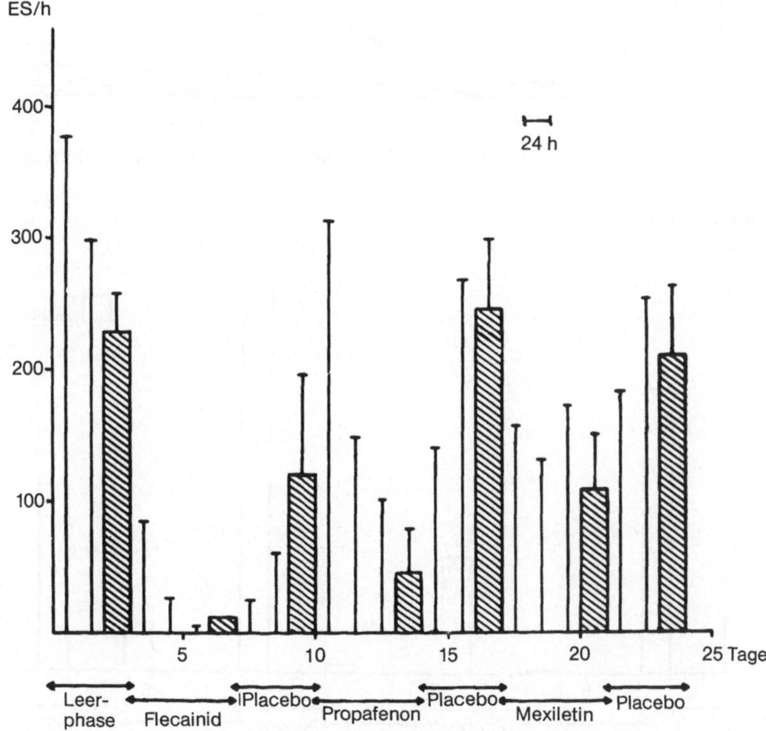

Abb.3. Verhalten der VES bei 11 Patienten. Eingetragen sind die Ergebnisse der 1stündigen, täglichen Bandaufzeichnungen (Striche) und der Bandspeicher-EKG

M. zu einer solchen von 52,8% (p = 0,02–0,01). Alle 3 Substanzen haben somit einen signifikanten, antiarrhythmischen Effekt.

Es fällt auf, daß 3 Tage nach Absetzen von F. die Zahl der VES noch nicht wieder das Ausgangsniveau erreicht hat, wobei die Differenz signifikant ist (p = 0,025–0,02). Ursache ist die lange Halbwertszeit von F., die bei unseren Patienten 19,0 h mit einer Streubreite von 13,5–29,9 h betrug. Die Halbwertszeit wurde aus dem exponentiellen Abfall der Plasmakonzentration nach Absetzen der Antiarrhythmika berechnet, wozu

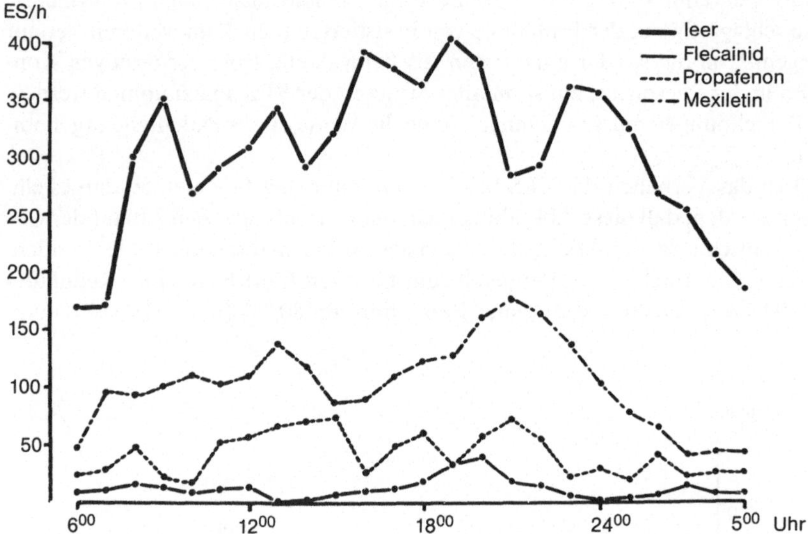

Abb. 4. 24-h-Profil der VES in der Leerphase und während der antiarrhythmischen Therapie

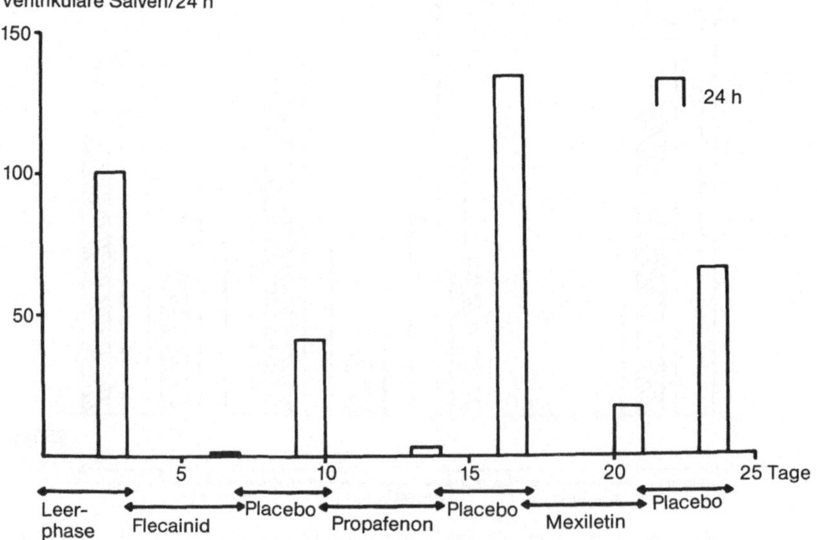

Abb. 5. Verhalten der ventrikulären Salven bei 9 Patienten

mindestens 3 Meßpunkte erforderlich sind. Diese standen für P. und M. meistens nicht zur Verfügung, so bei P. nur bei 3 von 8 und bei M. nur bei 3 von 12 Patienten. Die Halbwertszeit von P. betrug bei 3 Patienten 6, 9 und 12 h, bei M. war der Verlauf der Plasmakonzentration nur bei einem Patienten exponentiell, die Halbwertszeit betrug 11 h.

Abb. 4 zeigt die tagesrhythmischen Schwankungen der Extrasystoliehäufigkeit, wobei die im Mittel deutliche Verminderung der Extrasystoliehäufigkeit nachts auch noch unter M. erkennbar ist. Vor den Einnahmezeiten der Antiarrhythmika, 8.00 und 20.00 Uhr bei F., 6.00, 14.00 und 22.00 Uhr bei P. und M., ist keine Zunahme der Extrasystoliehäufigkeit erkennbar. Bei den verabreichten Dosen und den gewählten Einnahmeintervallen haben demnach alle 3 Antiarrhythmika eine 24-h-Wirkung.

Die 3 Antiarrhythmika führen zu einer eindrucksvollen Reduktion salvenartiger VES (Abb. 5). Unter F. wurden die ventrikulären Salven um 98,5%, unter P. um 96,8% und

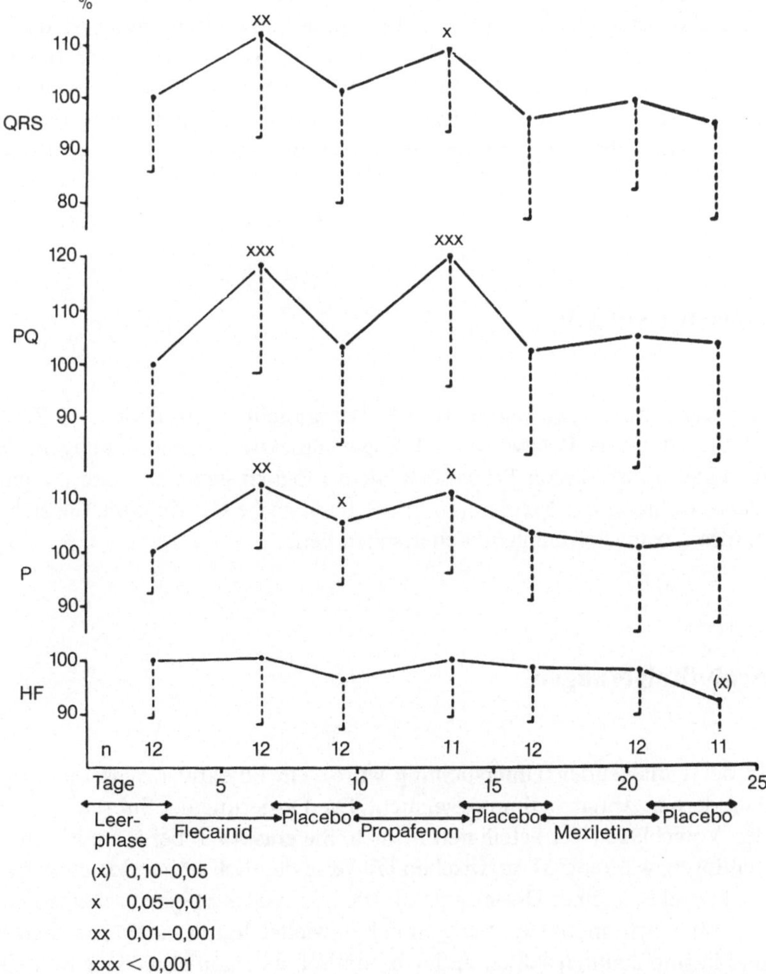

Abb. 6. Verhalten der Herzfrequenz (HF) sowie der P-, PQ- und der QRS-Dauer während der Untersuchung

unter M. um 83,3% reduziert. Mit dem Wilcox-Rank-Test ließ sich die Verminderung der salvenartigen VES statistisch sichern, wobei p zwischen 0,05 und 0,005 betrug.

9 der 12 Patienten wiesen die Schweregrade IVa und IVb nach Lown auf, allerdings hatten nur 5 der 12 Patienten in der Leerphase mehr als 24 Salven innerhalb von 24 h (43–798 Couplets bzw. Salven pro 24 h, $\bar{x} = 163$). Bei diesen Patienten führte F. bei ⅘, P. bei ⅗, M. allerdings nur bei ⅕ zu einer vollständigen Suppression der salvenartigen Ereignisse.

Zu einer vollständigen Beseitigung aller VES kam es allerdings nur ausnahmsweise. Unter Vernachlässigung des Patienten Nr. 10 mit einem wahrscheinlich spontanen Sistieren der VES ließ sich eine vollständige Unterdrückung der VES nur bei einem Patienten unter F. nachweisen, unter P. hatte ein anderer Patient allerdings nur eine VES innerhalb von 24 h.

Abb. 6 zeigt die Veränderungen der elektrokardiographischen Zeitwerte. Sowohl unter F. als auch unter P. nehmen die P- und PQ-Dauer sowie die QRS-Breite signifikant zu, wobei die Zunahme der PQ-Dauer quantitativ ausgeprägter ist als die der P-Dauer. Hieraus kann geschlossen werden, daß neben der atrialen auch die atrioventrikuläre Leitungszeit unter F. und P. zunimmt. Im Gegensatz zu diesen Substanzen hat M. keinen Einfluß auf die genannten Zeitwerte. Die in Abb. 6 nicht dargestellte, frequenzkorrigierte QT-Dauer bleibt, ebenso wie die Herzfrequenz, unter den 3 Antiarrhythmika unverändert.

Nebenwirkungen

Die Nebenwirkungen sind in Tabelle 2 dargestellt. Je ein Patient (G. Z., Nr. 2, und H. B., Nr. 9) hatte unter P. bzw. M. so heftige, subjektive Nebenwirkungen, daß eine Dauermedikation mit diesen Präparaten nicht möglich gewesen wäre. Patient Nr. 6 (H. M.) klagte während der Medikation mit P. über starke Obstipation, die sich aber durch ein mildes Laxans befriedigend beherrschen ließ.

Schlußfolgerungen

In der vorliegenden Untersuchung wurde ein objektiver Wirkungsvergleich zwischen 3 modernen Antiarrhythmika versucht. Die Dosierung der Substanzen richtete sich nach den Vorschlägen der beteiligten Firmen. Sie entsprach bei P. und F. in etwa den Maximaldosen, während M. inzwischen teilweise deutlich höher dosiert wird.

F. und P. in einer Dosierung von 400 bzw. 900 mg täglich scheinen eine ähnlich starke, antiarrhythmische Wirkung zu haben, vielleicht mit einem geringen Vorteil für F. P. und F. sind deutlich stärker antiarrhythmisch wirksam als 600 mg M. täglich, wobei sich signifikante Unterschiede zwischen den Antiarrhythmika allerdings nicht ergaben. Auch erwies sich bei einem Patienten M. als die einzige, wirksame Substanz. Aus unseren Be-

Tabelle 2. Subjektive Nebenwirkungen der Antiarrhythmika

Name	Flecainid	Placebo	Propafenon	Placebo	Mexiletin	Placebo
V.S.	–	–	–	–	–	–
G.Z.	Am 3. und 4. Tag Schwindel	–	Am 2.–4. Tag starke Kopfschmerzen, depressiv. Nahm Tabl. nur, um den Test nicht kaputtzumachen.	–	–	–
W.H.	–	–	–	–	Am 1. Tag leichte Übelkeit	–
P.R.	–	–	–	–	–	–
J.M.	–	–	störender Kopfdruck	–	–	–
H.M.	–	–	starke Obstipation	–	–	–
H.R.	1.–4. Tag Schwindel	am 3. Tag Schwindel	1.–3. Tag Schwindel, 4. Tag starke Übelkeit, Abenddosis nicht genommen.	3. Tag Schwindel, Müdigkeit	1. und 2. Tag Schwindel und Händezittern	entfällt
M.A.	–	–	–	–	–	–
H.B.	–	–	–	–	Nach der 1. Einnahme heftige Magenschmerzen, im weiteren Verlauf Besserung durch Gelusil-Lac. Ferner Schwindel und Übelkeit	–
K.O.	–	–	–	–	–	–
S.H.	–	–	–	–	–	–
P.G.	–	–	–	–	–	–

funden kann natürlich nicht geschlossen werden, daß M. in höherer Dosierung nicht wirksamer ist als bei den hier gewählten 600 mg täglich. Insgesamt bestätigen unsere Ergebnisse aber die Befunde von Bethge u. Lichtlen (1981), die, mit anderer Methodik, eine deutliche Überlegenheit von P. gegenüber M. fanden.

Eine nicht unerhebliche, praktische Bedeutung haben Beeinflussungen der elektrokardiographischen Zeitwerte durch Antiarrhythmika. Während sich, entsprechend anderen Befunden (Übersicht bei Seipel u. Breithardt 1978), keine Beeinflussung dieser Größen durch M. feststellen ließ, führten 900 mg P. und 400 mg F. zu fast identischen Verlängerungen der P- und PQ-Dauer sowie der QRS-Breite. Diese Veränderungen machen im Einzelfall den Einsatz von P. und F. unmöglich, teilweise werden hierdurch auch notwendige Dosiserhöhungen verhindert.

Bei Gabe von F. in Abständen von 12 h ist mit den verabreichten Dosen ebenso eine 24-h-Wirkung zu erzielen wie bei derjenigen von P. oder M. in 8stündigen Abständen. Die nur 2mal tägliche Einnahme von F. stellt eine Vereinfachung des Einnahmemodus dar. Andererseits kann sich aus der langen Halbwertszeit von F. bis zu 30 h im Einzelfall eine Kumulation der Substanz ergeben.

Wahrscheinlich ist die große Streubreite der Halbwertszeit von F. die Ursache dafür, daß die Ermittlung der individuell erforderlichen Dosis schwieriger zu sein scheint als bei P. oder M. So liegen bei unseren Patienten die Tagesdosen von F. in einem Bereich zwischen 100 und 500 mg täglich. Ähnlich große Streuungen haben wir weder bei P. noch bei M. beobachtet.

Literatur

Bethge K-P, Lichtlen PR (1981) Die Beurteilung der antiarrhythmischen Therapie durch Langzeit-elektrokardiographie. In: Luederitz B (ed) Ventrikulaere Herzrhythmusstörungen. Springer, Berlin Heidelberg New York p 170
Seipel L, Breithardt G (1978) Electrophysiological effects of mexiletine in man: Influence on stimulus-induced ventricular arrhythmias. In: Sandøe E, Julian DG, Bell JW (eds) Management of ventricular tachycardia – role of mexiletine. Excerpta Medica, Amsterdam p 219

Langzeitverlauf bei Patienten mit ventrikulären Rhythmusstörungen der Lown-Klassen IV a und IV b

F. Theisen, K. Theisen und H. Jahrmärker

Komplexe, ventrikuläre Herzrhythmusstörungen gelten bei herzkranken Patienten, insbesondere bei Vorliegen einer koronaren Herzerkrankung, als Vorläufer des plötzlichen Herztodes [5, 7]. Die Definition komplexer, tachykarder Rhythmusstörungen ist in der Literatur nicht einheitlich. Zahlreiche Autoren bezeichnen die Lown-Klassen III (multiforme VES), IV a (Couplets), IV b (ventrikuläre Tachykardien) als komplexe Herzrhythmusstörungen. Die prognostische Aussagefähigkeit dieser Einteilung ist z. Z. jedoch noch unklar, insbesondere für die Langzeitprognose und die therapeutische Beeinflussung.

Daher untersuchten wir die Langzeitprognose und den antiarrhythmischen Therapieverlauf bei Patienten mit ventrikulären Herzrhythmusstörungen der Lown-Klassen IV a und IV b.

Patienten und Methodik

28 Patienten – 18 Männer und 10 Frauen – im mittleren Alter von 57 Jahren (18–72 Jahre) wurden untersucht.

8 Patienten hatten eine koronare Herzerkrankung, 7 ein Vitium cordis, 4 eine dilative Kardiomyopathie, 2 eine hypertensive Herzerkrankung, 1 Patient ein Mitralklappenprolapssyndrom, 6 Patienten hatten Herzrhythmusstörungen unklarer Genese.

Bei 19 Patienten bestand eine Herzinsuffizienz vom klinischen Schweregrad II–IV nach NYHA. 20 Patienten erhielten eine Herzkatheterdiagnostik, die mittlere Auswurffraktion betrug $38 \pm 11\%$ ($\bar{x} \pm$ S.D.). Bei 4 Patienten handelt es sich um einen Zustand nach Reanimation, davon 1 Patient mit Herzrhythmusstörungen ohne sonst faßbare Herzerkrankung.

Die Langzeit-EKG-Registrierung wurde mit einem Pathfinder-II-System der Firma Reynolds mit halbautomatischer Auswertung durchgeführt. Die Registrierungen erfolgten jeweils über 24 h.

Zu Beginn der Studie wurden der bisherige Therapieverlauf – alle Patienten waren zu Beginn der Studie antiarrhythmisch therapiert – an Hand der Unterlagen retrospektiv analysiert. Die erste 24-h-Langzeit-EKG-Kontrolle wurde zur Überprüfung des Therapieerfolges der bestehenden antiarrhythmischen Therapie durchgeführt.

Als Therapieerfolg wurde definiert, daß keine Rhythmusstörungen der Lown-Klassen IV a oder IV b mehr in einem 24-h-Langzeit-EKG auftreten durften.

Bei Nachweis eines Therapieerfolges wurde die antiarrhythmische Therapie fortgeführt, weitere Therapiekontrollen mit 24-h-Langzeit-EKG erfolgten in 6monatigen Abständen. Bei Vorliegen eines Therapieversagens wurden weitere Therapieversuche, die jeweils durch 24-h-Langzeit-EKG-Aufzeichnungen überprüft wurden, durchgeführt.

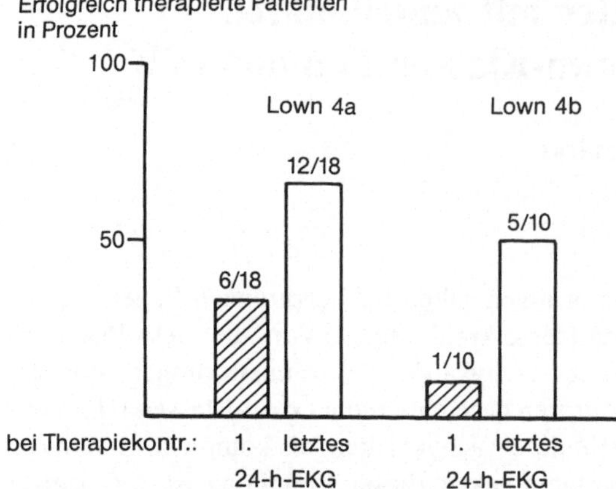

Abb. 1. Langzeittherapieerfolg bei Patienten mit Lown IVa und IVb in Prozent. *Schraffierte Säule:* Therapieerfolg der zu Studienbeginn bestehenden antiarrhythmischen Therapie. Therapiekontrolle durch das erste, zu Studienbeginn durchgeführte 24-h-Langzeit-EKG. Alle Patienten galten aufgrund der bisherigen Kontrollkriterien (Ruhe-EKG, Rhythmusstreifen, Belastungs-EKG, 4stündiger Telemetrie) als erfolgreich therapiert. *Offene Säule:* Therapieerfolg bei Abschluß der Studie im letzten 24-h-Langzeit-EKG, nachdem bei den zu Studienbeginn nicht erfolgreich behandelten Patienten weitere Therapieversuche mit Therapiekontrolle durch 24-h-Langzeit-EKG durchgeführt wurden

Ergebnisse

Der Beobachtungszeitraum betrug im Mittel 5,1 (1–12) Jahre. 3 der 28 Patienten verstarben, davon 1 Patient an einem plötzlichen Herztod nach einem Jahr erfolgloser antiarrhythmischer Therapie bei Herzrhythmusstörungen der Lown-Klasse IVb. 1 Patient verstarb an einem autoptisch gesicherten frischen Myokardinfarkt (Beobachtungszeitraum 3 Jahre) und 1 Patient an myokardialem Versagen bei terminaler Herzinsuffizienz (Beobachtungszeitraum 12 Jahre).

Ergebnisse der ersten 24-h-Langzeit-EKG-Kontrolle (Abb. 1).

Nur 7 von 28 Patienten, 6 der 18 Patienten mit Lown IVa und 1 von 10 Patienten mit Lown IVb, waren erfolgreich behandelt. Alle 28 Patienten waren auf Grund der vorher durchgeführten Therapiekontrollen ohne 24-h-Langzeit-EKG (Ruhe-EKG, Rhythmusstreifen, Belastungs-EKG und ca. 4stündiger Telemetrieregistrierung) als erfolgreich behandelt eingestuft worden.

Ergebnisse der letzten 24-h-Langzeit-EKG Kontrolle (Abb. 1).

17 von 28 Patienten, 12 der 18 Patienten mit Lown IVa, und 5 der 10 Patienten mit Lown IVb waren jetzt erfolgreich behandelt. Bei den Patienten mit Lown IVa waren im Mittel 5,3 (2–15) Therapieversuche mit verschiedenen Antiarrhythmika, bzw. Antiarrhythmikakombinationen und bei den Patienten mit Lown IVb im Mittel 8,6 (5–11) Therapieversuche notwendig, um einen Therapieerfolg zu erzielen.

7 von 8 Patienten mit koronarer Herzerkrankung und 5 von 6 Patienten mit sonst keiner faßbaren Herzerkrankung konnten erfolgreich behandelt werden (Abb. 2), dagegen

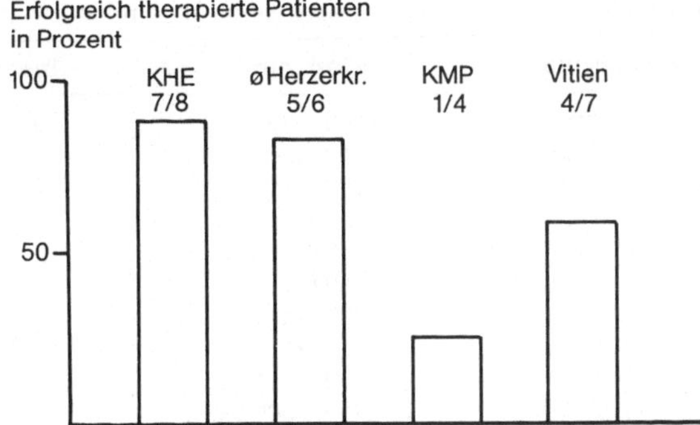

Abb. 2. Therapieerfolg bei Abschluß der Studie, aufgegliedert für Patienten mit koronarer Herzerkrankung (*KHE*), keiner sonst faßbaren Herzerkrankung (Ø *mit Herzerkr.*), Kardiomyopathie (*KMP*), *Vitien*

Abb. 3. Anzahl der Therapieversuche bis zum Therapieerfolg. Mittlere Anzahl der Therapieversuche, die notwendig waren, um einen Therapieerfolg bei Patienten mit koronarer Herzerkrankung (*KHE*), keiner sonst faßbaren Herzerkrankung (Ø *Herzerkr.*), Kardiomyopathie (*KMP*) und *Vitien* zu erzielen

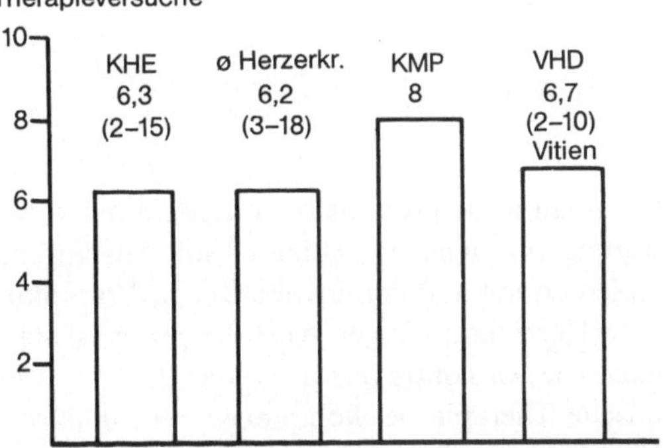

nur 1 von 4 Patienten mit einer Kardiomyopathie und 4 von 7 Patienten mit einem Vitium cordis.

Um einen Therapieerfolg zu erzielen waren bei den Patienten mit koronarer Herzerkrankung im Mittel 6,3 (2–15), bei den Patienten mit sonst keiner faßbaren Herzerkrankung 6,2 (3–18), bei den Patienten mit einem Vitium 6,7 (2–10) Therapieversuche notwendig (Abb. 3). Bei dem einen erfolgreich behandelten Patienten mit Kardiomyopathie war der 8. Therapieversuch erfolgreich. Einer der 2 Patienten mit einer hypertensiven Herzerkrankung war nach 4 Therapieversuchen erfolgreich behandelt, dagegen war der 2. Patient nach 8 Therapieversuchen, ebenso wie der Patient mit Mitralklappenprolapssyndrom nach 9 Therapieversuchen nicht erfolgreich behandelt.

Insgesamt wurden bei den 11 der 28 Patienten, die nicht erfolgreich behandelbar waren, im Mittel 8,6 (8–15) Therapieversuche durchgeführt.

Tabelle 1 zeigt die erfolgreich angewandten Antiarrhythmika, bzw. Antiarrhythmikakombinationen.

Tabelle 1. Erfolgreich angewendete Antiarrhythmika bzw. Antiarrhythmikakombinationen

Medikamente	Dosierungen	Insgesamt angewandt	Erfolgreich
Propafenon	600– 900 mg	20 ×	5 ×
Ajmalinbitartrat	60 mg	21 ×	2 ×
Amiodarone	200– 600 mg	7 ×	3 ×
Chinidin	1 g	7 ×	1 ×
Propafenon + Propranolol	750 mg 60 mg	8 ×	1 ×
Mexiletin + Propranolol	600 mg 60 mg	3 ×	1 ×
Tocainide + Amiodarone	800–1 200 mg 200– 600 mg	3 ×	2 ×
Ajmalinbitartrat + Propranolol	60 mg 80 mg	10 ×	1 ×
Tocainide + Propranolol	800–1 200 mg 120 mg	1 ×	1 ×

Diskussion

Die ungünstige prognostische Bedeutung von komplexen tachykarden Herzrhythmus-störungen scheint für Patienten mit Zustand nach Myokardinfarkt gesichert [5, 7]. Für Patienten mit anderen myokardialen Erkrankungen bzw. für Patienten ohne sonst faß-bare Herzerkrankungen wird die prognostische Bedeutung dieser Rhythmusstörungen nach wie vor kontrovers diskutiert [1, 9, 11]. Ebenso ist die prophylaktische antiarrhyth-mische Therapie bei komplexen ventrikulären Herzrhythmusstörungen umstritten [8]. Eine Schutzwirkung vor plötzlichem Herztod ist bislang nur für die β-Blockade nach Myokardinfarkt nachgewiesen [10]. Der Wirkungsmechanismus dieser Prophylaxe ist unbekannt. Untersuchungen mit prophylaktischer Antiarrhythmikagabe sind wider-sprüchlich und zeigen z.T. keine Schutzwirkung [8]. Andererseits konnte bei Patienten mit ventrikulären Tachykardien und rezidivierendem Kammerflimmern die Prognose durch eine systematische therapeutische Einstellung mit Antiarrhythmika signifikant verbessert werden [6].

In unserem Patientengut mit verschiedenen kardialen Diagnosen und Rhythmusstö-rungen der Lown-Klassen IVa und IVb war die Prognose in einem Beobachtungszeit-raum von 5,1 Jahren relativ gut. Nur 1 von 28 Patienten verstarb an einem plötzlichen Herztod. Andere Autoren fanden bei einem ähnlich zusammengesetzten Patientengut wesentliche höhere Mortalitätsraten in einem Beobachtungszeitraum von nur 12 bzw. 19 Monaten [2, 9]. Allerdings wurden diese Patienten nicht oder nicht konsequent anti-arrhythmisch therapiert.

Daher muß diskutiert werden, ob die günstige Prognose bzgl. des plötzlichen Herz-todes in unserem Patientenkollektiv durch die konsequente antiarrhythmische Therapie während der gesamten Verlaufsbeobachtungszeit herbeigeführt wurde, obwohl diese antiarrhythmische Therapie bei einem Großteil der Patienten und über einen längeren Beobachtungszeitraum zu keiner völligen Unterdrückung der Rhythmusstörungen führ-te. Zum Abschluß der Studie wiesen 40% der Patienten immer noch Rhythmusstörungen der Lown-Klassen IVa und IVb auf, obwohl im Mittel 8,6 Therapieversuche durchgeführt worden waren. Insgesamt erwiesen sich die Herzrhythmusstörungen als äußerst schwer therapierbar.

Myerburg et al. fand ebenfalls bei Patienten mit rezidivierenden ventrikulären Tachykardien und einer antiarrhythmischen Therapie im therapeutischen Plasmaspiegelbereich eine signifikant verbesserte Prognose, ohne daß die Rhythmusstörungen durch diese Therapie völlig unterdrückt wurden [6]. Daher ist es denkbar, daß eine antiarrhythmische Therapie auch ohne daß sie zu einer völligen Unterdrückung komplexer Herzrhythmusstörungen führt, die Prognose bzgl. des plötzlichen Herztodes dadurch verbessert, daß sie durch Beeinflussung des Myokards oder Abschirmung autonomer Mechanismen [4] den deletären Übergang dieser Rhythmusstörungen ins Kammerflimmern verhindert.

Zusammenfassung

28 Pat. mit ventrikulären Herzrhythmusstörungen der Lown-Klassen IVa und IVb wurden in einer teilweise retrospektiv, teilweise prospektiv durchgeführten Langzeitstudie mit einem Beobachtungszeitraum von im Mittel 5,1 Jahren bzgl. ihrer Prognose und des Therapieverlaufs untersucht. Therapiekontrollen wurden mit 24-h-Langzeit-EKG-Aufzeichnung durchgeführt, als Therapieerfolg wurde definiert: kein Lown IVa oder IVb in einem 24-h-Langzeit-EKG. Zu Beginn der Studie galten alle 28 Pat. nach den damals technisch möglichen Therapiekontrollkriterien (Ruhe-EKG, Rhythmusstreifen, Ergometrie und ca. 4stündiger ambulanter Telemetriekontrolle) als erfolgreich therapiert. Im ersten 24-h-Langzeit-EKG waren nur 7 der 28 Pat. erfolgreich behandelt. Durch weitere antiarrhythmische Therapieversuche mit jeweils 24-h-Langzeit-EKG-Kontrolle ließ sich der Therapieerfolg bei Abschluß der Studie auf 17 von 28 Pat. steigern. Dazu waren im Mittel 6,3 Therapieversuche notwendig, 40% der Pat. (11 von 28) waren trotz im Mittel 8 Therapieversuchen nicht erfolgreich behandelbar. 3 der 28 Pat. verstarben, davon nur 1 Pat. an einem plötzlichen Herztod. Aufgrund dieser Ergebnisse scheinen Rhythmusstörungen der Lown-Klassen IVa und IVb schwer therapierbar, ihre prognostische Bedeutung konnte nicht ganz geklärt werden. Es muß diskutiert werden, ob nicht die antiarrhythmische Therapie allein, ohne daß sie zu einer völligen Unterdrückung der Herzrhythmusstörungen führt, die günstige Prognose unseres Patientenkollektivs bzgl. des plötzlichen Herztodes herbeigeführt hat.

Literatur

1. Brisse B, Bender F (1982) Herzrhythmusstörungen bei Koronargesunden. MMW 124 No 15: 373–376
2. Follansbee WP, Michelson L, Morgenroth J (1980) Nonsustained ventricular tachycardia in ambulatory patients: Characteristics and association with sudden cardiac death. Ann Intern Med 92: 741

3. Lown B, Graboys TB (1977) Management of patients with malignant ventricular arrhythmias. Am J Cardiol 39: 910–918
4. Lown B (1980) Neural and psychologic factors in sudden death. Verh Dtsch Ges Herz Kreislaufforsch 46: 28
5. Moss AJ, David HT, DeCamilla J, Bayer LW (1979) Ventricular ectopic beats and their relation to sudden death after myocardial infarction. Circulation 60 No 5: 998–1003
6. Myerburg RJ, Conde C, Sheps DS, Appel RA, Kiem I, Sung RJ, Castellanos A (1979) Antiarrhythmic drug therapy in survivors of prehospital cardiac arrest: Comparison of effects in chronic ventricular arrhythmias and recurrent cardiac arrest. Circulation 59: 855–863
7. Ruberman W, Weinblatt E, Goldberg JD, Frank CW, Chaudhary BS, Shapiro S (1981) Ventricular premature complexes and sudden death after myocardial infarction. Circulation 64 No 2: 297–305
8. Seipel L, Breithardt G (1980) Indikation zur Therapie tachykarder Rhythmusstörungen. Pharmakotherapie 3 No 6: 251–257
9. Spielberg C, von Leitner ER, Andresen D, Schröder R (1982) Prognostische Bedeutung komplexer tachykarder ventrikulärer Rhythmusstörungen im 24-Stunden-Langzeit-EKG. Z Kardiol 71: 271–277
10. The Norwegian Multicenter Study Group (1981) Timolol-induced reduction in mortality and reinfarction in patients surviving acute myocardial infarction. New Engl J Med 304: 801–807
11. Winkle RA (1980) Detection of patients at high risk for sudden death: The rule of electrocardiographic monotoring. In: Kulbertus HE, Wellens HJJ (eds) Sudden death. Developments in cardiovascular medicine, vol 4. Martinus Nijhoff, The Hague pp 275–296

Erfahrungen mit Propafenon bei der Behandlung von Rhythmusstörungen im Kindesalter*

H. Weber, G. Eigster und H. Wesselhoeft

Einleitung

Über therapiebedürftige Herzrhythmusstörungen im Säuglings- und Kindesalter wurde wiederholt berichtet (Landtman 1947; Rutkowski et al. 1973). Insbesondere im Säuglingsalter kann es durch Herzrhythmusstörungen zu schwerer Herzinsuffizienz und kardiogenem Schock kommen. Ohne eine erfolgreiche Arrhythmiebehandlung besteht bei diesen Patienten die Gefahr des plötzlichen Herztodes.

Propafenon ist eine antiarrhythmische Substanz, welche der Gruppe der Antiarrhythmika mit membranstabilisierendem Effekt zugeordnet wird. Die Wirkung auf schnelle Aktionspotentiale scheint lidocain- und chinidinähnlich zu sein. Eine Hemmung langsamer Aktionspotentiale und Eigenschaften, welche die β-Rezeptoren blokkieren, kommen möglicherweise hinzu (Scholz 1981).

Patienten und Methodik

Von Juli 1978 bis Mai 1982 wurden 66 Patienten im Alter von 2 Tagen bis 23 Jahren (6 unter 9 Monate und 13 über 14 Jahre, Mittel 8 Jahre und 4 Monate), 37 männlich (56%) und 29 weiblich (44%) wegen therapiebedürftigen Herzrhythmusstörungen mit Propafenon behandelt. 16 Patienten (24,2%) hatten zusätzlich einen kongenitalen Herzfehler. 21 Patienten (31,8%) waren bereits vor der stationären Aufnahme ambulant oder stationär mit verschiedenen Antiarrhythmika behandelt worden. 19 Patienten (28,8%) kamen im Arrhythmieanfall als Notfälle in unsere Klinik, bei weiteren 9 Patienten (13,6%) waren Synkopen oder Schwindelanfälle bekannt.

Mit Ausnahme der Notfälle wurde bei allen Patienten vor Beginn der medikamentösen antiarrhythmischen Behandlung mit Propafenon eine Langzeit-EKG-Untersuchung von 20–48 h durchgeführt. 3 Notfallpatienten wurden kardiovertiert, bei 11 weiteren wurde durch eine intrakardiale Überstimulation ein Sinusrhythmus erzielt. Bei 42 arrhythmischen Patienten erfolgte auf dem Kathetermeßplatz eine intravenöse Injektion von Propafenon während kontinuierlicher Registrierung eines Vorhof-, His-Bündelund Ventrikelelektrogramms sowie von 3 Oberflächen-EKG-Ableitungen: V_2, I, aVF. 18 dieser Patienten kamen arrhythmisch zur Herzkatheteruntersuchung, bei den übrigen 24 konnte die Arrhythmie durch intrakardiale Stimulation ausgelöst werden. Die Injektionsgeschwindigkeit von Propafenon war 1 mg/kgKG/5 min, bis ein Sinusrhythmus er-

* Mit Unterstützung der Deutschen Forschungsgemeinschaft SFB 89 Kardiologie, Göttingen

zielt wurde. Danach erfolgten hochfrequente Vorhofstimulationen mit steigenden Frequenzen, bis zum Auftreten einer atrioventrikulären Überleitungsblockierung und anschließend programmierte Einzelstimulationen des re. Vorhofes und des re. Ventrikels mit einer Impulsbreite von 2 ms und dem doppelten der gemessenen Reizschwellenstromstärke. Nach intravenöser Propafenongabe konnte noch bei 11 der 42 Patienten eine Arrhythmie ausgelöst werden. Es kam danach 7mal zu einer Sponatanremission und 4mal wurde durch eine atriale Überstimulation ein Sinusrhythmus erzielt.

Nach den invasiven Untersuchungen wurden die Patienten mit einem Monitor überwacht und stündlich sowie bei Bedarf ein EKG registriert. Am folgenden Tag wurde mit der oralen Propafenonbehandlung in einer Dosierung, welche dem 10fachen der intravenös ermittelten Wirkungsmenge entsprach und auf 3–4 Gaben/Tag verteilt wurde, während einer 20–48 h dauernden Langzeit-EKG-Kontrolle begonnen.

Laborchemische Untersuchungen zur frühzeitigen Erkennung evtl. auftretender Nebenwirkungen wurden vor Behandlungsbeginn sowie 1 und 3 Wochen danach vorgenommen, je nach Bedarf auch häufiger.

Zur Bestimmung des Propafenon-Serumspiegels erfolgten Blutentnahmen bei 32 Patienten 20–50 min nach der intravenösen Propafenoninjektion und einmal täglich an den darauffolgenden 5 Tagen unter oraler Behandlung mit Propafenon morgens vor der ersten Tabletteneinnahme. Zwei weitere Kontrollen des Propafenon-Serumspiegels wurden ambulant 14 Tage bzw. 3 Monate nach Behandlungsbeginn getätigt. Bei den übrigen 34 Patienten wurden 1–5 Kontrollen des Propafenon-Serumspiegels in unterschiedlichen Zeitabständen durchgeführt. Es wurden nur Serumspiegel mit anamnestisch konstanter Tabletteneinnahme verwertet. Die Serumkonzentrationen von Propafenon wurden in den Laboratorien der Firma Knoll AG bestimmt, welche uns ebenfalls kostenlos Propafenonampullen und Kindertabletten zu 5-, 10- und 50 mg zur Verfügung stellte.

Ergebnisse

Arrhythmien

Die Herzrhythmusstörungen der Patienten sind in Tabelle 1 aufgezeigt. In der Mehrzahl der hier untersuchten und behandelten Patienten wurde die Herzrhythmusstörung durch ein Umkehrphänomen (kreisende Erregung) mit Beteiligung einer zusätzlichen atrioventrikulären oder atriofaszikulären Leitungsbahn verursacht (66,6%). Nur 8 der davon betroffenen Patienten hatten im EKG intermittierende oder konstante Präexzitationszeichen vom WPW- oder LGL-Typ.

Propafenondosis

Die ermittelte intravenöse Wirkungsdosis von Propafenon lag zwischen:
11,5 und 63,8 mg/m² KO, *Mittelwert: 39,7 mg/m² KO/Tag*
Die orale Dosis lag zwischen:
200 und 605 mg/m² KO, *Mittelwert: 308,5 mg/m² KO/Tag*

Tabelle 1. Vorkommen der verschiedenen Typen von Arrhythmien bei 66 Patienten

Arrhythmien	[n]
1. Paroxysmale supraventrikuläre Tachykardie:	
– Zusätzliche atrioventrikuläre Leitungsbahn	33
– AV-Knotentachykardie	4
– Vorhofflattern	4
2. Ventrikuläre Arrhythmien:	
– Ventrikuläre Tachykardie	9
– Ventrikuläre Extrasystolie	5
3. Kombinationen:	
– Zusätzliche Leitungsbahn + Vorhofflattern	6
– Zusätzliche Leitungsbahn ventrikuläre Extrasystolie	5

Diese auf die Körperoberfläche bezogenen ermittelten Werte bei 42 Patienten ergaben keine Unterschiede in bezug auf die verschiedenen Altersgruppen vom Säuglings- bis zum jugendlichen Erwachsenenalter.

Wirkung

Im Beobachtungszeitraum von 36 Tagen bis 3 Jahren und 10 Monate (Mittel 1 Jahr und 8 Monate) waren von Behandlungsbeginn 44 Patienten (66,6%) arrhythmie- und beschwerdefrei. Bei weiteren 11 Patienten (16,6%) konnten die Herzrhythmusstörungen deutlich vermindert bzw. die Arrhythmieanfälle verkürzt sowie in der Zahl reduziert werden, und auch diese Patienten waren beschwerdefrei. 4 Patienten (6%) zeigten ein unbefriedigendes Ergebnis und 7 Patienten (10,6%) müssen schließlich als Therapieversager eingestuft werden. Die Behandlungsergebnisse in bezug auf die Art der Herzrhythmusstörungen sind in Tabelle 2 dargestellt. Während gute Ergebnisse bei Patienten mit zusätzlichen Leitungsbahnen erzielt werden konnten, waren die Behandlungserfolge von Patienten mit Kombinationen von verschiedenen Arrhythmien weniger befriedigend.

Die in der oben angegebenen Dosierung beobachtete Wirkung von Propafenon auf die Sinusknotenfunktion und die intrakardiale Erregungsleitung konnte bei 23 Patienten untersucht werden und ist in Tabelle 3 wiedergegeben. Es waren nur geringfügige Leitungsverzögerungen im AV-Knoten- und His-Purkinje-System zu beobachten. Eine Beeinflussung der Sinusknotenfunktion und der myokardialen Reizschwelle konnte in den hier angewandten Dosierungen nicht festgestellt werden.

Von Bedeutung ist jedoch die Beobachtung, daß bei Patienten mit kreisender Erregung über eine akzessorische Leitungsbahn der Arrhythmieanfall ausnahmslos durch Hemmung der Erregungsleitung über diese zusätzliche Leitungsbahn unterbrochen wurde.

Nach einem arrhythmiefreien Beobachtungszeitraum von mehr als 1 Jahr konnte die Propafenonbehandlung bei 9 Patienten abgesetzt werden. 4 davon blieben arrhythmie-

Tabelle 2. Behandlungsergebnisse

Arrhythmie	Reaktion			
	+ +	+	o	–
1. Zusätzliche Leitungsbahn	22	7	1	3
2. Ventrikuläre Tachykardie	8	1	–	–
3. Ventrikuläre Extrasystolie	4	–	1	–
4. Kongenitales Vorhofflattern	3	–	–	1
5. AV-Knotentachykardie	3		–	1
6. Zusätzl. Leitungsbahn + Vorhofflattern	2	2	1	1
7. Zusätzl. Leitungsbahn + ventr. Extrasystolie	2	1	1	1

Tabelle 3. Elektrophysiologische Wirkungen bei einer mittleren Dosierung von 39,7 mg/m^2 KO Propafenon intravenös

Spontane	A-A	vor	
Periodendauer	ms	nach Propafenon	+ 9,1%
Frequ.-korr.	SKZ	vor	
Sinusknoten-	korr.		
Erholungszeit	ms	nach Propafenon	+ 1,0%
Funktionelle	FRP	vor	
Refraktärperiode			
VA-Knoten	ms	nach Propafenon	+ 11,8%
Effektive	ERP	vor	
Refraktärperiode			
AV-Knoten	ms	nach Propafenon	+ 14,1%

Die Verlängerung der Zeiten sind als prozentuale Abweichungen des Mittelwertes (n = 23) vor (100%) und nach Rytmonorm i.v. angegeben

frei, bei den übrigen 5 Patienten ist jedoch wegen erneutem Auftreten von Herzrhythmusstörungen zumindest eine intermittierende Behandlung mit Propafenon erforderlich.

Nebenwirkungen

Im Beobachtungszeitraum wurden, wie aus Tabelle 4 zu ersehen ist, bei 31 Patienten (46,9%) klinische Symptome beobachtet, welche als Nebenwirkungen der Propafenonbehandlung auftreten können. Es handelt sich dabei überwiegend um gastrointestinale und orthostatische Beschwerden. Akute Intoxikationserscheinungen wurden bei keinem der Patienten beobachtet. Von den laborchemischen Kontrollen war einmal eine Erhöhung der γ-GT deutlich über die Altersnormwerte bei einem Säugling und bei 2 weiteren Patienten ebenfalls eine vorübergehende Erhöhung der SGOT festzustellen. Sowohl die subjektiven Beschwerden als auch die pathologischen Laborbefunde normalisierten sich in 1–3 Wochen nach Therapiebeginn, ohne daß die Behandlung mit Propafenon unterbrochen werden mußte.

Tabelle 4. Nebenwirkungen

Symptom	[n]	[%]
Brechreiz	17	25,7
Erbrechen	5	7,6
Appetitlosigkeit	5	7,6
Müdigkeit	5	7,6
Schlaflosigkeit	4	6,0
Schwindel	3	4,5
SGOT-Erhöhung	2	3,0
γ-GT-Erhöhung	1	1,5

3 Patienten mit höheren Dosierungen waren durch eine Zunahme der atrioventrikulären Überleitungszeit (PQ-Zeit im EKG) auffällig. Während einer Belastung am Fahrradergometer normalisierte sich jedoch das Überleitungsintervall und Arrhythmien traten nicht auf.

Propafenon-Serumspiegel

20–50 min nach intravenöser Applikation lag der Propafenon-Serumspiegel zwischen 236 und 1500 ng/ml und war nach 24 h praktisch nicht mehr nachweisbar. Mit Beginn der oralen Therapie ist ein Anstieg des Propafenon-Serumspiegels bis zum 4. Tag zu beobachten, welcher dann bei einem Mittelwert um 447 ng/ml lag, mit nur vereinzelten Extremwerten (von 112–2706 ng/ml). Es konnte keine Beziehung zwischen hohen Propafenon-Serumspiegeln und den beobachteten Nebenwirkungen festgestellt werden. Bei Patienten mit einem Propafenon-Serumspiegel unter 150 ng/ml waren jedoch Arrhythmierückfälle zu beobachten, welche dann auch häufig mit unregelmäßiger oder nur einmaliger Tabletteneinnahme pro Tag in Zusammenhang gebracht werden konnten.

Diskussion

Bis auf 4 Ausnahmen, bei welchen der Verdacht auf Zustand nach Myokarditis nicht ausgeschlossen werden konnte, handelt es sich bei den hier untersuchten Patienten um kongenitale Arrhythmien. Auch bei den 16 Patienten mit kongenitalen Herzfehlern scheidet eine Druck- oder Volumenbelastung des Herzens bis auf 3 Patienten aus, da es hämodynamisch nicht wirksame oder gut korrigierte Herzfehler sind.

3 der 4 Patienten mit Verdacht auf Zustand nach Myokarditis und 2 mit Volumenbelastung des Herzens durch einen schweren kongenitalen Herzfehler gehören zu den Therapieversagern, und die Propafenonbehandlung wurde nach 4 Wochen bis 3 Jahren abgesetzt.

3 Patienten mit unbefriedigendem Behandlungsergebnis hatten wiederholt niedrige (unter 50 ng/ml) oder nicht nachweisbare Propafenon-Serumspiegel, am ehesten wegen

unregelmäßiger bzw. versäumter Medikamenteneinnnahme. Lediglich bei einem Therapieversager war trotz ausreichender Propafenon-Plasmakonzentration (200 ng/ml) die Arrhythmiebehandlung erfolglos. Nach wiederholten erfolglosen Therapieversuchen auch mit anderen Antiarrhythmika wurde jede medikamentöse antiarrhythmische Behandlung eingestellt, und danach war dieser Patient arrhythmiefrei.

Die intravenöse Digitalisierung von herzinsuffizienten Neugeborenen und Säuglingen mit Herzrhythmusstörungen ist in der Mehrzahl der pädiatrisch-kardiologischen Zentren auch heute noch das Mittel der Wahl. Es wird auch als Arrhythmieprophylaxe nach einer Kardioversion empfohlen (Gilette 1981). Von besonderer Bedeutung ist deshalb unsere Beobachtung von 4 Neugeborenen, welche trotz Digitalisierung mit schwerer Herzinsuffizienz und Zeichen eines kardiogenen Schocks als Notfälle in unsere Klinik kamen. Auch durch eine ausreichende Digitalisierung konnte weder die Herzinsuffizienz noch die Rhythmusstörung dieser Patienten erfolgreich behandelt werden. Dies unterstreicht die Notwendigkeit eines potenten Antiarrhythmikums mit möglichst geringen Nebenwirkungen und guter Verträglichkeit auch für Patienten dieser Altersgruppe.

Durch die Möglichkeit intrakardialer EKG-Ableitungen auch im Säuglings- und Kindesalter konnte der Entstehungsmechanismus verschiedener Arrhythmien dieser Altersgruppen untersucht werden (Brodsky et al. 1971). Die häufigste Herzrhythmusstörung ist die paroxysmale supraventrikuläre Tachykardie durch kreisende Erregung über vorgegebene Bahnen. Besonders geeignet in der Behandlung dieser Herzrhythmusstörungen sind Antiarrhythmika aus der Gruppe der Membranstabilisatoren.

Propafenon ist nach unseren Erfahrungen mit pädiatrischen Patienten ein hoch wirksames Antiarrhythmikum mit membranstabilisierendem Effekt von vergleichsweise guter Verträglichkeit und geringen Nebenwirkungen in den oben angegebenen Dosierungen.

Literatur

Brodsky SJ, Mirowsky M, Krowetz LJ, Rowe RD (1971) Recordings of His bundle and other conduction time potentials in children. J Pediatr 79: 61–67
Gilette PC (1981) Dysrhythmias in infants and children. In: Engle MA (ed) Pediatric cardiovascular disease. Davis, Philadelphia pp 79–95
Landtman B (1947) Heart arrhythmias in children. Acta Paediatr [Suppl] 34: 1–107
Rutkowski MM, Doýle EF, Cohen SN (1973) Drug therapy of heart disease in pediatric patients. III. The therapeutic challenge of supraventricular tachyrhythmias in infants and children. Am Heart J 86: 562–568
Scholz H (1981) Therapie der Arrhythmien. Neue Antiarrhythmika. Z Kardiol 70: 255

Elektrophysiologischer Effekt und antiarrhythmische Wirksamkeit von Rytmonorm, ermittelt durch programmierte elektrische Stimulation des Herzens bei Patienten mit häufig wiederkehrenden supraventrikulären Reentry-Tachykardien

A. Waleffe und H. Kulbertus

Einführung

In einer Reihe von Beobachtungen konnte kürzlich die ausgeprägte antiarrhythmische Wirksamkeit von sowohl oral als auch intravenös verabreichtem Propafenon gezeigt werden [1, 2, 3, 4].

Die anfänglichen Untersuchungen wiesen darauf hin, daß dieser Effekt von der membranstabilisierenden Eigenschaft herrührt [5].[1] In der vorliegenden Untersuchung haben wir die elektrophysiologischen Eigenschaften von intravenös verabreichtem Propafenon bei 12 Patienten untersucht, von denen 11 paroxysmale supraventrikuläre Tachykardien aufwiesen, die reproduzierbar im Labor ausgelöst werden konnten. Die antiarrhythmischen Eigenschaften wurden bei 5 Patienten nach dauernder oraler Medikation noch einmal untersucht.

Patienten und Methoden

12 Patienten (5 männliche, 7 weibliche) mit beeinträchtigenden wiederkehrenden Anfällen von im EKG-belegten supraventrikulären Tachykardien wurden untersucht (Tabelle 1). Sie waren zwischen 19 und 72 Jahren alt. 5 von ihnen hatten zumindest zeitweise im EKG Hinweise auf ein WPW-Syndrom.

Bei den Patienten 1–5 deckte die elektrophysiologische Untersuchung auf, daß während der Tachykardie die Vorhof- und die Kammererregung gleichzeitig auftraten. Darüber hinaus folgte auf ventrikuläre Extrastimuli, die während eines Schrittmacher getriebenen ventrikulären Grundrhythmus mit sich stetig verkürzendem Kupplungsintervall einfielen, eine allmählich zunehmende VA-Leitung sowie das Erscheinen eines retrograden His-Bündel-Peaks mit einem H-LRA-Intervall, das mit einer Leitung durch den AV-Knoten vereinbar war. Bei diesen Patienten wurde angenommen, daß sie eine intranodale Reentry-Tachykardie hatten. Bei 4 der 5 Personen mit WPW-Syndrom konnte eine kreisende Tachykardie nachgewiesen werden. Bei Patient 11 ging im His-Bündel-EG während der Kammeranregung und der Tachykardie eine Aktivierung des linken Vor-

---

1 Der schnelle Na^+-Einstrom sowie – in geringerem Maße – der langsame Kalziumstrom werden unterdrückt [6]

Tabelle 1. Angaben zu den Patienten

Patient	Alter	Ge-schlecht	Form der Arrhythmie	Frühere antiarrhythmische Behandlung
1	27	W	AVNT	Quinidinbisulfat 1 500 mg/Tag, Propranolol 120 mg/Tag, Verapamil 240 mg/Tag
2	45	W	AVNT	Quinidinbisulfat 1 500 mg/Tag, Bisopyramid 600 mg/Tag, Desacetyllanatosid C 0,50 mg/Tag
3	51	M	AVNT	Propranolol 320 mg/Tag, Quinidinbisulfate 1 500 mg/Tag, Verapamil 120 mg/Tag
4	26	W	AVNT	Propranolol 120 mg/Tag, Metoprolol 200 mg/Tag, Mexiletinhydrochlorid 400 mg/Tag
5	32	W	AVNT	Quinidinbisulfat 1 000 mg/Tag, Verapamil 200 mg/Tag
6	19	M	WPW B; CMT	Propranolol 160 mg/Tag, Disopyramid 600 mg/Tag
7	22	M	WPW B; Kammer-flimmern	Disopyramid 600 mg/Tag, Quinidinbisulfat 1 500 mg/Tag, Desacetyllanatosid C 0,50 mg/Tag
8	20	M	WPW B; CMT	Verschiedene Präparate (nähere Einzelheiten unbekannt)
9	58	W	WPW A; CMT	Quinidinbisulfat 1 500 mg/Tag, Procainamid 1 000 mg/Tag, Ajmalin 300 mg/Tag
10	72	W	Rechte akzessorische Bahn	Quinidinbisulfat 1 500 mg/Tag, Procainamid 1 000 mg/Tag, Ajmalin 300 mg/Tag, Aprindin 100 mg/Tag, Amiodaron 300 mg/Tag 3 Wochen im Monat
11	36	W	Linke akzessorische Bahn	Amiodaron 300 mg/Tag — Wochen im Monat
12	24	M	Intermitt. WPW; CMT	Disopyramid 600 mg/Tag, Verapamil 80 mg/Tag

Abkürzungen: AVNT, AV-Knoten-Tachykardie; WPW, Wolff-Parkinson-White-Syndrom (Typ A oder B); CMT, Reentry-Tachykardie (circus movement)

hofs einer langsamen Aktivierung des rechten Vorhofseptums voran, was auf das Vorhandensein einer linksseitigen akzessorischen Leitungsbahn für eine retrograde Leitung hinwies. Bei Patient 10 schließlich ging während der Tachykardie eine hohe Aktivierung des rechten Vorhofs einer niedrigen Aktivierung des rechten Vorhofseptums voran; bei diesem Patienten wurde eine verborgene rechtsseitige akzessorische Leitungsbahn angenommen.

Elektrophysiologische Untersuchungen

Alle Patienten gaben nach der Aufklärung ihre Einwilligung. Sämtliche Kardiaka wurden 72 h vor dem Versuch abgesetzt. Die Patienten 10 und 11, die Amiodarone erhalten hatten und sowohl klinische als auch biologische Anzeichen von Hyperthyreoidismus entwickelt hatten, waren z.Z. der Untersuchung für 6 Wochen vom Medikament abgesetzt.

Die bei dieser Untersuchung angewandte Methodik, die apparative Technik, sowie die gebrauchten Definitionen sind kürzlich beschrieben worden [7].

10 min vor und nach dem Ende einer intravenösen Injektion von 2 mg Propafenon pro kg Körpergewicht, die über einen Zeitraum von 10 min verabreicht wurden, sind die physiologischen Parameter gemessen worden. Bei 5 Patienten (2, 6, 8, 9 und 11), die einer zweiten invasiven Untersuchung zustimmten, wurde das komplette Stimulationsprotokoll nach 3 Tagen oraler Propafenonbehandlung (300 mg/Tag) wiederholt und zwar 2 h nach der letzten verabreichten Dosis. Das festgelegte Vorgehen beinhaltete keine Untersuchungen sowie Nachuntersuchungen während des langandauernden oralen Gebrauchs. Die Plasmawerte von Propafenon wurden mittels High pressure liquid chromatography bestimmt.

Ergebnisse

Elektrophysiologische Eigenschaften von Propafenon

Auswirkung von Propafenon auf grundlegende elektrophysiologische Messungen

Nach Propafenongabe wurde keine systematische Änderung der spontanen Zykluslänge beobachtet. Während der Vorhoferregung verlängerte sich das AH-Intervall bei 9 der 11 Patienten, bei denen es gemessen werden konnte. Der Anstieg lag im Bereich von 84 ± 30 ms bis 99 ± 32 ms ($p < 0,001$). Nach Propafenon kam es zu keinen statistisch signifikanten Änderungen auf die funktionelle Refraktärzeit des AV-Knotens. Die für die Auslösung eines AV-Blockes II. Grades erforderliche Zykluslänge des rechten Vorhofes wurde nach Gabe des Pharmakons nicht signifikant verändert.

Die His-Prukinje-Überleitungszeit (HV-Intervall) stieg signifikant von 37 ± 5 auf 43 ± 7 ms an ($p < 0,05$).

Vor der Verabreichung des Pharmakons konnte in 8 Fällen die VA-Leitung über den AV-Knoten gemessen werden. Nach der Gabe von Propafenon war die VA-Leitung bei 2 Patienten blockiert und bei 5 verlängert (Schwankung von 60–250 ms). In allen Fällen stieg die Zykluslänge der rechtsventrikulären Erregung, die einen VA-Block induziert, an. Die tatsächliche Refraktärzeit des rechten Vorhofs stieg von 198 ± 28 auf 220 ± 37 ms ($p < 0,05$) an.

Es wurde keine systematische Auswirkung auf die Refraktärzeit des rechten Ventrikels beobachtet.

Wirkung von Propafenon auf akzessorische Leitungsbahnen

In den Fällen 6, 7, 8 und 9 konnte die Wirkung von Propafenon auf die tatsächliche Refraktärzeit der akzessorischen Leitungsbahnen mit anterograder Überleitung bestimmt werden. Bei den beiden Personen, deren akzessorische Leitungsbahn eine relativ kurze tatsächliche Refraktärzeit hatte (250 ms und < 260 ms) betrug der Anstieg 30 ms und unter 60 ms. Bei den beiden anderen folgte auf die Verabreichung von Propafenon eine Verlängerung der Refraktärzeit um 50 ms bzw. eine Blockade der Leitung des akzessorischen Weges.

Die tatsächliche Refraktärzeit des Bypass in der retrograden Überleitung konnte in 6 Fällen ermittelt werden. Nach der Gabe von Propafenon stieg sie in 4 Fällen um 30–50 ms, während sie sich in den 2 verbleibenden Fällen nicht änderte. Insgesamt war der Ansteig der effektiven retrograden Refraktärzeit der akzessorischen Leitungsbahn statistisch signifikant ($p < 0{,}05$).

Wirkung von Propafenon auf Reentry-Tachykardien

Bei 10 Patienten führte die Gabe von Propafenon während eines Anfalls von Tachykardie zur Rückkehr zum Sinusrhythmus. In jedem Fall war die Zeitdauer, für die die Tachykardie vor der Gabe von Propafenon anhielt, länger als das Intervall, das zur Beendigung durch das Medikament benötigt wurde. Es ist bemerkenswert, daß bei den Patienten 5, 6 und 8 während der Infusion von Propafenon die Tachykardie aufhörte, aber erst nach dem Auftauchen von spontanen ventrikulären Extrasystolen, die in diesen Patienten weder während der Kontrollperiode noch während vorangegangener Routine-EKG-Aufzeichnungen gefunden worden waren.

AV-Knoten-Reentry-Tachykardie

Bei den Patienten 1–5 wurde während einer Episode einer AV-Knoten-Tachykardie Propafenon verabreicht. Bei den ersten 4 Patienten wurde die Tachykardie als Resultat einer Blockade des schnellen retrograden Weges gestoppt. Nach Medikamentengabe konnte bei den Patienten 1, 2 und 4 keine AV-Knoten-Reentry-Tachykardie mehr wiederausgelöst werden. Im Fall 3 konnte die Tachykardie immer noch wiederausgelöst werden, aber sie war langsam und nicht andauernd. Beim Patienten Nr. Nr. 5 zeigte die Zykluslänge der Tachykardie nach Propafenongabe nur einen sehr geringen Anstieg (20 ms).

Kreisende Tachykardie mit Einbeziehung einer akzessorischen Leitungsbahn

Bei 6 Patienten wurde während der Kontrollphase durch eine zeitgerechte Stimulation von Ventrikel und/oder Atrium ein Anfall von kreisender Tachykardie ausgelöst. Wenn während solcher Ereignisse Propafenon injiziert wurde, so resultierte eine Unterbrechung des Tachykardie-Erregungskreises, wobei 3mal eine retrograde Blockade der akzessorischen Leitungsbahn die Ursache war (Fall 10, 11 und 12) und 2mal das Auftauchen spontaner ventrikulärer Extrasystolen, die in diesen Patienten vorher nicht beobachtet worden waren. Beim Patient Nr. 9 war am Ende der Infusion die Zykluslänge der Tachykardie um 160 ms angestiegen, und die Arrhythmie wurde durch zwei induzierte Extrasystolen unterbrochen. Nach Propafenongabe konnte bei 5 Patienten die Tachykardie wieder ausgelöst werden, aber in jedem Fall war die Zykluslänge der Tachykardie aufgrund der Verlängerung von sowohl AH-Intervall als auch VA-Überleitungszeit durch den Bypass angestiegen.

Wirkung von oraler Langzeitgabe von Propafenon

Bei 5 Patienten (2, 6, 8, 9 und 10) konnte die Wirkung von oraler Langzeitgabe von Propafenon getestet werden. Die Werte der Refraktärzeiten bewegten sich in der gleichen Größenordnung wie nach der Bolusgabe. Bei Patient Nr. 2 mit AV-Knoten-Tachykardie konnte während der wiederholten Untersuchung keine Tachykardie induziert werden. Bei den 4 Patienten mit kreisender Tachykardie war bei Patient Nr. 11 keine Induktion möglich, während in den 3 anderen Fällen immer noch Tachykardien ausgelöst werden konnten. Die Zykluslänge der Tachykardie war jedoch gleich (Patient Nr. 8) oder sogar länger als während der Bolusinjektion (Anstieg der Zykluslänge um 50 ms bei Patient 9 und um 100 ms bei Patient Nr. 6).

Plasmawerte des Pharmakons

Aufgrund technischer Schwierigkeiten konnte man nicht die Pharmawerte aller Patienten ermitteln, und für die gesamte Gruppe konnte kein mittlerer Spitzenwert bestimmt werden. In Abb. 1 ist eine typische Kurve des Plasmawertes nach intravenöser Gabe von 2 mg/kg KG des Medikamentes über einen Zeitraum von 10 min gezeigt.

Nebenwirkungen

Während dieser Studie wurden keine Nebenwirkungen beobachtet.

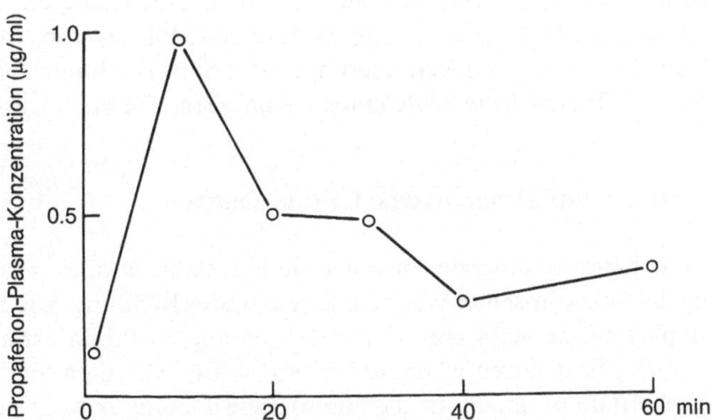

Abb. 1. Typische Kurve der Propafenon-Plasma-Spiegel nach i.v. Injektion einer Dosis von 2 mg/kg KG über 10 min.

Diskussion

Das Ziel einer antiarrhythmischen medikamentösen Therapie liegt darin, das Wiederauftreten von Arrhythmien, die entweder symptomatisch oder mit elektrophysiologischen sowie mit hämodynamischen Komplikationen verbunden sind, zu verhindern. Vor kurzem wurden praktikable Methoden für eine reproduzierbare Auslösung der Tachykardie (z. B. programmierte elektrische Stimulation des Herzens) sowie Methoden für die Abschätzung einer Response des Patienten auf Antiarrhythmika (z. B. Bemühungen zur Wiederauslösung der Tachykardie nach der Therapie) eingeführt. Sie ermöglichen ein besseres Verständnis der Wirkungsweise des Antiarrhythmikums und erlauben eine selektive Auswahl desjenigen Pharmakons, das den Bedürfnissen des einzelnen Patienten am besten entspricht.

Elektrophysiologische Wirkungen von Propafenon

In Purkinje- und Myokardfasern reduziert Propafenon hauptsächlich die maximale Anstiegsrate des Aktionspotentials, wobei die Antwort der Purkinje-Fasern wesentlich ausgeprägter ist als die der gewöhnlichen Myokardfasern. Die tatsächliche Refraktärzeit ist nur ganz wenig verlängert. Propafenon scheint daher die Eigenschaften der Klasse-I-Antiarrhythmika innezuhaben.

In unserer Untersuchungsreihe zeigte Propafenon eine definierte Wirkung auf AH- und HV-Intervall, die tatsächliche Refraktärzeit des rechten Vorhofs und auf die Zeit, die für die VA-Überleitung via AV-Knoten benötigt wurde. Trotz der Verlängerung der Überleitungszeit durch den AV-Knoten zeigen die anderen funktionellen Eigenschaften des AV-Knotens in der anterograden Richtung nach Propafenon keine statistisch signifikante Änderung. Diese Beobachtung steht in Einklang mit der leichten Beeinflussung des langsamen Kalziumeinstroms durch das Pharmakon, wobei bei unseren Patienten keine systematischen Veränderungen des Sinusrhythmus auftraten und wobei die AV-Reentry-Tachykardie – wie unten besprochen – beendet wurde.

Wirkung auf akzessorische Leitungsbahnen

Propafenon verlängerte entweder die Refraktärzeit oder verursachte eine totale Blockade des akzessorischen Weges in anterograder Richtung. Die retrograde Refraktärzeit im Bypass wurde bei 4 von 6 Patienten verlängert. Propafenon bietet Schutz gegen hohe Ventrikelfrequenzen während kreisender Tachykardien sowie bei Vorhofflimmern und Vorhofflattern, indem es die anterograde Leitung sowohl des akzessorischen als auch des normalen Weges unterdrückt. Obwohl wir mit Wellens et al. [8] darin übereinstimmen, daß die Länge der Refraktärzeit eines akzessorischen Weges während der Kontrollperiode oft mit der Größenordnung der Veränderung übereinstimmt, die unter dem Einfluß der meisten konventionellen Antiarrhythmika auftritt, stehen unsere Befunde mit Propafenon im Gegensatz zu dieser allgemeinen Beobachtung. Ein gleicher Effekt wurde kürzlich mit Moxaprimidin beobachtet [9]. Möglicherweise stellen diese neuen Pharmaka einen besseren Schutz für Patienten dar, die ein Präexzitationssydrom und einen Bypass mit kurzer anterograder Refraktärzeit haben.

Wirkung auf Tachykardien

Infundiert man Propafenon während einer anhaltenden AV-Knoten-Reentry-Tachykardie intravenös, so kann es bei 4 von 6 Patienten die Rhythmusstörungen unterbrechen, wobei dies das Ergebnis einer Blockade des schnellen retrograden Weges ist. Das gibt weitere Hinweise darauf, daß der schnelle retrograde Weg über den AV-Knoten funktionelle Eigenschaften hat, die denen von Purkinje-Fasern gleichen [10].

Bei Patienten, die an kreisenden Tachykardien mit retrograder Überleitung über akzessorische Leitungsbahnen leiden, kann Propafenon die Wiederauslösung der Tachykardien nur in den Fällen verhindern, bei denen die retrograde Leitung über den akzessorischen Weg wesentlich beeinflußt wurde. Das läßt sich leicht erklären. Propafenon verzögert die anterograde Leitung über den normalen Weg (AH- und/oder HV-Intervall). Wenn es daher die retrograde Refraktärzeit des Bypass nicht verlängert, verbreitert es möglicherweise den Bereich des kardialen Zyklus, während dessen paroxysmale supraventrikuläre Tachykardien ausgelöst werden können und gestaltet möglicherweise die Beendigung dieser Tachykardien etwas schwieriger [11, 12, 13, 14]. Diese Annahmen erklären möglicherweise die Leichtigkeit, mit der nach Propafenon bei 5 von 6 Patienten mit Präxzitationssyndrom eine Tachykardie ausgelöst werden kann. Bei der Gruppe mit AV-Knoten-Tachykardie war die Wiederauslösung nur bei 1 von 5 Fällen möglich.

Untersuchungen, die nach einer akuten Injektion eines Pharmakons durchgeführt werden, haben ganz offensichtlich Grenzen. In dieser Studie haben wir jedoch gezeigt, daß die guten Ergebnisse, die man mit Propafenon unter akuten Zuständen erhält, auf einen langanhaltenden oralen Gebrauch hin extrapoliert werden können. Ähnliche Befunde wurden kürzlich mit anderen Medikamenten erhalten [15, 16].

Schlußfolgerung

Unsere Ergebnisse weisen Propafenon als nützliches Antiarrhythmikum für die Behandlung von Patienten mit paroxysmalen supraventrikulären Tachykardien aus. Aufgrund der Eigenschaften dieses Pharmakons können Patienten, die an AV-Knoten-Tachykardie leiden, unter seinem Einfluß einen Schutz vor dem Wiederauftreten dieser Anfälle erwarten.

Im Gegensatz dazu scheint dieses Medikament weniger dazu geeignet vor Anfällen von kreisenden Tachykardien zu schützen, die über akzessorische Leitungsbahnen laufen. Sie können unter Umständen sogar häufiger auftreten. Unter diesen Bedingungen könnte man von Propafenon eine Senkung der Frequenz der Tachykardie erwarten, so daß sie beim Auftreten besser zu ertragen ist oder von Patienten gar nicht wahrgenommen wird. In Ergänzung dazu könnte es einen Schutz vor hohen Ventrikelfrequenzen bei Vorhofflimmern oder -flattern bieten und das sogar bei Personen, deren akzessorische Leitungsbahnen relativ kurze Refraktärzeiten haben.

Literatur

1. Beck OA, Kräuer KD, Wolfe R, Müller A, Hochrein H (1975) Propafenone: a new antiarrhythmic drug for treating tachycardia and extrasystolic arrhythmias. Med Klin 70: 95–101
2. Beck OA, Abdulla S, Hochrein H (1975) Clinical studies on the oral activity of the antiarrhythmic drug propafenone. Med Klin 70: 1713–1716
3. Fill WD, Kühn P, Probst P, Zilcher H (1977) Anwendung von Propafenon am Menschen. In: Hochrein, H, Hapke HJ, Beck OA (eds) Fortschritte in der Pharmakotherapie von Herzrhythmusstörungen. Fischer, Stuttgart, pp 71–79
4. Fischer G, Seipel L (1977) Klinische Erfahrungen mit der oralen Propafenon-Therapie. In: Hochrein H, Hapke HJ, Beck OA (eds) Fortschritte in der Pharmakotherapie von Herzrhythmusstörungen. Fischer, Stuttgart, pp 109–114
5. Bergmann M, Bolte HD (1977) Elektrophysiologische Untersuchungen mit Propafenon an myokardialen Einzelfassern. In: Hochrein EH, Hapke HJ, Beck OA (eds) Fortschritte in der Pharmakotherapie von Herzrhythmusstörungen. Fischer, Stuttgart, pp 29–34
6. Kohlhardt M (1977) Der Einfluß von Propafenon auf der transmembranären Na^+ und Ca^{++} – Strom der Warmblütler Myokardfasermembran. In: Hochrein H, Hapke HJ, Beck OA (eds) Fortschritte in der Pharmakotherapie von Herzrhythmusstörungen. Fischer, Stuttgart, pp 35–38
7. Waleffe A, Bruninx P, Mary-Rabine L, Kulbertus HE (1979) Effects of tocainide studied with programmed electrical stimulation of the heart in patients with reentrant tachyarrhythmias. Am J Cardiol 43: 292–299
8. Wellens HJJ, Bar FW, Gorgels AP (1978) Effects of drugs in WPW syndrome. Importance of initial length of effective refractory period of accessory pathway (abst). Am J Cardiol [Abstr] 41: 372
9. Waleffe A, Mary-Rabine L, Kulbertus HE (1980) Study of moxaprindine with programmed electrical stimulation of the heart in patients with reentrant tachyarrhythmias. Am J Cardiol 45: 640–647
10. Rosen KM, Bauernfeind RA, Wyndham CR, Dhingra RC (1979) Retrograde properties of the fast pathway in patients with paroxysmal atrioventricular nodal reentrant tachycardia. Am J Cardiol 43: 863–865
11. Spurrell RAJ, Krikler DM, Sowton E (1974) Effects of verapamil on electrophysiological properties of anomalous atrioventricular connection in Wolff-Parkinson-White syndrome. Br Heart J 36: 256–264
12. Wellens HJJ, Dürer DR, Liem KL, Lie KI (1975) Effect of digitalis in patients with paroxysmal atrioventricular nodal tachycardia. Circulation 52: 779–788
13. Denes P, Cunnings JM, Simpson R, Wu D, Amat-Y-Leon F, Dhingra RC, Rosen KM (1978) Effects of propranolol on anomalous pathway refractoriness and circus movement tachycardias in patient with preexcitation. Am J Cardiol 41: 1061–1067
14. Waleffe A, Bordalo A, Bruninx P, Wellens HJJ, Kulbertus HE (1979) Electrophysiologic effects of L 9394 (benzoylindolizine) in man. Br Heart J 41: 89–98
15. Wu D, Wyndham CR, Denes P, Amat-y-Leon F, Miller RH, Dhingra RC, Rosen KM (1977) Chronic electrophysiologic study in patients with recurrent paroxysmal tachycardia: A new method for developing successful oral antiarrhythmic therapy. in: Kulbertus HE. Reentrant arrhythmias: mechanism and treatment. Lancaster, MTP Press, pp 144–152
16. Fisher JD, Cohen HL, Mehra R, Altschuler H, Escher DJW, Furman S (1977) Cardiac pacing and pacemakers. II Serial electrophysiologic-pharmacologic testing for control of recurrent tachyarrhythmias. Am Heart J 93: 658–68

Untersuchungen zur antiarrhythmischen Wirkung und zur segmentären Kontraktilität bei koronarkranken Patienten mit ventrikulären Arrhythmien unter Propafenontherapie

J. L. Palma, A. Bayés de Luna, M. Fiol, P. Yuste, V. Aza, J. Sadurni, C. E. R. y Cajal, R. Son Dureta und H. San Pablo

Einführung

Propafenon [Hydrochlorid von 2′-(2-Hydroxy-3-propylaminopropoxy)-3-phenylpropiophenon] ist ein in Westdeutschland entwickeltes synthetisches Produkt und wurde kürzlich in Spanien für die Behandlung von Herzrhythmusstörungen unterschiedlicher Genese eingeführt. In den letzten 5 Jahren sind zahlreiche Studien über dieses neue Antiarrhythmikum erschienen und haben die pharmakologischen [3, 9, 10, 12, 13, 21, 22], elektrophysiologischen [2, 4, 7, 18, 19, 24] und antiarrhythmischen Eigenschaften sowie seine Toxizität belegt. Das Medikament kann sowohl oral als auch intravenös verabreicht werden. Bei der oralen Verabreichung beträgt die Absorption etwa 50% und erreicht nach 2 h höchste Plasmakonzentration. Die mittlere Halbwertszeit beträgt etwa 3–6 h. Ein hoher Prozentsatz des Pharmakons ist an Plasmaproteine gebunden und nach 24 h beinahe vollständig mit dem Urin ausgeschieden. Der antiarrhythmische Effekt verschwindet allerdings schon 6–8 h nach der Einnahme beträchtlich. Die wirksame orale Dosis schwankt je nach Patient zwischen 450 und 900 mg täglich. Bei der intravenösen Gabe sollte die Verabreichung innerhalb einer 5minütigen Periode erfolgen, wobei etwa 1–2 mg/kg KG unter strenger EKG-Kontrolle injiziert werden sollen.

Aus elektrophysiologischer Sicht konnte gezeigt werden, daß Propafenon die schnellen Natriumkanäle und in einem geringeren Ausmaß die Kalziumkanäle blockiert. Es senkt die Amplitude des Aktionspotentials, ohne das Ruhepotential zu beeinflussen. Mit einer intravenösen Gabe von 2 mg/kg KG konnte gezeigt werden, daß es die Schwelle für Kammerflimmern steigert. Das gleicht dem Effekt der bei gleicher Dosis mit intravenös verabreichtem Lidocain erzielt wird, das bei narkotisierten Versuchstieren nach einem akuten Koronarverschluß ebenfalls einen antiarrhythmischen Effekt bewirkt.

Bei gleichen Dosen konnte eine Verlängerung der Überleitungsgeschwindigkeit im His-, His-Purkinje- und Muskel-Purkinje-Bereich sowie eine suppressive Wirkung auf die Sinusknotenautomatie und die sinuatriale Überleitung beobachtet werden.

Es konnte ferner gezeigt werden, daß auf eine intravenöse Gabe von 2 mg/kg KG als Folge einer Reduzierung der maximalen Druckanstiegsgeschwindigkeit (dp/dt) ein leichter Abfall des arteriellen Blutdrucks resultiert. Der Herzindex wird gering erniedrigt und der linksventrikuläre enddiastolische Druck steigt leicht an. All diese hämodynamischen Auswirkungen weisen auf einen negativ inotropen Effekt des Pharmakons hin.

Zwischen 20 und 50% der Patienten, die mit Propafenon behandelt wurden, wiesen Nebenwirkungen in Form von entweder klinischen Anzeichen oder EKG-Änderungen auf. Am häufigsten sind: Schwindel, Übelkeit, Verstopfung, Durchfall, Krankheitsgefühl, Geschmacksveränderungen sowie Hautausschlag. Bezüglich des EKGs zeigten fast alle Aufzeichnungen eine mehr oder weniger ausgeprägte Verlängerung der AV- und intraventrikulären Leitungszeit sowie des QT-Intervalls, obwohl dies im allgemeinen nicht zum Absetzen der Behandlung zwang.

In der vorliegenden Arbeit untersuchten wir den antiarrhythmischen Effekt von Propafenon bei Koronarpatienten mit schweren ventrikulären Arrhythmien, dabei wurden gleichzeitig mit zweidimensionaler Echokardiographie die möglichen pharmakoninduzierten Änderungen in der segmentären Kontraktilität untersucht.

Patienten und Methoden

Gruppe A

17 Koronarpatienten (14 Männer und 3 Frauen), die zwischen 44 und 69 Jahre alt waren (Mittelwert ± 16), wurden außerhalb der Klinik einer Dauer-EKG-Untersuchung über 24 h unterzogen und für die Studie ausgewählt, da bei diesem ersten Holter-EKG (H-EKG) Arrhythmien gefunden worden waren. Es wurden nur Patienten der Lown-Klasse 3 und 4 ausgewählt, die zudem mehr als 600 Extrasystolen in 24 h aufwiesen (Tabelle 1). Der Grad 5 der Lown-Klassifizierung wurde von uns nicht untersucht, da unser Holter-System seine Anwesenheit nicht nachweisen kann. Von diesen 17 Patienten hatten 15 während 3–49 Monate vorher einen Myokardinfarkt erlitten und 2 litten an Belastungsangina. Von den 15 Patienten mit Myokardinfarkt hatten 9 einen Vorderwand- und 8 einen Hinterwandinfarkt. Einer dieser Patienten zeigte Anzeichen oder Symptome von Herzinsuffizienz höher als Klasse II (N. Y. H. A.). Die Untersuchung der Langzeit-EKG-Aufzeichnungen wurde mit einem Avionics-660-A-EKG-Analyzer mit einem Datenterminal 680 DCG ausgeführt. Die Bänder wurden sowohl manuell als auch automatisch analysiert.

Vor der Behandlung wurden 9 Patienten unter Verwendung einer digitalisierten ATL-500-Ausrüstung mit zweidimensionaler Echokardiographie untersucht. Aus den Longitudinal- und Transversalebenen wurde die M-Technik abgeleitet.

Anschließend erhielt jeder Patient eine tägliche Dosis von 900 mg Propafenon, die in Dosen zu 300 mg in 8stündigem Abstand verabreicht wurden. Diese Dosis wurde 5–7 Tage weitergeführt. Anschließend wurden Holter-Monitoring und zweidimensionale Echokardiographie wiederholt, und gleichzeitig wurde die klinische Untersuchung durchgeführt sowie eine Anamnese erhoben.

Im Anschluß daran erhielten die Patienten für 4–6 Tage im 8stündigen Abstand 3mal täglich eine Placebosubstanz, die im Aussehen Propafenon glich. Am Ende dieses

Tabelle 1. Lown-Klassifikation

Grad	0	ohne ventrikuläre Extrasystolen (VES)
Grad	1	(VES) < 30/h
Grad	2	(VES) > 30/h
Grad	3	Polymorph
Grad	4 A)	Pairs
	B)	Ventrikuläre Tachykardie
Grad	5	R/T

Zeitraums wurden die Patienten noch einmal mit Holter-Monitoring und zweidimensionaler Echokardiographie untersucht.

Aus der Holter-Monitoring-Aufzeichnung wurden vor und nach Propafenonbehandlung sowie nach Placebobehandlung folgende Parameter untersucht:

1. Maximale, minimale und mittlere Herzfrequenz.
2. Anzahl der supraventrikulären Extrasystolen.
3. Anzahl der ventrikulären Extrasystolen (Morphologie und Charakteristik).
4. Einteilung der Extrasystolen nach dem System von Lown (Tabelle 1).
5. PR-Intervall (registrierter Maximalwert) bei stündlicher Messung.
6. QRS-Dauer (registrierter Maximalwert) bei stündlicher Messung.
7. QT-Dauer (aufgezeichneter Maximalwert) bei stündlicher Messung.

In die Studie wurden nur die Fälle einbezogen, die eine etwa gleiche Anzahl ventrikulärer Extrasystolen aufwiesen wie bei den Kontrollaufzeichnungen ($\pm 20\%$).

Mit zweidimensionaler Echokardiographie wurden bei neun Patienten folgende Parameter bestimmt: systolische und diastolische Messungen, Verkürzung der Achse und Zeitpunkt des ersten Registrierens der Verkürzung (auf der Papieraufzeichnung bestimmt). Die zweidimensionale Segmentanalyse schloß die Untersuchung von neun Segmenten [11] ein, wobei sowohl die Transversalebenen auf der Höhe der Mitralklappe und des Papillarmuskels als auch die Vierkammer- und Zweikammerebenen des Apex (Abb. 1) benutzt wurden. Vor, während und nach der Behandlung wurden jeweils eine Serie von Aufzeichnungen gemacht. Nach jeder Periode der Studie wurde der Patient

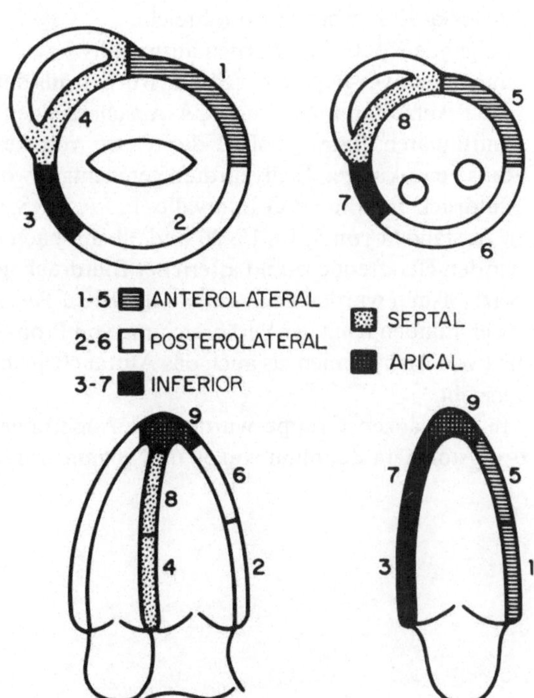

Abb. 1. Neun Segmente, die mit zweidimensionaler Echokardiographie untersucht werden

nach einem Standardfragebogen über die Verträglichkeit des Pharmakons befragt, um die möglichen Nebenwirkungen abzuschätzen.

Zur statistischen Auswertung wurde der χ^2-Test verwendet.

Gruppe B

Zwölf Patienten (11 Männer und eine Frau) zwischen 38 und 71 Jahren (Mittelwert 55 ± 18) wurden untersucht. Fünf hatten einen Hinterwand-, fünf einen Vorderwandinfarkt und zwei wiesen eine instabile Angina pectoris auf. Zur Zeit der Studie sah die hämodynamische Situation der Patienten mit Ischämien wie folgt aus: 11 befanden sich in der Killip-Klasse I und einer in Killip-Klasse II. Sechs Patienten hatten eine Vorgeschichte von arterieller Hypertension und drei zeigten leichte Anzeichen von Linksinsuffizienz.

Patienten mit akutem Lungenödem, kardiogenem Schock, Elektrolytstörungen sowie Patienten, die vasoaktive Substanzen nahmen, wurden von der Studie ausgeschlossen.

Die elektrokardiographischen Untersuchungen wurden mit einem computerisierten Arrhythmiesystem HP 78220 A (SCA) ausgeführt.

Folgende Indikationen für die Propafenontherapie lagen vor: Zehn Fälle wurden nach der Lown-Skala in Grad 4 eingeteilt (drei mit Paaren und sieben mit Salven von ventrikulärer Tachykardien); einer in Grad 5 und der verbleibende Fall wies mehr als zehn ventrikuläre Extrasystolen pro Minute auf.

In zwei Fällen wurden 1 mg/kg KG, in sieben Fällen 1,5 mg/kg KG und in drei Fällen 2 mg/kg KG intravenös verabreicht.

Folgende Kontrollen wurden ausgeführt:

1. Unmittelbar vor Beginn der Studie wurden aus den Histogrammen und den automatischen Aufzeichnungen des SCA Abschätzungen von Anzahl und Morphologie der ventrikulären Extrasystolen, der Paare von ventrikulären Extrasystolen und der Runs ventrikulärer Tachykardien gemacht. Sowohl Herzfrequenz als auch arterieller Blutdruck und die EKG-Intervalle (P, PR, QRS, QT) wurden gemessen.
2. In Abständen von 5, 10, 15, 20 und 30 min nach der Verabreichung von Propafenon wurden Herzfrequenz und arterieller Blutdruck gemessen.
3. Nach 30 min wurden noch einmal die EKG-Parameter bestimmt.
4. Zwei Stunden nach der Verabreichung von Propafenon wurden sowohl die Anwesenheit von Arrhythmien als auch das Auftauchen von sekundären Nebenwirkungen untersucht.

In der ganzen Gruppe wurden die Änderungen in der Anzahl der ventrikulären Extrasystolen im Zeitraum von 30 und 90 min erfaßt.

Ergebnisse

Gruppe A

Die maximalen, minimalen und mittleren Herzfrequenzen wurden durch das Terminal der Holter-Monitoring-Ausrüstung sowohl in der Kontrollphase nach der Verabreichung von Propafenon als auch in der Placebophase untersucht. Die Ergebnisse sind in Abb. 2 dargestellt. Mit Propafenon wurden niedrigere Herzfrequenzwerte erhalten, die im Mittel 62,1 ± 10 betrugen. Während der Kontrollphase betrug der Mittelwert 66,9 ± 14 und nach Placebogabe 67,2 ± 12. Die statistische Auswertung der Daten ergab keine Signifikanz.

Die Abb. 3 zeigt die Werte der PR- und QT-Intervalle während der drei Phasen der Studie (Kontrolle, Propafenon, Placebo). Bezüglich des PR-Intervalls ergaben sich folgende Meßwerte: Kontrolle 0,168 s ± 0,017; Propafenon 0,21 s ± 0,30; Placebo 0,172 s ± 0,015 (p < 0,005). Zwei Patienten wiesen ein grenzwertiges (0,20 s) PR-Intervall auf und beide entwickelten einen AV-Block (davon war einer ersten Grades und der andere vom Wenckebach-Typ zweiten Grades). Außer einem Patienten zeigte der Rest eine Verlängerung des PR-Intervalls zwischen 0,02 und 0,08 s auf, was auf die Wirkung von Propafenon zurückzuführen ist, und fünf Fälle wiesen PR-Intervalle von 0,22 s oder mehr auf. In drei Fällen waren darüber hinaus lange Pausen zu sehen. Es ist notwendig, darauf hinzuweisen, daß die meisten gewöhnlichen Überleitungsstörungen, die von dem Pharmakon herrührten, immer (außer im Falle eines S-A-Blockes) während des Schlafes auftauchten.

5 Patienten zeigten eine Verbreiterung des QRS-Intervalls zwischen 0,01 und 0,02 s, während ein weiterer, der normalerweise einen inkompletten Rechtsschenkelblock

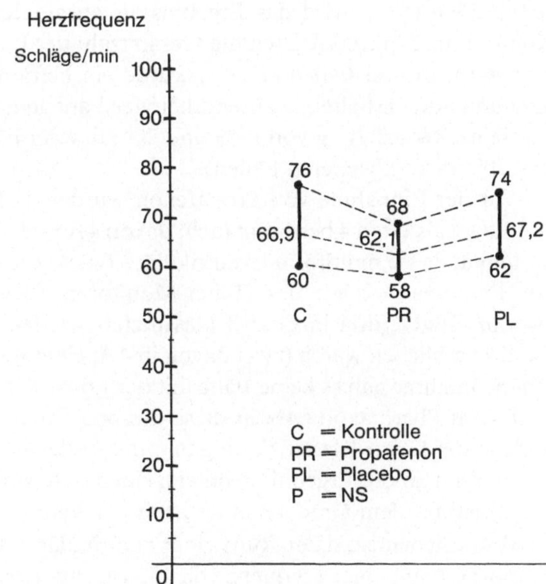

Abb. 2. Maximale, minimale und mittlere Herzfrequenz bei Kontrollwerten nach Propafenongabe und nach Placebo

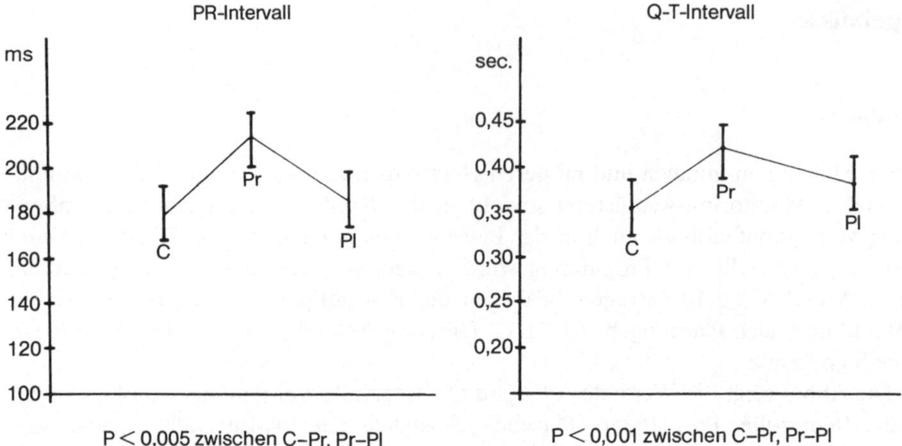

Abb. 3. Mittelwert und Standardabweichung von PR-Intervall (links) und QT-Intervall (rechts) im Kontrollversuch nach Propafenon und nach Placebo

(QRS = 0,10 s) zeigte, übergangsweise einen kompletten Rechtsschenkelblock (QRS = 0,14 s) entwickelte. Der Vergleich der mittleren Dauer der QRS-Intervalle vor und nach der Gabe von Propafenon ist jedoch statistisch nicht signifikant.

Der Mittelwert des QT-Intervalls bei der Kontrolle betrug $0,35 \pm 0,021$, nach Propafenonbehandlung $0,40 \pm 0,04$ und nach Placebobehandlung $0,36 \pm 0,03$ ($p < 0,01$). Es gab keinen Zusammenhang zwischen der Verlängerung von QT und der größeren antiarrhythmischen Wirksamkeit.

Vergleicht man prozentual die Gesamtzahl der Extrasystolen nach Propafenonbehandlung mit den Kontroll- und Placebowerten, so ergeben sich folgende Daten: In zehn Fällen (59%) wird das Ergebnis als ausgezeichnet betrachtet, da verglichen mit Kontroll- und Placebowerten die Gesamtzahl der Extrasystolen um mehr als 80% reduziert wird. In drei Fällen (17,5%) wurde ein befriedigendes Resultat (Reduzierung zu 63% und 80%) erhalten, während bei vier Patienten (23,5%) das Ergebnis ungenügend war (eine Reduzierung von 12% und 20% in zwei Fällen und eine Steigerung von 16% und 20% in zwei weiteren Fällen).

Vor der Einnahme von Propafenon wurden 12 Patienten nach der Klassifizierung von Lown als Grad 4 bestimmt (acht davon 4 A und vier 4 B) und fünf wurden als Grad 3 bestimmt, da sie multiforme, ventrikuläre Extrasystolen aufwiesen. Nach der Einnahme von Propafenon zeigte das Holter-Monitoring-EKG, daß neun Patienten im Grad 1, zwei in Grad 2, drei in Grad 3 klassifiziert werden konnten, und daß weitere drei in Grad 4 verblieben waren (zwei davon in 4 A, einer in 4 B, s. Abb. 4 links). Vor der Propafenoneinnahme gab es keine Fälle mit der Lown-Klassifizierung Grad 1 und 2, während nach dem Pharmakon 64% in diese Gruppe fielen. Nach der Placebogabe waren alle Fälle in der Lown-Klassifizierung in Grad 3 oder 4.

Wenn man die Ergebnisse im einzelnen untersucht, so sieht man, daß von den vier Patienten mit dem Grad 4 B einer nach der Verabreichung des Pharmakons im selben Grad verblieben ist, da er Runs einer ventrikulärer Tachykardien aufwies, die aus fünf Komplexen mit einer Frequenz von 136 zusammengesetzt waren. In diesem Fall betrug

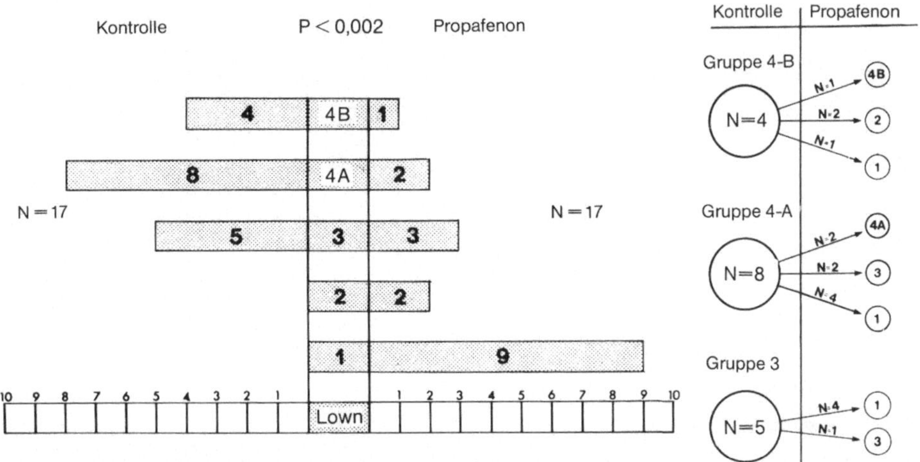

Abb. 4. *links:* Anzahl der Patienten in den verschiedenen Einteilungen der Lown-Klassifizierung während der Kontrolle und nach Propafenon. *rechts:* Änderung der Lown-Klassifizierung nach Propafenon

jedoch die prozentuale Reduzierung der gesamten Anzahl ventrikulärer Extrasystolen 78%. Zwei Fälle mit dem gleichen Grad 4 B wechselten zu Grad 2 und einer zu Grad 1. Die acht Patienten, die ursprünglich mit Grad 4 A klassifiziert worden waren, wurden nach 900 mg Propafenon täglich folgendermaßen aufgeteilt:

zwei blieben unverändert, zwei wechselten zu Grad 3 und vier zu Grad 1. Schließlich wechselten von den fünf Patienten mit Grad 3 vier zu Grad 1 während einer im selben Grad verblieb. Nach Placebogabe zeigten alle Fälle Grad 3 oder 4 nach der Lown-Klassifizierung.

Aus echokardiographischer Sicht zeigten sich bei der Untersuchung der segmentären Kontraktilität nach Propafenongabe sowohl in den sieben Fällen mit Abnormalitäten der Wandbewegung (alle mit Abnormalitäten über ein Segment) als auch in den zwei Fällen ohne Abnormalitäten der Wandbewegung im zweidimensionalen Kontrollechokardiogramm keine Änderungen.

Was die klinischen sekundären Nebenwirkungen, die man dem Pharmakon zuschreiben kann, anbelangt, muß gesagt werden, daß sechs Patienten (35%) über Übelkeit oder Schwindel (zwei davon sehr ausgeprägt) klagten, daß ein Patient Anzeichen geringfügiger Geschmacksveränderung aufwies sowie über gastrointestinale Störungen und Sodbrennen klagte. In einem späteren Stadium der Studie wurden drei Fälle (17%) wegen dieser sekundären Nebenwirkungen vom Pharmakon abgesetzt.

Gruppe B

Bei fünf Patienten (42%) wurde die Anzahl der ventrikulären Extrasystolen um mehr als 80% reduziert, bei zwei Patienten (17%) und bei fünf Patienten (41%) lag die Wirkung unter 60%. In drei Fällen (24%) war keine Wirkung zu sehen (Abb. 5). In Abb. 6 ist der Verlauf der Arrhythmien im computerisierten System zu sehen.

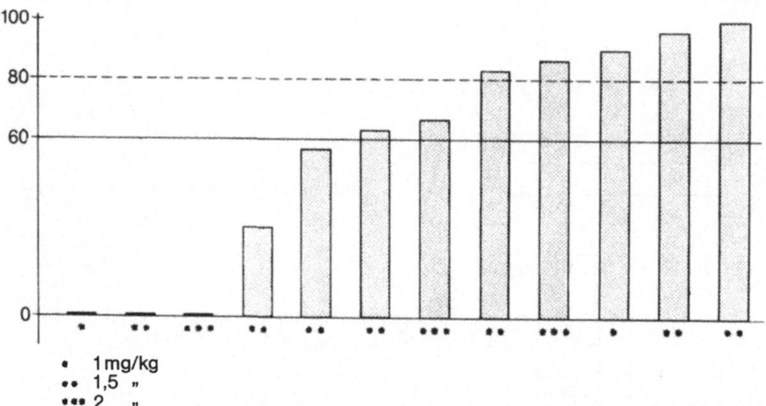

Abb. 5. Prozentuale Reduzierung der ventrikulären Extrasystolen nach intravenöser Verabreichung verschiedener Dosen von Propafenon

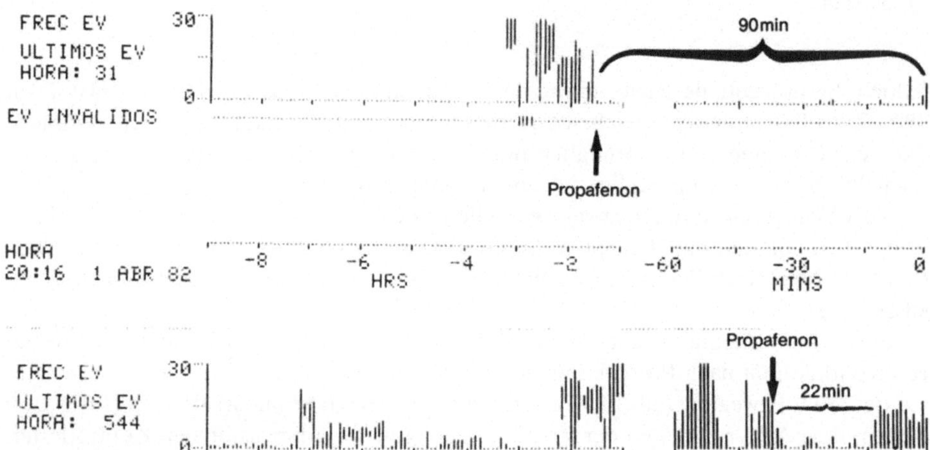

Abb. 6. Zwei Kurvenverläufe des computerisierten Systems, die belegen, wie die Dauer der Wirkung des intravenös verabreichten Propafenons zwischen 22 und 90 min oszilliert

Zählt man alle Patienten zusammen, so sieht man eine Reduzierung der Anzahl der ventrikulären Extrasystolen von 79%, bezogen auf 30-min-Perioden und von 92%, bezogen auf 90-min-Perioden. Andererseits ist bei der Anzahl der ventrikulären Tachykardien eine Gesamtreduktion von 74% zu sehen und bei den gepaarten Extrasystolen eine Reduktion von 58%. Bei 42% der Patienten konnte ein totales Verschwinden der Wiederholungsphänomene (ventrikuläre Tachykardien und Paare) erzielt werden. Es konnte zwar eine Zunahme der Dauer der PR-, QRS- und QT-Intervalle beobachtet werden; diese erwies sich jedoch als statistisch nicht signifikant.

5 min nach der Injektion (Abb. 7) wurde für 30 min ein signifikanter Abfall (p < 0,01) des mittleren systolischen arteriellen Blutdrucks beobachtet.

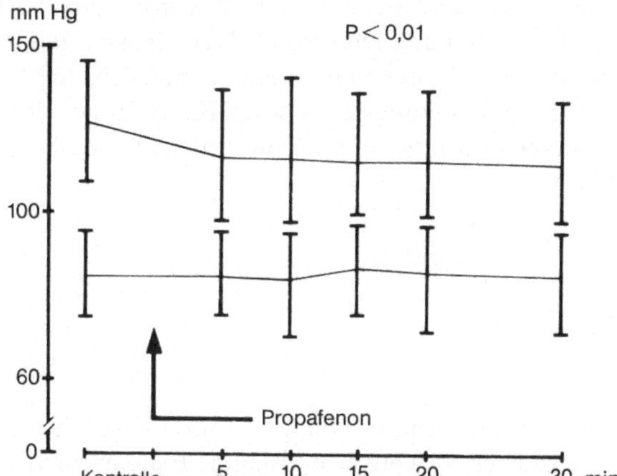

Abb. 7. Signifikante Reduktion des Mittelwerts des systolischen Blutdrucks nach Propafenon (i. v.)

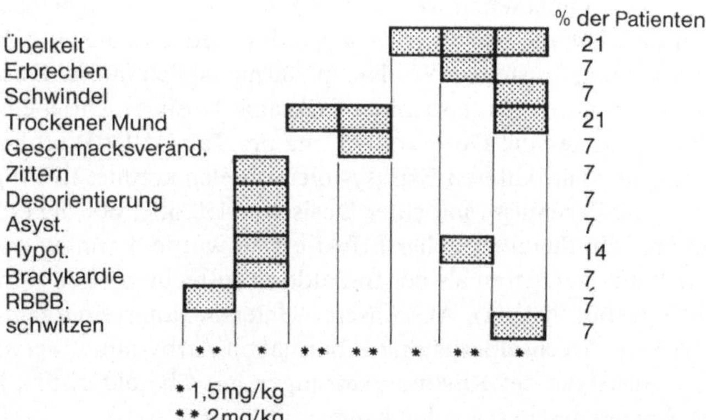

Abb. 8. Nebenwirkungen bei Patienten der Gruppe B

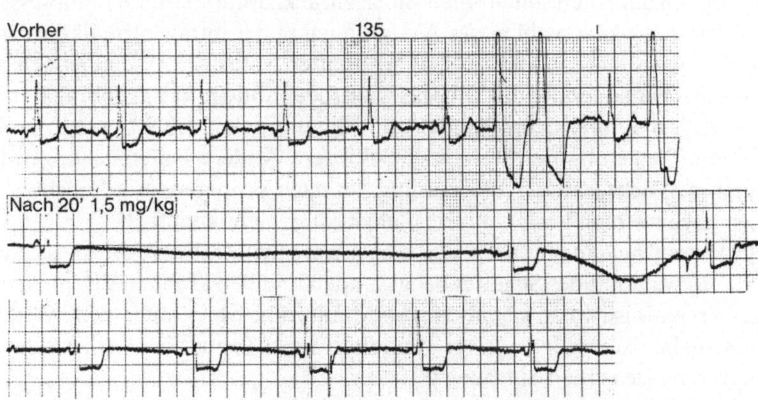

Abb. 9. 5sekündige Pause, die 20 min nach intravenöser Injektion von 1,5 mg/kg KG Propafenon auftritt

Bei 50% der Patienten (Abb. 8) wurden die gleichen sekundären Nebenwirkungen beobachtet: Bei drei Patienten (21%) Übelkeit und trockener Mund, bei zwei Patienten (14%) ausgeprägte Hypotension, Erbrechen, Schwindel, Geschmacksveränderungen, Zittern, Orientierungsstörungen, Bradykardie, Rechtsschenkelblock ersten Grades, Schwitzen und ausgeprägte Unterdrückung des Automatismus bei einem Patienten (7%) (Abb. 9).

Diskussion

In zahlreichen Untersuchungen wurde kürzlich die Wirksamkeit von Propafenon bei der Reduzierung von ventrikulären Extrasystolen unterschiedlicher Genese beschrieben. Unsere Studie bestätigt, daß das Medikament bei der Verhinderung und Kontrolle von Rhythmusstörungen bei Patienten mit ischämischen Herzerkrankungen wirksam ist, da in nahezu Zweidrittel der Fälle (59%) das Resultat ausgezeichnet war, in 17,8% als akzeptabel angesehen werden kann und in 23,5% ungenügend ist. Wir konnten keinen Zusammenhang zwischen Versagen des Medikaments und dem Schweregrad der Herzerkrankung feststellen. Wir haben 900 mg täglich in drei Dosen verabreicht, da dies von sieben Autoren als tatsächlich wirksame Dosis beschrieben wurde, und da in unseren Experimenten die Dosis von 450 mg pro Tag (150 × 3) oft keine ausreichende Reduzierung der ventrikulären Extrasystolen erzielen konnte. In einigen Fällen jedoch erzielten wir gute Ergebnisse mit einer Dosis von 450 oder 600 mg (150 + 300 + 150), und sobald einmal ein therapeutischer Effekt erzielt wurde, konnten wir zeigen, daß dieser Effekt auch mit geringeren als der Initialdosis aufrechterhalten werden kann (z. B. 600 mg täglich anstatt 900 mg). Aus unserer Untersuchungsreihe geht auch eine klare Ursache-Wirkung-Wechselbeziehung (Pharmakon-Arrhythmie) hervor, da in der Placebophase ein Ansteigen der Rhythmusstörungen mit Charakteristika ähnlich denen in der Kontrollphase gesehen werden kann.

Die Nebenwirkungen, die im EKG durch Propafenon verursacht werden, sind sehr evident. Drei unserer Patienten der Gruppe A entwickelten lange Pausen, was wahrscheinlich auf einen sinuatrialen Block zurückzuführen ist. Die suppressive Wirkung auf die Leitung war sowohl in der AV- als auch in der intraventrikulären Überleitung deutlich, obwohl diese in keinem Fall ernsthafter Natur war. Wenn jedoch mit einer Dosis, die eine Verlängerung des PR-Intervalls oder andere Verlängerung der Überleitung induziert, kein zufriedenstellender antiarrhythmischer Effekt erzielt wird, dann ist eine weitere Steigerung der Dosis nicht indiziert. Andere Untersuchungen haben auch gezeigt, daß der Grad der Blockierung der nach Propafenon auftaucht, sich im allgemeinen auch nach mehrmonatlicher Behandlung nicht ändert [1].

Es muß beachtet werden, daß die Anwesenheit eines AV-Blockes ersten oder zweiten Grades während des Schlafes bei gesunden und herzkranken Personen ein relativ häufiges Ereignis ist, wenn sie mit Holter-Monitoring-EKG untersucht werden. Diese Ereignisse haben keine Bedeutung, wenn der vagale Tonus eine vorherrschende Rolle spielt und wenn sie isoliert auftreten [8].

Außer in einem Fall überschritt die Verlängerung des QRS-Intervalls (Gruppe A) nicht den Zeitraum von 0,02 s. Ein Patient mit einem partiellen Rechtsschenkelblock

(0,10 s) entwickelte einen fortgeschrittenen Rechtsschenkelblock (0,14 s) und behielt ein QRS-Intervall von 0,12 s im Placebostadium bei. Der gleiche Patient wurde 1 Woche später untersucht, und die Länge des QRS-Intervalls war zum Initialwert zurückgekehrt. Die Verbreiterung des QT-Intervalls, die alle Patienten betraf, war signifikanter, obwohl sie nach Absetzen des Medikaments schwand.

Bei einer oralen Applikation des Medikaments haben wir weder Änderungen des arteriellen Blutdrucks noch klinische Anzeichen von Herzinsuffizienz beobachtet, die auf das Pharmakon zurückzuführen sein könnten. Bei unseren Patienten mit intravenöser Applikation haben wir keine klinischen Anzeichen negativer Inotropie entdecken können. Bei den Patienten mit oral verabreichtem Propafenon wiesen die zweidimensionalen Echokardiographiebefunde auf das Fehlen jeglicher Beeinflussung der Myokardfunktion hin. Diesbezüglich haben wir nur einen kleinen Hinweis in einem Artikel von Fazzini [6] gefunden, wo darauf hingewiesen wird, daß keine Änderungen der ventrikulären Kinetik oder des ventrikulären Durchmessers durch Echokardiographie gefunden wurden. Um diese Befunde zu bestätigen, müßte eine Äquilibrium-Radionukleid-Ventrikulographie durchgeführt werden. Wir waren überrascht, wieviele Patienten sowohl bei oraler als auch bei intravenöser Versorgung extrakardiale Nebenwirkungen aufwiesen. Mit einer geringeren Dosis würden diese Symptome verschwinden. Bei einer anderen Untersuchungsreihe mit geringerer Dosis war der Prozentgehalt extrakardialer Nebenwirkungen geringer. In keinem Fall konnten hämodynamische Änderungen belegt werden [1]. Unter Berücksichtigung dieser Ergebnisse scheint es ratsam, die Behandlung soweit möglich mit einer Dosis von 450 mg täglich zu beginnen und die Dosis langsam zu steigern, bis ein vernünftiges Gleichgewicht zwischen Verträglichkeit (sowohl aus klinischer als auch aus elektrokardiographischer Sicht) und therapeutischer Wirksamkeit beobachtet wird.

Aus unseren Untersuchungen wird der Schluß gezogen, daß Propafenon ein wirksames Antiarrhythmikum ist, das vor allem bei oraler Verabreichung nützlich ist. Das muß man bei der Auswahl eines wirksamen Antiarrhythmikums für die Kontrolle von Arrhythmien berücksichtigen, an denen Koronarpatienten leiden und die oft für den plötzlichen Tod verantwortlich sind. Wir haben jedoch keinerlei Argumente, um Propafenon als Medikament der ersten Wahl bei der Behandlung schwerer ventrikulärer Arrhythmien zu bezeichnen. Für Propafenon spricht die Tatsache, daß die oral verabreichten Dosen, die wir verwendet haben, die segmentäre Kontraktilität nicht verhindern, obwohl die korrekte Untersuchung der kardialen Funktion wahrscheinlich mit Äquilibrium-Radionukleid-Ventrikulographie durchgeführt werden sollte. Zwar ist es notwendig, die Auswirkungen auf die AV- und die intraventrikuläre Überleitung während der Behandlung zu beobachten, da mit der Dosis, in der sich Propafenon wirksam zeigt, die Inzidenz von Überleitungsstörungen recht hoch ist, aber insgesamt scheint die Verzögerung der Überleitung der Erregung, die zu Beginn der Therapie auftritt, in den folgenden Monaten nicht zuzunehmen [1].

In den Fällen, wo in schweren Fällen von ventrikulären Tachykardien kein Medikament eine zufriedenstellende Lösung darstellt, muß man Propafenon im kardiologischen Therapiespektrum begrüßen.

Schlußfolgerung

Dosierung per os: Bei einer Dosierung von 900 mg täglich ergibt sich folgendes:
1. In 60% der Fälle wird die Anzahl ventrikulärer Extrasystolen signifikant reduziert
   ($>80\%$) und in 64% der Fälle verschiebt sich die Klassifizierung nach Lown zu
   Grad 1 oder 2.
2. Die segmentäre Kontraktilität wird nicht beeinflußt.
3. Die PR- und QT-Intervalle werden signifikant verlängert, und in 53% der Fälle werden sekundäre Nebenwirkungen hervorgerufen.

Intravenös: Bei einer Dosis von 1–2 mg/kg KG täglich ergibt sich folgendes:
1. Die Wiederholungsphänomene (ventrikuläre Tachykardien oder Paare) werden bei
   42% der Fälle eliminiert.
2. Bei mehr als 40% der Fälle werden die ventrikulären Extrasystolen signifikant reduziert ($>80\%$).
3. Es wird ein vorübergehender, aber signifikanter Abfall des systolischen arteriellen
   Blutdrucks hervorgerufen, und in 33% der Fälle zeigen sich sekundäre Nebenwirkungen.

Literatur

Baedeker W, Klein G, Ertl G (1979) Tratamiento prolongado de las alteraciones del ritmo ventricular con propafenona. Z Kardiol Angiol 11: 330–335
Bergmann M, Bolte HD (1977) Elektrophysiologische Untersuchungen mit Propafenon an myokardialen Einzelfasern. In: Hochrein H, Hapke HJ, Beck OA (eds) Fortschritte in der Pharmakotherapie von Herzrhythmusstörungen. Fischer, Stuttgart pp 29–34
Davis LD, Tempte JV (1968) Effects of propanolol on the transmembrane potentials of ventricular
muscle and Purkinje fibers of the dog. Circ Res 22: 661–667
Disertoni M, Vergara G, Dal Fondo P, Inema G, Furlanello F (1980) Profilo di un nuovo antiarrit-
mico: Il propafenone. Tipicizzanione elettrofisiologica. In: Furlanello F, Disertoni M, Vergara
G, Bettini R (eds) Le nuove frontiere delle arritmie. Piccin, Padova pp 213–220
Durante G, Del Forno P, Vergara G, Frisanco L, Furlanello F (1980) Utilization of propafenone for
the prophilaxis of ventricular hyperkinetic arrhythmias in mitral valve prolapse syndrome. In:
Fifth International Seminar on Cardiology, Abstracts Book pp 98–99
Fazzini P, Marchi F Santoro G, Pucci P, Zambaldi G (1980) Profilo di un nuovo antiarritmico: Il
propafenone: Aspect farmacologica. In: Furlanello F, Disertoni M, Vergara G, Bettini R (eds)
Le nuove frontiere della arritmie. Piccin, Padova pp 243–247
Fill WD, Kuhn P, Probst P, Zilcher H (1977) Anwendung von Propafenon am Menschen. In:
Hochrein H, Hapke HJ, Beck OA (eds) Fortschritte in der Pharmakotherapie von Herzrhyth-
musstörungen. Fischer, Stuttgart pp 71–79
Gras X, Bayes de Luna A, Oter R, Ange J (1981) Second degree heart block in healthy men. Padua
F, McFarlane P (eds) New frontiers of electrocardiology. Pitman Medical, London
Keller K, Meyer-Estorff G, Beck OA, Hochrein H (1978) Correlation between serum concentration
and pharmacological effect on atrioventricular conduction time of the antiarrhythmic drug pro-
pafenone. Eur J Clin Pharmacol 13: 17–20
Kisslo I, Robertson D, Gilbert B, von Rem O, Benhar V (1977) Comparison of real time, two-di-
mension echocardiography and cineangiography in detecting left ventricular asynergy. Circulation 55: 134–141
Kohlhardt M (1977) Der Einfluß von Propafenon auf der transmembranären Na^+ und Ca^{++}

Strom der Warmblütler Myokardfaser membrana. In: Hochrein H, Hapke HJ, Beck OA (eds) Fortschritte in der Pharmakotherapie von Herzrhythmusstörungen. Fischer, Stuttgart pp 35–38

Ledda F, Mantelli L, Migelli A (1980) Profilo di un nuovo antiarritmico: Il propafenone. Aspetto farmacologico. In: Furlanello F, Disertoni M, Vergara G, Bettini R (eds) Le nuove frontiere delle arritmie. Piccin, Padova pp 207–211

Lüderitz B (1978) Fortschritte in der medikamentösen Arrhythmiebehandlung. Herzkreisl 10: 99–106

Meyer-Estorff G, Keller K, Beck OA, Hochrein H (1978) Antiarrhythmische Wirksamkeit von Propafenon in Abhängigkeit von Serumkonzentration und Erregungsleitungshemmung. Z Kardiol 67: 332–356

Morganroth J, Michelson E, Horowitz LN, Josephson ME, Perelman AS (1978) Limitations of routine long-term ECG monitoring to assess ventricular ectopic frequency. Circulation 58: 408–414

Rutsch W (1978) Beeinflussung der ventrikulären Extrasystolie durch Propafenon. Herzkreisl 10: 183–186

Seipel L, Breithardt G (1980) Propafenone – A new antiarrhythmic drug. Eur Heart J 1: 309–313

Seipel L, Both A, Breithardt G, Loogen F (1975) Die Wirkung neuer Antiarrhythmika (Aprindin, Propafenon CI 661) auf die intrakardiale Erregungsleitung und die Sinusknoten Automatie beim Menschen. In: Seipel L, Loogen F, Both A, Schattauer FK (eds) His-Buendel-Elektrographie. Fischer, Stuttgart pp 191–197

Seipel L, Breithardt G, Both A, Wiebrinhaus E (1977) Wirkung von Propafenon auf den Sinusknoten und die intrakardiale Erregungsleitung beim Menschen. In: Hochrein H, Hypke HJ, Beck OA (eds) Fortschritte in der Pharmakotherapie von Herzrhythmusstörungen. Fischer, Stuttgart pp 45–55

Tritthart H, Fleckenstein B, Fleckenstein A (1971) Sone fundamental actions of antiarrhythmic drugs on the excitability and the contractility of single myocardial fibers. Naunyn Schmiedebergs Arch Pharmacol 269: 212–219

Van Rossum JM (1963) Cumulative dose-response curves. Technique for the making of dose-response curves in isolated organs and the evaluation of drug parameters. Arch Int Pharmacodyn Ther 143: 299–330

Vergara G, Disertoni M, Del Forno P, Stefenelli C, Furlanello F (1980) Profilo di un nuovo Antiarritmico: Il propafenone. Esperienza clinica. In: Furlanello F, Disertoni M, Vergara G, Bettini R (eds) Le nuove frontiere delle arritmie. Piccin, Padova pp 225–231

Von Hapke HS, Prigge E (1976) Zur Pharmakologie von 2′-(2-Hydroxy-3-propylaminopropoxy)-3-phenylpropiophenon (Propafenon, SA 79)-hydrochlorid. Arzneimittelforsch 26: 1849–1857

Waleffe A, Mary-Rabine L, De Rijbel R, Soyeno O, Legrend V, Kulbertus HE (1981) Electrophysiologic effects of propafenone studied with programmed electrical stimulation of the heart in patients with recurrent paroxysmal supraventricular tachycardia. Eur Heart J 2: 345–352

Wiebrinhaus E, Seipel L, Breithardt G, Loogen G (1978) Langzeitergebnisse mit dem neue Antiarrhythmikum Propafenon unter Berücksichtigung der Plasmaspiegel. Z Kardiol 66: 625–632

Wieser H, Philippi M, Schuler CF (1979) Die antiarrhythmische Wirkung von Propafenon bei stabiler ventrikulärer Extrasystolie (Ergebnisse einer überkreuzten Doppelblindstudie mit Propafenonhydrochlorid gegen Plazebo). Herzkreisl 11: 71–76

Rytmonorm in der Hand des niedergelassenen Arztes. Ergebnisse einer offenen multizentrischen Studie

H.-F. Spies und F. Sesto

Im folgenden werden die Ergebnisse einer offenen multizentrischen Studie über Propafenon dargelegt, dessen therapeutische Wirksamkeit bereits nachgewiesen ist [1–10]. In der täglichen ambulanten Praxis kommt der Verträglichkeit eines Antiarrhythmikums eine primäre Bedeutung zu. Diese Frage läßt sich durch eine besonders große Anzahl von beobachteten Patienten in einer offenen multizentrischen Studie beurteilen.

Eine zeitgerechte Abwicklung ist wiederum nur unter Beteiligung vieler behandelnder Ärzte möglich. Mit Hilfe der hier vorgelegten Ergebnisse sollten hauptsächlich die kardialen und extrakardialen Nebenwirkungen abgeschätzt werden.

An der Studie beteiligten sich 161 Ärzte, 116 Internisten und 45 Allgemeinärzte. Die Untersuchung wurde von November 1979 bis Oktober 1980 durchgeführt. Indikation, Dosierung, Laborbefunde sowie Nebenwirkungen und Behandlungsergebnisse sind bei insgesamt 828 Patienten erfaßt worden. Da die Fragebögen teilweise unvollständig ausgefüllt waren, wird bei den einzelnen Punkten nicht die vollständige Zahl der untersuchten Patienten erreicht.

Insgesamt wurden 416 Männer und 377 Frauen mit einem Durchschnittsalter von 58,6 bzw. 59,2 Jahren untersucht.

In die Prüfung wurden Patienten mit supraventrikulären und ventrikulären Herzrhythmusstörungen aufgenommen. Ein frischer Herzinfarkt sollte mindestens 8 Wochen zurückliegen.

In Tabelle 1 sind die häufigsten Herzrhythmusstörungen zusammengefaßt.

Es ist erkennbar, daß neben der supraventrikulären die ventrikuläre Herzrhythmusstörung mit über 65% aller Patienten die Hauptrolle spielt.

Die Notwendigkeit der antiarrhythmischen Therapie wurde allein vom behandelnden Arzt festgestellt. Damit ergeben sich naturgemäß erhebliche individuelle Unter-

Tabelle 1. Behandelte Herzrhythmusstörungen

	Gesamt	davon	
		m	w
Ventrikuläre Extrasystolie	419	226	193
Vorhofflimmern mit absoluter Arrhythmie	106	55	51
Supraventrikuläre Extrasystolie	66	31	35
Ventrikuläre Tachykardie und VES	45	18	27
Gleichzeitig ventrikuläre und supraventrikuläre ES	33	20	13
Paroxysmale supraventrikuläre Tachykardie	29	10	19
Absolute Arrhythmie mit VES	26	16	10
WPW-Syndrom	12	5	7
Vorhofflattern	10	6	4

schiede in der Indikationsstellung. Eine Auswahl der Patienten nach verschiedenen Schweregraden der Herzrhythmusstörung kann somit in dieser Studie nicht vorgenommen werden. In der überwiegenden Zahl der Fälle wird als Grundkrankheit, die zur Herzrhythmusstörung führt, eine koronare Durchblutungsstörung und/oder eine Herzinsuffizienz, insbesondere bei Hypertonie, angegeben.

Tabelle 2 zeigt die Behandlungsdauer, die bei der Mehrzahl der Fälle bis zu 3 Monaten beträgt. In Abb. 1 sind die verwendeten Tagesdosen aufgezeichnet. 26% erhielten 300 mg%, 28,7% 450 mg und 35% 600 mg pro Tag. Im Vergleich zu klinischen Prüfungen ist somit eher zurückhaltend dosiert worden.

Die diagnostischen Möglichkeiten der beteiligten Ärzte waren sehr unterschiedlich. Eine wünschenswerte Diagnostik und Kontrolle der Störungen mit Hilfe des Langzeit-EKGs ist nur in einzelnen Fällen durchgeführt worden. Wäre diese in der ambulanten Praxis noch nicht weit verbreitete Untersuchungsmethode als Voraussetzung zur Beteiligung der Studie eingesetzt worden, hätte sich die Zahl der untersuchten Patienten entscheidend vermindert.

Der Therapieerfolg wurde vom behandelnden Arzt als gut bezeichnet, wenn die Rhythmusstörung nicht mehr aufgetreten war, oder die Extrasystolenzahl um etwa 80% vermindert wurde, oder eine ausreichende Senkung der Herzfrequenz eintrat.

Abb. 2 zeigt, daß nach diesen Maßstäben ein guter therapeutischer Effekt bei 87% zu erkennen ist. In 4,6% traten Nebenwirkungen auf, nur in 3,4% sprach die Behandlung nicht an; bei 13% erfolgte somit ein Abbruch der Therapie.

Besondere Bedeutung kommt dem Einfluß von Rytmonorm auf die AV-Überleitungszeit und die intraventrikuläre Erregungsausbreitung entsprechend dem Angriffspunkt des Medikaments zu [11, 12].

Tabelle 2. Behandlungsdauer

Zeit	n
14–30 Tage	146
1– 3 Mon.	224
3– 6 Mon.	95
>6 Mon.	35

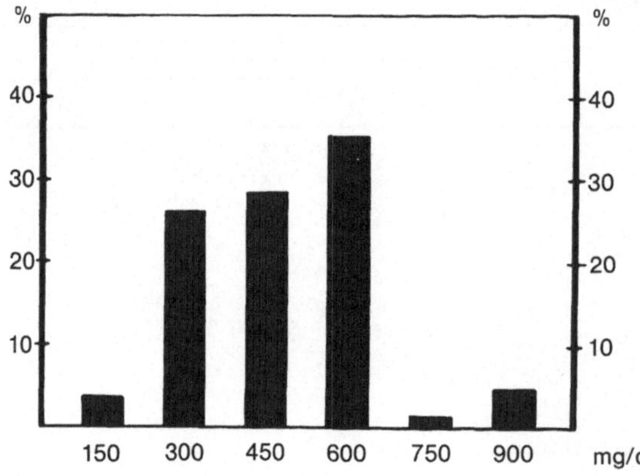

Abb. 1. Tagesdosen (n = 729)

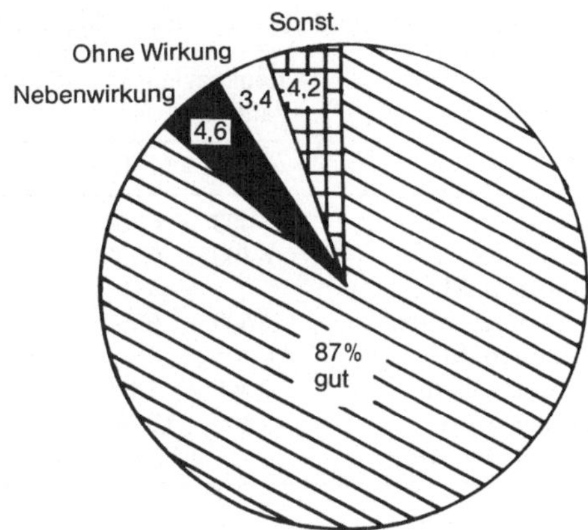

Abb. 2. Behandlungsergebnisse

Bei 285 Fällen konnte bei einer Tagesdosis von 300–600 mg eine Verlängerung der PQ-Zeit bis zu 25% gegenüber der Ausgangslage diagnostiziert werden. In 250 Fällen blieb die AV-Überleitungszeit unverändert. Verlängerung bis zu 10% trat in 33 Fällen innerhalb eines Dosisbereichs von 450–900 mg, in einem Fall auch bei einer Tagesdosis von 150 mg pro Tag auf. Bei 25 Patienten waren bereits im Ausgangs-EKG PQ-Zeitverlängerungen sichtbar. Bei 5 von diesen Patienten verlängerte sich die AV-Überleitungszeit weiter geringgradig, ohne daß die Behandlung unterbrochen werden mußte. In 6 Fällen blieb die PQ-Zeit unverändert. In einzelnen Fällen kam es sogar zu einer Verkürzung und Normalisierung der PQ-Zeit.

In 3 Fällen mußte die Behandlung wegen Nebenwirkungen mit höhergradigen Blokkierungen abgebrochen werden. Die QRS-Dauer wurde in 570 Fällen vor und nach 14tägiger Medikation gemessen. In 196 Fällen entsprechend 34% waren Verlängerungen bis zu 20% im Vergleich des Ausgangswertes erkennbar, in 188 Fällen bei einer Tagesdosis zwischen 300 und 900 mg. Bei der überwiegenden Zahl der Patienten, in 374 Fällen, war eine Änderung der QRS-Dauer nicht zu beobachten [13]. Die QT-Zeit war durch Propafenon nicht verändert.

Tabelle 3 zeigt die gemessenen Laborparameter. Dabei treten weder bei der Leukozytenzahl noch bei der SGOT oder alkalischen Phosphatase oder beim Kalium im Serum signifikante Differenzen auf. Auffallend ist nur ein geringer Abfall der Leukozytenzahl. Bei einem Patienten zeigte sich eine Verminderung der Leukozytenzahl von 11 000 auf 2 800, was nach Absetzen des Medikaments voll reversibel blieb. Eine Wiederaufnahme der Behandlung mit Propafenon führte nicht mehr zur Leukozytenverminderung, so daß offen bleiben muß, ob andere Ursachen bei diesem Patienten für die Leukozytenveränderung verantwortlich gemacht werden müssen.

Einmal kam es zu einer Erhöhung der alkalischen Phosphatase und der Serum-γ-GT auf pathologische Werte. Die Veränderung war reversibel.

In Tabelle 4 sind die insgesamt 42mal aufgetretenen extrakardialen Nebenwirkungen aufgezeichnet. Neben den häufigen Magen-Darm-Beschwerden imponieren insbesondere Schwindelanfälle und Sehstörungen. Einmal wird von einer Urtikaria berichtet.

In Tabelle 5 sind die kardialen Nebenwirkungen aufgeführt. Es wird erkennbar, daß es sich um spezifische Effekte eines Antiarrhythmikums handelt. Die aufgetretenen si-

Tabelle 3. Laborbefunde vor und nach 14tägiger Behandlung mit Propafenon

	Leukozyten-zahl		SGOT		Alk. Phosphatase		Kalium-Serum-spiegel	
	vor	14.Tag	vor	14.Tag	vor	14.Tag	vor	14.Tag
Median	6400	6200	14	14,2	120	120	4,3	4,3
95% untere Vertr. Grenze d. M.	6300	6100	13	14	114	116	4,2	4,2
95% obere Vertr. Grenze d. M.	6600	6300	14	15	123	122	4,3	4,3
kleinster Wert	3500	2800	4	4	52	50	3,2	3,4
größter Wert	14100	12500	62	50	295	340	6,7	6,72
Anzahl der Werte		611	605	605	479	479	597	597

Tabelle 4. Extrakardiale Nebenwirkungen

	Anzahl
Schwindelgefühl	10mal
Magen-Darmbeschwerden	26mal
Mundtrockenheit	6mal
Kopfschmerzen	3mal
Sehstörungen	2mal
Appetitlosigkeit	1mal
Urtikaria	1mal
Erhöhung der AP und Gamma-GT auf pathologische Werte	1mal
	42

Tabelle 5. Kardiale Nebenwirkungen

	Anzahl
SA-Block II. Grades vom Wenckebach-Typ	1mal
AV-Block II. Grades	2mal
Sinusbradykardie	3mal
Adams-Stokes-Anfall	1mal
Blutdruckabfall bis zum Kollaps	1mal
Orthostatische Kreislaufstörungen	3mal
Auftreten von polytopen VES	1mal
Auftreten einer Kammertachykardie	1mal
	13

nuatrialen und atrioventrikulären Blockierungen sowie die Sinusbradykardie sind über die an sich erwünschte Beeinflussung des Reizbildungs- und des Reizleitungsgewebes hinreichend erklärt. Über entsprechende bradykarde Störungen dürfte auch der einmalig aufgetretene Adams-Stokes-Anfall unter der Behandlung zu erklären sein. Selten kommt es zu einer Vermehrung der ventrikulären Extrasystolen sowie zu der einmalig nachgewiesenen Kammertachykardie. Dieser Befund ist u. U. mit der bekannten paradoxen Wirkung von antiarrhythmischen Substanzen zu erklären. Über den negativ inotropen Effekt eines jeden Antiarrhythmikums sind die Veränderungen des Blutdruckverhaltens zu interpretieren.

Zusammengefaßt wird nach den vorliegenden Ergebnissen die therapeutische Wirkung von Propafenon durch die an der Studie teilnehmenden Kollegen bei der ganz überwiegenden Anzahl der Patienten als gut bezeichnet. Der im Vergleich zu den klinischen Studien mit 87% unverhältnismäßig hohe Anteil positiver Behandlungsergebnisse wird durch zwei Umstände erklärbar. Möglicherweise liegt bei den ambulanten Patienten ein deutlich geringerer Schweregrad der zugrunde liegenden Störung im Vergleich zu den klinisch behandelten Fällen vor. Da zudem bei den meisten Kollegen zur Untersuchung und Therapiekontrolle kein Langzeit-EKG angewendet wurde, besteht die Gefahr, daß der therapeutische Effekt u. U. überschätzt wurde.

Bezüglich der Verträglichkeit zeigt die vorliegende Studie für Propafenon bei den üblicherweise verwendeten Tagesdosen von 300–600 mg ein gutes Ergebnis. Insbesondere die extrakardialen Nebenwirkungen treten mit 4,3% für ein potentes Antiarrhythmikum vergleichsweise selten auf. Schwerwiegende kardiale Nebenwirkungen wurden bei der Gesamtzahl von über 800 Patienten nur 13mal beobachtet.

Auch in Kenntnis der zwangsläufig auftretenden Unzulänglichkeiten einer solchen Studie mit über 800 Patienten unter der Beteiligung von 161 behandelnden Ärzten muß Propafenon in der hier verwendeten Dosis als ein gut verträgliches Antiarrhythmikum mit selten auftretenden kardialen und extrakardialen Nebenwirkungen bezeichnet werden.

Somit erscheint weiterhin ein konsequentes Abschätzen der Relation von therapeutischem Nutzen einerseits und den Nebenwirkungsmöglichkeiten durch das Antiarrhythmikum andererseits unerläßlich.

Eine Therapiekontrolle mit Hilfe elektrokardiographischer Untersuchung unter besonderer Beachtung von Sinusfrequenz, AV-Überleitungszeit und QRS-Breite, insbesondere bei Risikopatienten, ist erforderlich, ebenso sollten die Laborparameter bezüglich Leukozytenzahl und Leberwerten überprüft werden.

Literatur

1. Bachour G, Hochrein H (1977) In: Hochrein H, Hapke, Beck OA (eds) Fortschritte in der Pharmakotherapie von Herzrhythmusstörungen. Fischer, Stuttgart New York, pp 39–44
2. Seipel L et al. (1977) In: Hochrein H, Hapke, Beck OA (eds) Fortschritte in der Pharmakotherapie von Herzrhythmusstörungen. Fischer, Stuttgart New York, pp 45–55
3. Fill WD et al. (1977) In: Hochrein H, Hapke, Beck OA (eds) Fortschritte in der Pharmakotherapie von Herzrhythmusstörungen. Fischer, Stuttgart New York, pp 71–79
4. Koch R (1977) In: Hochrein H, Hapke, Beck OA (eds) Fortschritte in der Pharmakotherapie von Herzrhythmusstörungen. Fischer, Stuttgart New York, pp 84–89
5. Fischer G, Seipel L (1977) In: Hochrein H, Hapke, Beck OA (eds) Fortschritte in der Pharmakotherapie von Herzrhythmusstörungen. Fischer, Stuttgart New York, pp 109–114
6. Schulze PR (1977) In: Hochrein H, Hapke, Beck OA (eds) Fortschritte in der Pharmakotherapie von Herzrhythmusstörungen. Fischer, Stuttgart New York, pp 120–130
7. Beck OA, Hochrein H (1978) Dtsch Med Wochenschr 103: 1261–1265
8. Wieser H et al. (1979) Herz Kreisl 11: 71–76
9. Petri H, Rudolph W (1979) Herz 4: 344–358
10. Lüderitz B (1979. 1981) Therapie der Herzrhythmusstörungen, Leitfaden für Klinik und Praxis. Springer, Berlin Heidelberg New York 1981
11. Neuss H, Buss J (1978) Internist 19: 234–240
12. Kohlhardt M (1977) In: Hochrein H, Hapke, Beck OA (eds) Fortschritte in der Pharmakotherapie von Herzrhythmusstörungen. Fischer, Stuttgart New York, pp 35–44
13. Meyer-Estorf G et al. (1978) L Kardiol 67: 352–356

Sicherheit und Wirksamkeit von Propafenon bei der Unterdrückung ventrikulärer Ektopien

N. deSoyza, M. Murphy, M. Sakhaii und L. Treat

Propafenon ist ein wirksames Antiarrhythmikum mit einem starken membranstabilisierenden Effekt [1, 2]. Klinische Studien haben die Wirksamkeit bei der Unterdrückung chronisch wiederkehrender supraventrikulärer und ventrikulärer Tachyarrhythmien sowie ektoper Schläge bewiesen [3–6]. In Europa ist Propafenon seit 1977 unter dem Namen Rytmonorm im Handel.

Das Ziel unserer Studie bestand darin, die Sicherheit und Wirksamkeit von Propafenon bei der Unterdrückung ventrikulärer Ektopien bei Patienten mit organischen Herzerkrankungen und signifikanten ventrikulären Arrhythmien zu bestimmen.

Methoden

30 männliche Patienten mit einem Durchschnittsalter von 62 Jahren (48–75 Jahre) wurden untersucht. Bei 23 dieser Patienten wurde eine Koronarerkrankung diagnostiziert. Vier von ihnen hatten einen Herzklappenfehler und zwei ein Hochdruckherz. Bei einem Patienten mit schweren ventrikulären Arrhythmien konnte keine organische Herzerkrankung nachgewiesen werden.

Alle 30 Patienten hatten eine anamnestisch belegte klinisch signifikante ventrikuläre Arrhythmie, wobei diese als ≥ 30 Extrasystolen pro Stunde während eines 48stündigen Holter-Monitorings definiert wurde. Diese Aufzeichnungen wurden nach Absetzen jeder antiarrhythmischen Therapie über mindestens 48 h durchgeführt. Wenn die Patienten eines der folgenden Symptome aufwiesen, wurden sie von der Studie ausgeschlossen: Anzeichen von Herzinsuffizienz; Hinweis oder Verdacht von Digitalisintoxikation; klinisch signifikante Niereninsuffizienz; klinisch signifikante Leberinsuffizienz; ein Myokardinfarkt innerhalb der letzten 2 Monate; ein Schlaganfall innerhalb der letzten 3 Monate.

Diese 12 Wochen andauernde Studie bestand aus drei Phasen: Eine Placebo-Einstiegphase, eine Dosisbestimmungsphase sowie eine Doppelblind-Placebo-Cross-over-Phase. Während der ersten Woche der Studie wurde eine Placebo verabreicht, um ausreichende Basiswerte zu erhalten. Die Dosisbestimmungsphase der Studie dauerte je nach Reaktion des individuellen Patienten 1–4 Wochen. Die initiale Dosis von Propafenon betrug 150 mg 2mal täglich. Sie wurde in wöchentlichen Intervallen auf 150 mg 3mal täglich, 300 mg 2mal täglich und schließlich 300 mg 3mal täglich gesteigert, es sei denn, eine komplette Unterdrückung der ventrikulären Ektopien trat bereits bei einer niedrigeren Dosis auf. Jede Woche wurde ein 24stündiges Langzeit-EKG aufgezeichnet, um bei jeder Dosis die Wirksamkeit des Pharmakons zu analysieren. Nicht alle 30 Patienten haben die Doppelblind-Placebo-Cross-over-Phase der Studie vollendet.

Zur statistischen Auswertung wurde der T-Test bei gepaarten Beobachtungen verwendet.

Ergebnisse

Gesamte Gruppe

In der Kontrollperiode betrug die Zahl der ventrikulären Extrasystolen bei den 30 Patienten durchschnittlich 550 ± 87 (SD) pro Stunde (Tabelle 1). Bei Anwendung der maximalen Dosis wurden diese auf einen Mittelwert von 58 ± 19 pro Stunde reduziert. 23 Patienten hatten in der Kontrollperiode Phasen ventrikulärer Tachykardie. Unter maximaler Propafenondosis wies jedoch keiner der Patienten mehr ventrikuläre Tachykardien auf. Zu Beginn des Versuchs hatten 29 Patienten gepaarte ventrikuläre E. S. Unter der maximalen Dosis von Propafenon wiesen nur noch 11 Patienten gepaarte ventrikuläre ES. auf. Bei 10 Patienten kam es im Vergleich der Grundwerte mit denen unter maximaler Therapie zu einer 100%igen Unterdrückung der ventrikulären Ektopien. Bei weiteren 11 Patienten zeigte sich unter der maximalen Propafenondosis eine mehr als 95%ige Unterdrückung der ventrikulären ES. Nur 5 Patienten wiesen unter maximaler Propafenontherapie eine Reduktion der ventrikulären ES unter 80% auf.

Der Plasmaspiegel von Propafenon bei den ersten 16 in die Studie einbezogenen Patienten betrug unter der Maximaldosis im Mittel 1261 ng/ml. Der Bereich der Propafenon-Plasmaspiegel betrug 404 bis 3653 ng/ml. Die Blutproben wurden 2–5 h nach der Einnahme des Medikaments entnommen.

Tabelle 1. Wirkung von Propafenon auf ventrikuläre Ektopien (n = 30)

	Leerperiode	150 2 × tägl.	150 3 × tägl.	300 2 × tägl. (29 Patienten)	300 3 × tägl. (27 Patienten)
Einzelne ventrikuläre Extrasystolen pro Stunde	$550 \pm 87^*$	$389 \pm 71^*$	$253 \pm 38^*$	$162 \pm 41^*$	$58 \pm 19^*$
Patienten mit gepaarten ventrikulären Extrasystolen	29	24	24	17	11
Patienten mit ventrikulären Tachykardien	23	6	6	5	0

* Mittelwert ± Standardabweichung

Auswirkung auf EKG-Messungen

Unter der Propafenontherapie wurden bei einigen Patienten signifikante Intervalländerungen im EKG beobachtet. Bei einem Patienten wurde eingangs der Studie und bei 13 Patienten unter Maximaltherapie ein PR-Intervall $\geq 0,20$ s registriert. Bei 2 Patienten wurde eingangs der Studie und bei 9 Patienten unter Maximaltherapie ein verlängertes QRS-Intervall von $\geq 0,12$ s beobachtet. Unter Therapie trat bei 2 dieser Patienten erstmalig ein Linksschenkelblock auf. Bei 4 Patienten wurde eingangs der Studie und bei 5 unter Maximaldosis eine Verlängerung der QT-Intervalls über 0,40 s beobachtet. Es wurden jedoch keine asymptomatischen oder symptomatischen Bradyarrhythmien gesehen.

Nebenwirkungen

Beim Vergleich der Röntgenaufnahmen, die während der Leerperiode angefertigt wurden mit denen unter maximaler Propafenontherapie, war keine signifikante Änderung in der Größe des Herzens zu sehen. Unter der Propafenontherapie zeigte keiner der Patienten Anzeichen oder Symptome von kongestiver Herzinsuffizienz. 7 Patienten berichteten über einen anormalen Geschmack im Mund, und einer klagte über leichten Schwindel. Es wurden keine gastrointestinalen Störungen registriert. Während unter der Therapie kein Patient positive antinukleäre Antikörpertiter entwickelte, stieg bei einem Patienten, der bereits eingangs der Studie einen positiven ANA-Titer aufwies, unter Therapie der ANA-Titer an, ohne jedoch irgendwelche weiteren Symptome zu entwickeln. Bei keinem der Patienten wurden Nebenwirkungen an den Augen beobachtet.

Ein Patient, der nach der Vorgeschichte einen 2maligen Myokardinfarkt durchgemacht hatte, starb plötzlich, nachdem er 300 mg Propafenon 3mal täglich genommen hatte. Die Autopsiebefunde konnten zwar eine Artheriosklerose vieler Koronargefäße und den zurückliegenden Myokardinfarkt nachweisen, jedoch keine exakte Todesursache ermitteln. Der Patient hatte 2 Wochen vor seinem Tod eine Häufung seiner Angina-pectoris-Anfälle aufzuweisen. In seiner wöchentlichen 24stündigen Langzeit-EKG-Aufzeichnung war bis zu seinem Tod eine signifikante Abnahme der ventrikulären ES als Antwort auf die Propafenontherapie zu sehen. Verglichen mit dem Eingangswert zeigte sich auf der letzten Aufzeichnung vor dem Tod eine 59%ige Reduzierung der ventrikulären ES.

Propafenon kann als sicheres und hochwirksames Medikament bei der Unterdrückung ventrikulärer Ektopien bezeichnet werden. Im allgemeinen wird es offenbar gut vertragen. Propafenon scheint bestimmte elektrokardiographische Parameter zu verlängern, ohne Symptome oder Bradyarrhythmien hervorzurufen. Die Bestätigung der genannten günstigen Befunde durch die Doppelblind-Cross-over-Phase wird demnächst erwartet. Daher scheint Propafenon ein sicheres und wirksames Antiarrhythmikum für Patienten mit ventrikulären Arrhythmien zu sein.

Literatur

Aldor E, Haeger H (1977) Clinical experiences with propafenone. Drug Dev Eval 1: 115–119
Baedeker W, Wirtzfeld A, Sack D (1977) The antiarrhythmic effect of propafenone in ventricular tachycardias. Herz/Kreisl 9: 348–352
Fill WD, Kuehn P, Probst P (1977) Use of propafenone in man. Clinical results on the effects on electrophysiological and hemodynamic parameters. Drug Dev Eval 1: 71–79
Harlin M (1976) Propafenone in therapy-resistant arrhythmias. Medical Tribune 2: 40–41.
Koch R (1977) Action of propafenone in ventricular arrhythmia. Drug Dev Eval 1: 84–89
Zeiler RH, Gough WB, Sung R (1981) Electrophysiologic effects of propafenone on canine ischemic cardiac cells. Am J Cardiol 47: 483

Dosis-Wirkungsbeziehungen von Propafenon bei Patienten mit ventrikulären Arrhythmien

P. Larochelle, L. Belanger, F. Lemire, D. Phaneuf und R. Huot

Propafenon ist ein Antiarrhythmikum mit elektrophysiologischen Eigenschaften, die seine Klassifizierung als Klasse-I-Antiarrhythmikum erlauben (Medikamente in dieser Klasse haben Eigenschaften, die denen von Chinidin und Procainamid gleichen). Während eines internationalen Symposiums (Hochrein et al. 1977) wurde in vielen Vorträgen ein Überblick über die elektrophysiologischen Eigenschaften von Propafenon gegeben. In Tierversuchen steigerte Propafenon sowohl die Schwelle für Kammerflimmern als auch die funktionelle Refraktärzeit an isoliertem Atriumgewebe von Meerschweinchen. Bei Purkinje- und Myokardfasern reduziert diese Verbindung hauptsächlich die Anstiegsrate des Aktionspotentials (Bergmann u. Bolte 1977). In Untersuchungen an Menschen konnte gezeigt werden, daß Propafenon relativ gleichmäßig in allen Herzbereichen die Überleitungszeit verlangsamt (Seipel et al. 1975). Die Verzögerung im AV-Knoten ist in ausgeprägtem Maße dosisabhängig (Keller et al. 1978). In anfänglichen klinischen Studien wurde gefunden, daß Propafenon bei der Behandlung ventrikulärer und supraventrikulärer Arrhythmien wirksam ist (Ivancic u. Goldner 1977; Rutsch 1978; Wieser et al. 1979).

Die Halbwertszeit liegt zwischen 2,5 und 4 h, und das Pharmakon wird intensiv metabolisiert. Nach 2–3 h erreicht die Plasmakonzentration ihren höchsten Wert. Nach einer oralen Gabe von 300 mg Propafenon ist nach 8 h immer noch eine Verlängerung der Überleitungszeit sowie eine antiarrhythmische Wirkung feststellbar. In einigen Ländern ist dieses Medikament seit 1977 eingeführt, und klinische Untersuchungen haben seine Wirksamkeit bei ventrikulären Arrhythmien bewiesen.

Diese Untersuchung wurde als Einfach-Blindversuch entworfen, um die Wirksamkeit von Propafenon bei einer Gruppe von Patienten mit ventrikulären Arrhythmien zu beweisen.

Methoden

22 Patienten, 16 Frauen und 6 Männer mit einem Durchschnittsalter von 50 Jahren (26–70 Jahre), wurden untersucht. Als Kriterien für eine Einbeziehung in die Studie wurden anhaltende hochgradige ventrikuläre Irritabilität und chronische ventrikuläre Arrhythmien genommen. 12 der einbezogenen Patienten sprachen auf andere Antiarrhythmika nicht an oder hatten dadurch Nebenwirkungen. Alle Patienten unterzeichneten eine Einverständniserklärung. Patienten wurden von dieser Studie ausgeschlossen, wenn sie innerhalb der drei vorangegangenen Monate einen Myokardinfarkt hatten, Herzinsuffizienz, Bradykardie – Puls unter 50 Schlägen pro Minute –, Leitungsstö-

rungen, obstruktive Lungenerkrankung, Elektrolytstörungen oder Hinweise auf Nieren- oder Leberinsuffizienz aufwiesen.

Die Studie bestand aus vier Phasen. Die erste Phase bestand aus einer Placebophase von maximal 10 Tagen Dauer. Diese Phase konnte in der Klinik durchgeführt werden, wenn der Arzt der Meinung war, daß der Patient durch den Entzug seines anderen Antiarrhythmikums ein Risiko einging. Die Patienten erhielten 3mal täglich ein Placebo, das Propafenon glich.

In der zweiten Phase erhielten die Patienten 450 mg, in der dritten Phase 600 mg und in der vierten Phase 900 mg Propafenon. Die Patienten wurden angewiesen, das Pharmakon in gleichen Zeitabständen zu nehmen. Die Dosis von Propafenon wurde gesteigert, wenn die Reduzierung der Arrhythmien unter 80% lag oder wenn die Patienten keine signifikanten Nebenwirkungen, wie ausgeprägte AV-Überleitungsverzögerung oder eine mehr als 25%ige Verlängerung des QRS-Intervalls entwickelten oder wenn sich keine Symptome zeigten, die eine Steigerung der Dosis verhinderten. Jede Phase dauerte maximal 10 Tage. Am Ende jeder Phase wurde bei den Patienten ein 24stündiges Holter-Monitoring sowie ein Belastungs-EKG auf dem Laufband durchgeführt. In jeder Phase wurden alle 3 Tage und am Ende der Phase Blutdruck und Herzfrequenz gemessen sowie eine körperliche Untersuchung durchgeführt. Am Ende jeder Phase wurden auch SMA 20 (systemic multiple analysis), Blutbild, Blutkörperchen und antinukleäre Antikörper bestimmt. Ebenso wurden am Ende jeder Phase Nebenwirkungen aufgezeichnet. Diese wurden von den Patienten freiwillig berichtet, und es wurden keine besonderen Fragen gestellt.

Dauer-EKG-Aufzeichnungen

Die Dauer-EKG-Aufzeichnungen wurden mit einem Zweikanal-Elektrokardiogramm von Del Mar Avionics durchgeführt. Die Bänder wurden durch den gleichen Beobachter (R. H.) am Montreal Heart Institute auf einem Del Mar Avionics Nr. 660 A analysiert. Die Ergebnisse gaben die Anzahl der Herzschläge pro 24 h, die Anzahl isolierter Extrasystolen und die Kombination von Extrasystolen an. Ebenso wurden Vorhofextrasystolen registriert.

Die Herzfrequenz über eine 24stündige Periode wurde aus den Holter-Monitoring-Aufzeichnungen errechnet, indem man die Anzahl der Herzschläge verwendete, die während dieser 24 h registriert wurden.

Belastungs-EKG

Das Belastungs-EKG wurde auf einem Laufband nach dem Bruce-Protokoll durchgeführt. Die Übungen wurden von den selben Beobachtern durchgeführt, und sie wurden beendet, sobald Symptome auftauchten oder wenn die Patienten 85% ihrer maximalen Herzfrequenzkapazität erreicht hatten. Ein ausgebildeter technischer Assistent zeichnete die ventrikulären Extrasystolen während des Belastungstests und der Erholungsphase auf. Eine Klassifizierung wurde vorgenommen nach zahlreich, anwesend oder abwesend.

Analyse der Ergebnisse

Die Ergebnisse werden in Form von Mittelwerten ± Standardabweichung angegeben. Bei Bedarf wurde eine Zwei-Weg-Varianzanalyse (ANOVAR) oder ein T-Test nach Student durchgeführt.

Ergebnisse

22 Patienten wurden in die Studie aufgenommen, und von 19 Patienten wurden die erhaltenen Ergebnisse für die Bewertung des Pharmakons verwendet. 3 Patienten wurden ausgeschlossen, da sie die Einschlußkriterien nach Holter-Monitoring-Analyse nicht erfüllten.

Wirksamkeit gegenüber ventrikulären Extrasystolen

Von den 19 untersuchten Patienten erhielten 3 eine Maximaldosis von 450 mg (Gruppe 1), 4 eine Maximaldosis von 600 mg (Gruppe 2) und 12 eine Maximaldosis von 900 mg (Gruppe 3).

Gruppe 1

3 Patienten erhielten eine Dosis von 450 mg während der ganzen Studie. In Tabelle 1 und 2 sind die Anzahl der aufgezeichneten ventrikulären Extrasystolen sowie die prozentuale Reduzierung zusammengefaßt. Patient Nr. 2 hatte wenige ventrikuläre Extrasystolen, die auf die Therapie mit 450 mg nicht ansprachen. Die Propafenondosis wurde nicht erhöht, da der Patient sowohl einen AV-Block ersten Grades als auch einige

Tabelle 1. Ventrikuläre Extrasystolen während 24stündigem Holter-Monitoring bei Patienten, die 450 mg Propafenon erhielten

Patient Nr.	Placebo	Propafenon		
		450 mg	450 mg	450 mg
21	40 504	5 009	744	N.I.
12	33 055	17 519	N.I.	19 413
2	500	442	179	689

N. I. Holter nicht interpretierbar

Tabelle 2. Prozentuale Reduzierung der ventrikulären Extrasystolen in den einzelnen Phasen bei Patienten, die 450 mg Propafenon erhielten

Patient Nr.	Placebo	Propafenon		
		450 mg	450 mg	450 mg
21	40504	88%	98%	n. I.
12	33055	47%	N. I.	41%
2	500	12%	65%	(137)

N. I. Holter nicht interpretierbar

Sinusasystolien entwickelte. Bei Patientin Nr. 12 betrug die Reduzierung der ventrikulären Extrasystolen weniger als 50%. Ihre Dosis wurde wegen einer QRS-Verbreiterung nicht erhöht. Die Patientin Nr. 21 wies eine ausgeprägte Reduzierung der ventrikulären Extrasystolen auf (98%), und die Patientin entschloß sich daher, die Dosis nicht zu erhöhen. Aus diesem Grund konnte das letzte Holter-Monitoring nicht untersucht werden.

Gruppe 2

4 Patienten erhielten eine Maximaldosis von 600 mg. Ihre Ergebnisse sind in Tabelle 3 und 4 zusammengefaßt. Wegen Nebenwirkungen, die hauptsächlich in Sehstörungen, Schwindel, Herzklopfen und Pollakisurie bestanden, bat die Patientin Nr. 3, aus der Studie ausgeschlossen zu werden. Über diese Nebenwirkungen – ausgeschlossen die Schwierigkeiten der Sehstörung – hatte sie sich auch in der Placebophase beklagt. Bei der Patientin Nr. 5 wurde auf Grund der Atembeschwerden während des Belastungs-EKGs der Versuch bei einer Dosis von 600 mg Propafenon beendet. Das Echokardiogramm wies eine Vergrößerung des linken Ventrikels auf, und es wurde beschlossen, die Dosis nicht zu steigern, da sie ohnehin eine 100%ige Reduzierung ihrer ventrikulären Extrasystolen bei dieser Dosis aufwies. Patientin Nr. 6 hatte bei 600 mg eine beinahe komplette Reduzierung ihrer ventrikulären Extrasystolen und beklagte sich über Schwindel. Patient Nr. 20, der früher Anfälle von ventrikulären Tachykardien gehabt hatte, sprach ganz schlecht auf andere Medikamente an. Obwohl bei 450 mg eine Verbesserung hinsichtlich der Anzahl von ventrikulären Extrasystolen auftrat, hatte er bei 600 mg ein weiteres Ereignis von ventrikulärer Tachykardie und Kammerflimmern. Er wurde erfolgreich reanimiert, und das Mittel wurde abgesetzt.

Gruppe 3

12 Patienten erhielten alle drei Dosen von Propafenon (Tabelle 5 und 6). Die Reduzierung der ventrikulären Extrasystolen betrug bei allen Patienten mehr als 80% und bei 11 und 12 sogar mehr als 87%. Die durchschnittliche Reduzierung bei 900 mg betrug 95% ± 7% (Abb. 1).

15 der 19 untersuchten Patienten hatten also während der etwa 40tägigen Versuchsdauer eine mehr als 80%ige Reduzierung der Anzahl ventrikulärer Extrasystolen. Vier Behandlungen blieben erfolglos, davon drei auf Grund von Nebenwirkungen und eine auf Grund von fehlender Wirkung.

Tabelle 3. Ventrikuläre Extrastolyten während 24stündigem Holter-Monitoring bei Patienten, die 600 mg Propafenon erhielten

Patient Nr.	Placebo	Propafenon		
		450 mg	600 mg	600 mg
20	24090	3485	16936	*
5	16985	1931	0	2900
3	12722	20014	11498	*
6	1076	17	43	70

* Phase 4 des Protokolls wurde nicht vollständig durchgeführt

Tabelle 4. Prozentuale Reduzierung der ventrikulären Extrasystolen in den einzelnen Phasen bei Patienten, die 600 mg Propafenon erhielten

Patient Nr.	Placebo	Propafenon		
		450 mg	600 mg	600 mg
20	24090	85 %	30%	*
5	16985	88 %	100%	83%
3	12722	57 %	10%	*
6	1076	98,4%	96%	93%

* Phase 4 des Protokolls wurde nicht vollständig durchgeführt

Tabelle 5. Ventrikuläre Extrasystolen während 24stündigem Holter-Monitoring bei verschiedenen Propafenondosen

Patient Nr.	Placebo	Propafenon		
		450 mg	600 mg	900 mg
22	74081	23055	24915	23
10	23972	1623	44	0
17	20125	13979	10430	3920
1	13601	2149	33	177
14	9527	25	192	47
9	8081	4024	2538	64
16	7712	910	500	650
15	6520	1840	1	430
8	2995	7182	1530	62
13	2492	260	862	195
7	1800	1948	816	214
4	1459	200	100	0
X	14363	4766	3497	513
S D	±20125	± 6989	± 7343	± 108

Tabelle 6. Prozentuale Reduzierung von ventrikulären Extrasystolen bei verschiedenen Propafenondosen

Patient Nr.	Placebo (VES während 24 h) Holter	Propafenon		
		450 mg Reduzierung [%]	600 mg Reduzierung [%]	900 mg Reduzierung [%]
22	74081	69%	66%	99%
10	23972	93%	99%	100%
17	20125	30%	48%	80%
1	13601	84%	99%	99%
14	9527	99%	98%	99%
9	8081	50%	69%	99%
16	7712	88%	94%	87%
15	6520	72%	100%	94%
8	2995	+139%	49%	98%
13	2492	90%	65%	92%
7	1800	+ 8%	55%	87%
4	1459	86%	93%	100%
X	14363 PVC	51%	78%	95%
S D	±20125	± 67	± 21	± 7

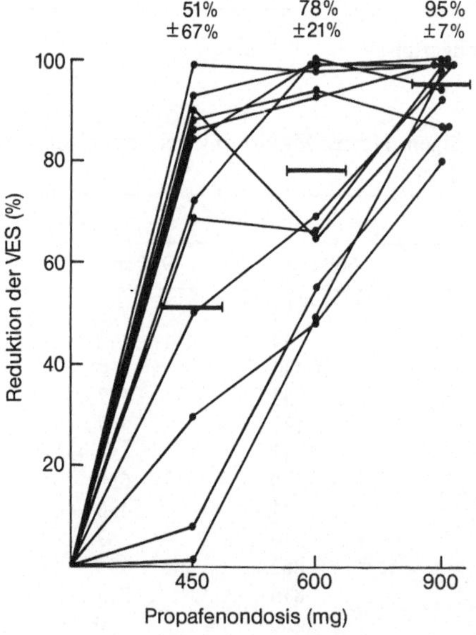

Abb. 1. Prozentuale Reduzierung der ventrikulären Extrasystolen unter verschiedenen Propafenondosen für 12 Patienten stellt den Mittelwert der Reduktion bei einer vorgegebenen Dosis dar

Die 24stündigen Holter-Monitor-Aufzeichnungen erlaubten auch eine Bestimmung des Typs der aufgezeichneten ventrikulären Extrasystolen sowie der Leitungsstörungen. Von den 19 Patienten entwickelten 2 einen AV-Block ersten und ein Patient einen AV-Block II Typ 2. Es ist auch bemerkenswert, daß bei der höchsten Dosis die ventrikulären Extrasystolen sich als unifokal und isoliert erwiesen, außer in vier Fällen, wo sie von zwei Erregungssorten herrührten. Unter 900 mg Propafenon gab es keine aufgezeichnete Episode von Bigeminus oder Trigeminus.

Tabelle 7. Belastungs-EKG – ventrikuläre Extrasystolen während Belastung und Erholungsphase bei Patienten unter Propafenon

Patient Nr.		Placebo	Propafenon		
			450 mg	600 mg	900 mg
22	Test	+ +	0	0	0
	Post.	+ +	+ +	0	0
10	Test	+	0	0	0
	Post.	+	0	0	0
17	Test	+ +	−	0	0
	Post.	+ +	−	0	0
1	Test	+ +	+	+	0
	Post.	+ +		+	0
14	Test	0	0	0	0
	Post.	0	0	0	0
9	Test	+	0	0	0
	Post.	+	0	0	0
16	Test	0	0	−	0
	Post.	+	+	−	0
15	Test	+ +	0	0	0
	Post.	+	0	0	0
8	Test	−	+	+	0
	Post.	−	+	+	0
13	Test	+ +	0	0	0
	Post.	+ +	0	0	0
7	Test	+ +	+ +	0	0
	Post.	+ +	+ +	+	0
4	Test	+	0	0	0
	Post.	+	+ +	0	0

+ + = Zahlreiche VES
+ = VES vorhanden
0 = keine Arrythmien

Belastungs-EKG

Bei allen Paienten wurde ein Belastungs-EKG bis zu 85% der Maximalkapazität ausgeführt. Bei den 12 Patienten der Gruppe 3, die drei Dosen von Propafenon erhalten hatten, wurden vier Belastungs-EKGs ausgeführt. Die Anzahl der ventrikulären Extrasystolen wurde durch einen technischen Assistenten abgeschätzt und in zahlreich, anwesend oder abwesend klassifiziert. Während der Placebophase wiesen diese 12 Patienten ventrikuläre Extrasystolen sowohl während der Belastung als auch in der Erholungsphase auf (Tabelle 7). Unter 600 mg Propafenon hatten 8 dieser Patienten keine ventrikulären Extrasystolen und unter 900 mg Propafenon hatte keiner der Patienten ventrikuläre Extrasystolen weder während der Belastung noch während der Erholungsphase.

Von den 4 Patienten der Gruppe 2 konnte ein Patient das Belastungs-EKG nicht ertragen. Zwei zeigten eine definitive Verbesserung mit einem kompletten Verschwinden von ventrikulären Extrasystolen und einer zeigte eine zeitweise Verbesserung.

Tabelle 8. Herzfrequenz von Patienten, die alle drei Dosen von Propafenon erhalten haben

Patient Nr.	Placebo	Propafenon		
		450 mg	600 mg	900 mg
22	90	73	73	72
10	81	98	78	74
17	81	67	76	69
1	73	73	77	73
14	74	79	78	79
9	56	59	63	58
16	78	61	91	77
15	61	68	74	72
8	83	84	78	80
13	88	80	83	74
7	70	67	61	61
4	76	79	80	76
X	76	74	76	72
S D	± 9	±11	± 8	± 8

Herzfrequenz

Bei dieser Patientengruppe wurde die Herzfrequenz durch Dividierung der Anzahl von Herzschlägen, die während der Holtermonitoring-Periode aufgezeichnet wurden, durch die Dauer der Periode in Minuten ermittelt (Tabelle 8). Es gab keine signifikante Änderung in der Herzfrequenz während der vier Phasen.

Blutdruck

Bei jeder Visite der Patienten wurde der Blutdruck gemessen (Tabelle 9). Es war keine Reduzierung des Blutdrucks festzustellen, obwohl unter der höchsten Dosis der systolische Ruhedruck eine steigende Tendenz zeigte.

Nebenwirkungen

Die Nebenwirkungen, die von den Patienten berichtet wurden, sind in Tabelle 10 zusammengefaßt. Am Ende jeder Phase berichteten die Patienten über ihre Nebenwirkungen. Wegen der geringen Patientenzahl kann über kein spezifisches Nebenwirkungsmuster berichtet werden, obgleich 9 Patienten über Schwindel, 7 über Mundtrockenheit und 7 über Kopfschmerzen klagten.

Laborwerte

Bei den ausgeführten Laboruntersuchungen – SMA 20, Urinuntersuchung sowie komplettes Blutbild – gab es keine signifikanten Änderungen. Bei 16 Patienten wurden die antinukleären Antikörper gemessen. Zwei von ihnen entwickelten positive antinukleäre Antikörper, die während der Placebophase nicht nachgewiesen werden konnten.

Tabelle 9. Blutdruck von Patienten, die alle drei Dosen von Propafenon erhalten hatten (n = 11)

Liegend	130 ± 21	130 ± 22	128 ± 21	133 ± 20
mm Hg	82 ± 10	82 ± 12	82 ± 10	83 ± 8
Stehend	121 ± 17	121 ± 17	123 ± 21	129 ± 16
mm Hg	76 ± 9	78 ± 11	79 ± 1	79 ± 10

Tabelle 10. Nebenwirkungen, die von den Patienten der Studie bei den verschiedenen Dosen spontan angegeben wurden (n = 19)

	Placebo	Propafenon			Gesamtzahl der Patienten
		450 mg	600 mg	900 mg	
Herzklopfen	12	8	3	4	14
Trockenheit im Mund	3	4	4	3	7
Sehstörungen	1	3	3	3	6
Schwindel	2	6	6	4	9
Kopfschmerz	7	5	5	5	7
Verstopfung	3	3	5	3	5
Müdigkeit	2	4	5	2	5
Pollakurie	1	3	–	–	3
Übelkeit	2	2	1	3	3

Diskussion

Bei Propafenon handelt es sich um ein Antiarrhythmikum, das während vieler Jahre in Deutschland untersucht wurde. Ein Überblick über seine Eigenschaften wurde während eines internationalen Symposiums gegeben (Hochrein et al. 1977). Diewitz und Anton zeigten 1977, daß es die Irritabilität des menschlichen Ventrikel senken kann, wobei der maximale Effekt nach 150–300 min eintritt. Sowohl die atrioventrikuläre als auch die intraventrikuläre Überleitungszeit werden verlangsamt, und es ergibt sich eine statistisch signifikante Verlängerung des AH-Intervalls (Beck et al. 1975). Gleichzeitig verursacht es eine Verzögerung der intraventrikulären Erregungsausbreitung sowie eine Verlangsamung distal des His-Bündels, und es besitzt daher Eigenschaften, die man von Procainamid kennt. Die Messungen der Charakteristik der Zellmembran ergaben eine Reduktion der maximalen Ansteigerate des Aktionspotentials mit einer leichten Verlängerung des Aktionspotentials und der effektiven Refraktärperiode (Beck et al. 1975).

Hämodynamische Studien haben gezeigt, daß Propafenon einen nur geringen negativ inotropen Effekt besitzt. Dies konnte durch ein Ansteigen des Lungenkapillardrucks und durch eine Reduzierung der kardialen Auswurfleistung belegt werden. Die leichte hypotensive Reaktion ist eine Folge der Geschwindigkeit der parenteralen Injektion des Pharmakons (Bachour u. Hochrein 1977).

Die klinischen Untersuchungen über die in den ersten internationalen Studien über Propafenon berichtet wurden, haben über seine Wirksamkeit bei den ventrikulären und supraventrikulären Arrhythmien berichtet.

Unsere Studie bestand aus einem Einfach-Blindversuch mit einem Placebo bei 19 Patienten mit signifikanten ventrikulären Extrasystolen.

Ergebnisse zeigen, daß Pharmakon von 15 der 19 Patienten vertragen wird und in 11 der Patienten eine mehr als 90%ige Reduzierung der ventrikulären Extrasystolen hervorrufen kann. Es ist sehr interessant, daß bei den 12 Patienten, die 900 mg Propafenon erhielten, sich das Belastungs-EKG vollständig normalisierte. Bei 9 der 15 Patienten, die eine mehr als 90%ige Reduzierung der ventrikulären Extrasystolen bei 600 mg Propafenon aufwiesen, zeigte sich eine Dosis-Wirkungsabhängigkeit. Es gab keine signifikante Änderung weder von Herzfrequenz noch von Blutdruck, obwohl in anderen Studien berichtet wurde, daß es die Herzfrequenz senkt.

Die Nebenwirkungen wurden von den Patienten gut vertragen, wenn ihre zugrundeliegende Krankheit und die symptomatische Verbesserung berücksichtigt wird, die sich aus der Reduzierung ihrer ventrikulären Extrasystolen ergab. Wir hatten jedoch drei Fälle von Behandlungsmißerfolg, bei denen die Dosis auf Grund der berichteten Nebenwirkungen nicht erhöht werden konnte, und in einem Fall lag der Grund für den Behandlungsmißerfolg bei einer gleichzeitig auftretenden Episode ventrikulärer Tachykardie. Die Signifikanz der 2 Patienten, die einen positiven antinukleären Antikörper entwickelten, ist sehr eingeschränkt, da adäquate Kontrollwerte für längere Zeiträume fehlen.

Da wir keine Plasmawerte vorliegen haben, können wir keine Schlußfolgerung auf eine mögliche Plasmakonzentrationsabhängigkeit der Wirkung ziehen. Eine vorangegangene Untersuchung (Blanke et al. 1979) konnte einen Zusammenhang zwischen der Plasmakonzentration von Propafenon und der Häufigkeit von Ektopien aufweisen. Hier wurde allerdings auch eine ausgeprägte individuelle Variationsbreite belegt.

Wir können jedoch die Schlußfolgerung ziehen, daß in dieser eingeschränkten Studie Propafenon sich als wirksames Antiarrhythmikum erwiesen hat.

Literatur

Bachour G, Hochrein H (1977) Hemodynamic responses to propafenone. Drug Dev Eval 1: 39–44
Beck OA, Witt E, Hochrein H (1975) Effect of the antiarrhythmic agent propafenone on cardiac conduction. Z Kardiol 64: 179–187
Bergmann M, Bolte HD (1977) Electrophysiological studies of propafenone in individual myocardial fibers. Drug Dev Eval 1: 29–34
Blanke H, Aschbrenner B, Karsch KR, Kreuzer H (1979) Plasma level, effectiveness, and organ distribution of propafenone. Dtsch Med Wochenschr 104: 587–591
Diewitz M, Anton D (1977) Effects of intravenous and oral propafenone hydrochloride on the myocardial threshold stimulus in man. Drug Dev Eval 1: 56–62
Hochrein H, Hapke HJ, Beck OA (1977) Fortschritte in der Pharmakotherapie von Herzrhythmusstörungen, I. Internationales Propafenon Symposion Fisher, Stuttgart
Ivancic R, Goldner V (1977) Propafenone in the treatment of extrasystoles – our experience. Drug Dev Eval 1: 131–144
Keller K, Meyer-Estorff G, Beck OA, Hochrein H (1978) Correlation between serum concentration and pharmacological effect on atrioventricular conduction time of the antiarrhythmic drug propafenone. Eur J Clin Pharmacol 13: 17–20
Rutsch W (1978) The influence of propafenone on ventricular premature beats. Herz/Kreisl 10: 183–186
Seipel L, Breithardt G, Both A (1975) Electrophysiological effect of the antiarrhythmics disopyramide and propafenone on the human cardiac impulse conduction system. Z Kardiol 64: 731–740
Wieser H, Philippi M, Schuler DF (1979) The antiarrhythmic effect of propafenone in reproducible ventricular beats. Herz/Kreisl 11: 71–76

Behandlung von schweren ventrikulären Arrhythmien mit Propafenon

L. Ledain, N. Sourdille, J. P. Colle, J. Ohayon und P. Besse

Propafenon gehört in der Vaughan-Williams-Klassifizierung zu den Klasse-I-Anti-arrhythmika. Mehrere vorangegangene Studien weisen darauf hin, daß Propafenon bei der Unterdrückung chronischer, supraventrikulärer und ventrikulärer Arrhythmien wirksam ist. Das Medikament kann sowohl intravenös als auch oral verabreicht werden. Das Ziel der folgenden Studie ist es, die Wirksamkeit von Propafenon bei der Behandlung schwerer ventrikulärer Arrhythmien zu bestimmen und den Effekt von intravenöser und oraler Anwendung zu vergleichen.

Methoden

Charakterisierung der Patienten

Es wurden 23 Patienten von 50–75 Jahren untersucht; 8 hatten eine chronische Koronarkrankheit, 6 einen vorangegangenen Myokardinfarkt, 4 ventrikuläre Aneurysmen, 4 Herzklappenfehler und 2 keine offensichtliche Herzerkrankung. Keiner der Patienten wies klinisch eine kongestive Herzinsuffizienz auf und keiner hatte eine veränderte Leber- oder Nierenfunktionen. Der Kaliumwert im Serum lag in allen Fällen im Normalbereich. In der Gruppe A mit 14 Patienten waren die Arrhythmien stabil und anhaltend: Wiederholte oder gepaarte Extrasystolen in 4 Fällen, Bigeminus in 3 Fällen, multiforme Extrasystolen in 2 Fällen und häufig bei mehr als 10% der QRS-Komplexe einfache Extrasystolen in 5 Fällen. In der Gruppe B mit 9 Patienten bestanden die Arrhythmien aus paroxysmalem Vorhofflimmern oder ventrikulären Tachykardien.

Von den 23 Patienten zeigten sich 9 resistent gegen ein anderes Antiarrhythmikum, das 1 oder 2 Tage vor der Studie abgesetzt wurde.

Design der Studie

Die gesamte Studie schloß zwei Kontrollperioden und drei Perioden mit Verabreichung von Propafenon ein. Die ersten 6 h bestanden in einer initialen Kontrollphase, um die Anzahl und die Komplexität der Extrasystolen abzuschätzen. Die Patienten erhielten dann innerhalb von 3 min intravenös 1,5 mg/kg KG Propafenon. Während 3 h wurde die Wirksamkeit beobachtet. Anschließend wurden die Patienten während einer zweiten Kontrollperiode von 3–24 h beobachtet, um die spontane Änderung der Extrasystolen zu registrieren. Im zweiten Teil der Studie erhielten die Patienten über eine kontinuierliche Infusion intravenös während 24 h eine Dosis von 7 mg/kg KG. Nach dem Ende der

Infusion wurde auf orale Therapie umgestellt, die aus 150 oder 300 mg Propafenon entweder 3mal täglich oder im 8-h-Intervall bestand. Während der Studie lagen alle Patienten auf der Intensivstation, und ihre Werte wurden fortlaufend registriert und aufgezeichnet. Die Arrhythmie wurde durch ein ATREC-System analysiert, das die Anzahl
der Extrasystolen und der QRS-Komplexe pro Stunde bestimmte.

Klinische Untersuchungen und Laborwerte

Dreimal täglich wurde eine kardiovaskuläre Untersuchung durchgeführt und alle 2 h
wurde der Blutdruck gemessen. In 8stündigem Abstand wurde ein 12-Kanal-EKG aufgezeichnet. Alle Patienten wurden sorgfältig über Symptome und mögliche Nebenwirkungen befragt. Vor Eintritt in die Studie und nach der Behandlung wurden Laborwerte
bestimmt: Zählung von Blutzellen, Harnstickstoff im Blut, Serumkreatinin, Bilirubin,
Serumtransaminasen sowie Elektrolyte.

Ergebnisse

Gruppe A (14 Patienten)

Nur die 14 Patienten der Gruppe A erhielten die gesamte im Protokoll vorgesehene
Menge von Propafenon. Sie waren wegen der Stabilität ihrer Arrhythmien ausgewählt
worden. In Abb. 1 sind die Spontanvariationen der Extrasystolen von der ersten Kon-

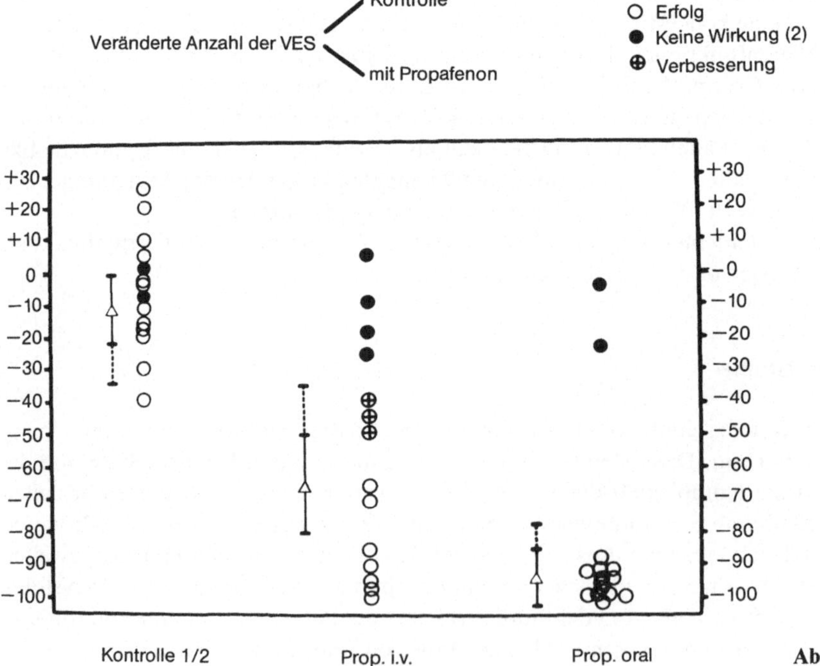

Abb. 1

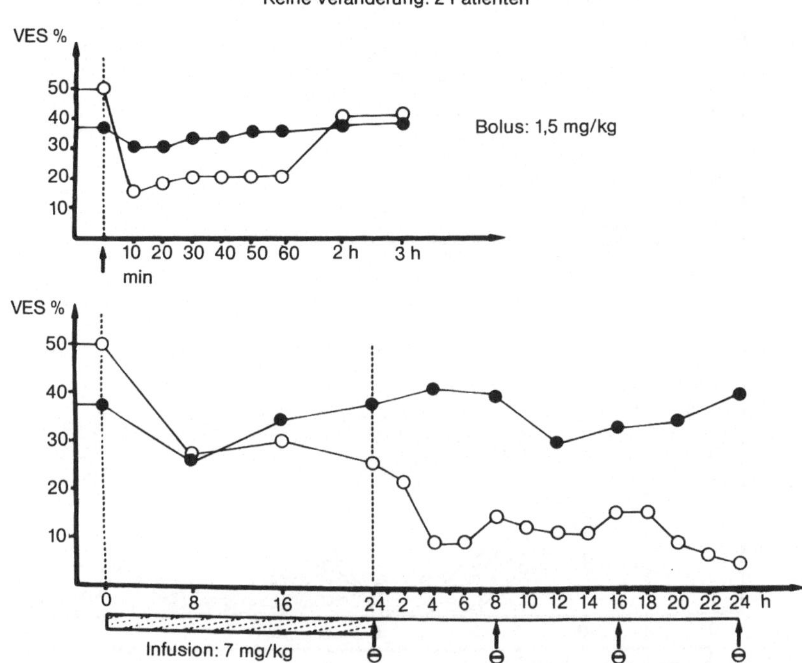

Abb. 2

trollperiode bis zur zweiten sowie die Variabilität unter Propafenon dargestellt. Die mittlere prozentuale Spontanänderung bei den Extrasystolen betrug nur -13%, und die Extremwerte bei einzelnen Patienten reichten von -40% bis $+30\%$. Daher setzten wir einen teilweise therapeutischen Erfolg mit einer Reduzierung der Extrasystolen um mehr als 40% und einen vollständigen therapeutischen Erfolg mit einer Reduzierung um mehr als 70% gleich. Zwei Patienten von Gruppe A sprechen auf Propafenon nicht an. Wie Abb. 2 zeigt, konnten weder die Bolusinfektion noch die kontinuierliche Infusion die Extrasystolen signifikant reduzieren. Das gleiche galt bei einem Patienten für die orale Therapie. Der andere zeigte eine nichtsignifikante Reduzierung. Es gab bei diesen 2 Patienten keine besonderen Zeichen im klinischen Verlauf bzw. bei den Arrhythmien. Wir konnten jedoch die Konzentration von Propafenon im Serum nicht bestimmen und eine Propafenonresistenz konnte nicht bestätigt werden. Bei 5 Patienten waren die Effekte bei intravenös und oral verabreichten Propafenon unterschiedlich (Abb. 3). 10–15 min nach der Bolusinjektion wurden die Extrasystolen unterdrückt. Der antiarrhythmische Effekt hielt für 30–50 min an, dann kehrte die Häufigkeit der Extrasystolen in 1–2 h wieder zum Kontrollwert zurück. Die Dauerinfusion führte zu einer statistisch signifikanten Reduzierung der durchschnittlich pro Stunde auftretenden Extrasystolen um 65%. Aber die Infusion unterdrückte die Extrasystolen nie vollständig und bei 2 Patienten betrug diese Absenkung nur 20% und 30%- Die orale Therapie führte jedoch zu einer mindestens 90%igen Reduzierung der durchschnittlich pro Stunde auftretenden Extrasystolen. Die Extrasystolen tauchten während der oralen Therapie in der 8. und 16. Stunde wieder auf. Bei den letzten 7 Fällen konnte mit Propafenon sowohl bei oraler als auch bei intra-

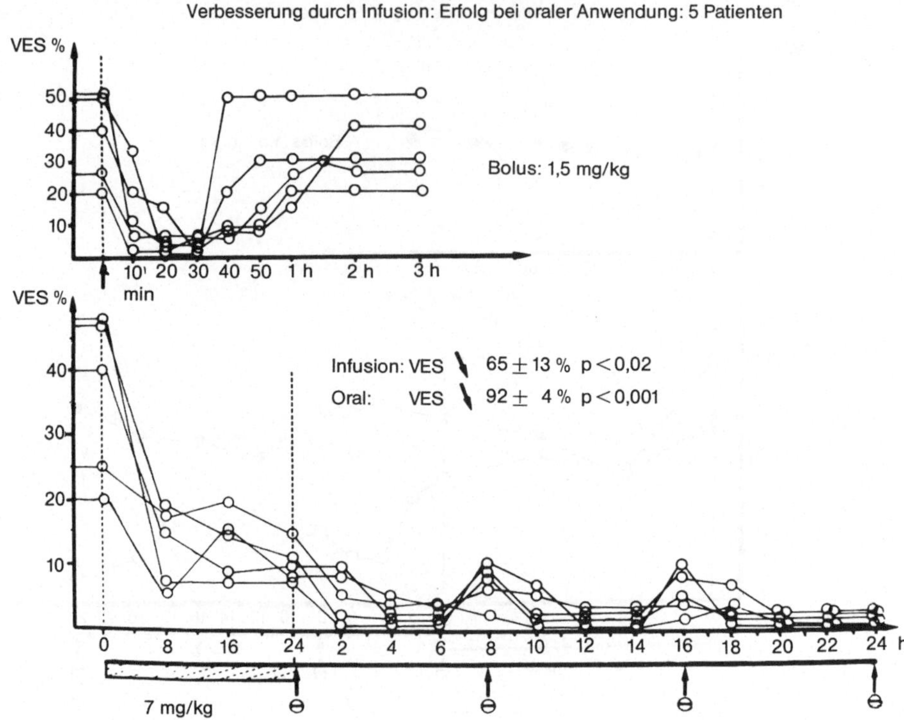

Abb. 3

venöser Anwendung keine vollständige Unterdrückung und Kontrolle der Arrhythmien erzielt werden (Abb. 4). Der intravenöse Bolus unterdrückte innerhalb von 10 min vollständig die Extrasystolen, und die Patienten waren dann für 30–60 min davon frei. Nach dieser Zeit kehrten die Extrasystolen schnell auf den Kontrollwert zurück. Daher scheint 1,5 mg Propafenon intravenös mit einer Verzögerung von 10 min gegeben für die Dauer 1 h wirksam zu sein. Während der Infusion wurden die Extrasystolen laufend bis zu durchschnittlich 90% und in 5 Fällen bis zu 100% unterdrückt. Das oral verabreichte Propafenon konnte am nächsten Tag den vollen therapeutischen Erfolg aufrechterhalten.

Besonders interessant ist es, den Verlauf der stündlich registrierten Anzahl der Extrasystolen während der oralen Therapie bei den 12 positiven Fällen zu verfolgen (Abb. 5). In der 1. Stunde nehmen die Extrasystolen ab, aber erst nach der 2. Stunde ist eine volle Antwort erreicht. Die niedrigste Anzahl der Arrhythmien, die den maximalen antiarrhythmischen Effekt repräsentiert, wurde zwischen der 2. und der 6. Stunde gefunden. In der 7. und 8. Stunde tauchten die Extrasystolen wieder auf und stiegen durchschnittlich auf 16% an. Daher scheint die Dauer des antiarrhythmischen Effekts einer oralen Dosis bei 6–8 h zu liegen, was einem 3- bis 4maligen Bedarf pro Tag entspricht. In der 15. und 16. Stunde tauchten die Extrasystolen ebenfalls wieder auf, wobei aber ihre Anzahl geringer ist. Das weist auf eine fortschreitende Akkumulation mit fortgesetzter Therapiedauer hin.

VES %
Voller Erfolg: 7 Fälle
Bolus: 1,5 mg/kg
50
40
30
20
10
10 20 30 40 50 1 h 2 h 3 h
VES %
40
30
20
10
Infusion: VES 90 ± 6 % p < 0,001
Oral: VES 94 ± 4 % p < 0,001
0 8 16 24 2 4 6 8 10 12 14 16 18 20 22 24 h
7 mg/kg

Abb. 4

Oral propafenone: 12 pts.
(PVC % of control)
PVC %
40
20
4
0
0 2 4 6 8 10 12 14 16 18 20 22 24 h
p < 0.0005
Infusion

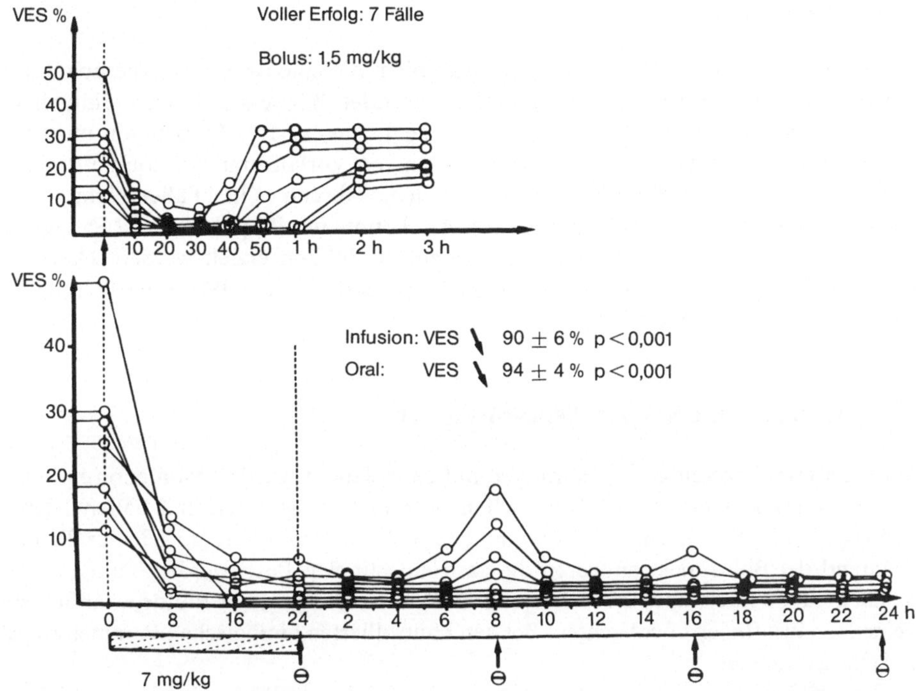

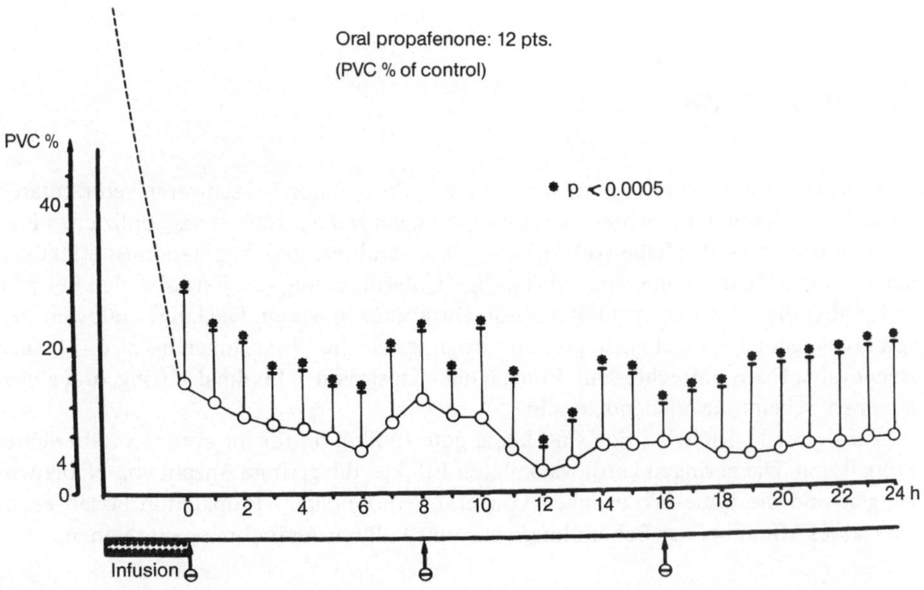

Abb. 5

Gruppe B (9 Patienten)

Diese Patienten zeigten paroxymale Tachykardien, die eine dringende Therapie erforderten. Hier wurde ein kürzeres Protokoll angewendet. Wir versuchten den Sinusrhythmus mit einer 2maligen intravenösen Gabe von 1,5 mg/kg KG Propafenon innerhalb von 10 min wiederherzustellen. Bei den 5 Fällen von Vorhofflimmern konnte Propafenon in 1 Fall den Sinusrhythmus wiederherstellen, während es in 4 Fällen nicht gelang. In den 4 Fällen mit ventrikulären Tachykardien konnte mit Propafenon in 2 Fällen eine totale Reduktion und in 2 Fällen eine partielle Reduktion erzielt werden. Daher erscheint die Wirksamkeit von intravenösem Propafenon bei der Wiederherstellung des Sinusrhythmus nicht überzeugend.

Veränderungen im EKG und Nebenwirkungen

Nach unseren kurzzeitigen Erfahrungen mit 23 Patienten wurde Propafenon im allgemeinen gut vertragen. An neurologischen Störungen zeigte sich in 2 Fällen leichter Schwindel, in 2 Fällen eine verschwommene Sicht und in 1 Fall ein leichter Tremor. Während der Bolusinjektion waren die gastrointestinalen Beschwerden häufig, was in 6 Fällen zu Übelkeit und Erbrechen führte. Wir konnten keinen Blutdruckabfall und keine Herzinsuffizienz beobachten. Bei den kontrollierten biologischen Parametern gab es keine Störungen.

Im EKG gab es nur leichte Änderungen. Das PQ-Intervall stieg durchschnittlich um 17% an (von 160 ms auf 180 ms). Das QRS-Intervall veränderte sich bei 12 Fällen nicht, aber 2 Fälle entwickelten unter der Gabe von 900 mg Propafenon pro Tag einen Linksbündelblock. Bei einer Reduzierung der Dosis auf 600 mg pro Tag verschwand die Überleitungsstörung.

Schlußfoigerungen

Aus unserer Erfahrung mit der Anwendung von Propafenon bei schweren ventrikulären Arrhythmien kann man mehrere Schlußfolgerungen ziehen. Intravenös appliziertes Propafenon ist in 50% der Fälle voll wirksam. Oral verabreichtes Propafenon ist effektiver, indem es in 85% der Fälle eine vollständige Unterdrückung der Extrasystolen bewirkt, wobei aber die oralen Dosen höher als die intravenösen waren. Die lange Halbwertszeit von Propafenon bedeutet einen großen Vorteil, da sie die Wirksamkeit bis zu 6–8 h nach einer oralen Dosis aufrechterhält. Eine tägliche Dosis von 3- bis 4mal 150 mg, oral eingenommen, scheint ausreichend zu sein.

Paroxysmale Tachykardien sind keine gute Indikation für intravenös verabreichtes Propafenon. Die geringen kardiovaskulären Effekte, die geringe Anzahl von Nebenwirkungen und die hohe Wirksamkeit von oral verabreichtem Propafenon lassen es als wirksames Mittel bei der Behandlung von ventrikulären Arrhythmien erscheinen.